TRILOGIA DE UMA PANDEMIA

ORGANIZADORES:
Jair Raso | Andréa Raso

TRILOGIA DE UMA PANDEMIA

Ana Lúcia Bahia
Clara Arreguy
Eduardo Tomaz Froes
Elizabeth Costa Dias
Érika de Oliveira Santos
Flávia Pinheiro Machado
Gisèle de Mattos Brito
Javert Monteiro
José Carlos Serufo
Julio Neto
Larissa Figueiredo Gomes
Maria Auxiliadora Bahia
Maria Ida Fontenelle
Miguel Gontijo
Nathan Gabriel de A. Azevedo Amaral
Paulo César Bicalho
Ronald Claver
Wagner Eduardo Ferreira

Artesã

Trilogia de uma pandemia

COORDENAÇÃO EDITORIAL
Karol Oliveira

DIREÇÃO DE ARTE
Tiago Rabello

REVISÃO
Rachel Kopit
Juliana Monteiro

CAPA
Clara Gontijo (Ideiário Design)

IMAGEM DE CAPA
Miguel Gontijo

ILUSTRAÇÕES
Juçara Costa

PROJETO GRÁFICO E DIAGRAMAÇÃO
Conrado Esteves

T829 Trilogia de uma pandemia / organizadores : Jair Raso , Andréa Raso. – Belo Horizonte : Artesã, 2021.

284 p. ; 23 cm.

ISBN: 978-65-86140-53-8

1. COVID-19. 2. Pandemia. 3. Saúde. 4. Medicina. 5. Psicologia. 6. Arte. I. Raso, Jair. II. Raso, Andréa.

CDU 616.9

Catalogação: Aline M. Sima CRB-6/2645

IMPRESSO NO BRASIL
Printed in Brazil

A revisão ortográfica e gramatical desta obra é de responsabilidade dos organizadores, isentando a editora de possíveis discordâncias ortográficas.

(31)2511-2040 (31)99403-2227
www.artesaeditora.com.br
Rua Rio Pomba 455, Carlos Prates - Cep: 30720-290 | Belo Horizonte - MG
/artesaeditora

Sumário

Prefácio 15
Afonso Celso Raso

PRIMEIRO PERÍODO
MARÇO-ABRIL DE 2020 21

Coronavírus: o instante de ver, o tempo de compreender e o momento de concluir 23
Ana Lúcia Bahia

Fique em casa 25
Andréa Raso

Pandemia, primeiro movimento 31
Clara Arreguy

Vivendo a pandemia 35
Eduardo Tomaz Froes

Pós-Covid-19 – Nada do que foi será de novo do jeito que já foi um dia 42
Elizabeth Costa Dias

Covid-19: das previsões que eu li e das emoções que vivo 48
Érika de Oliveira Santos

Não estava bom, mas ficaria ainda pior 52
Flávia Pinheiro Machado

A anti-flor... A rosa de Hiroshima 55
Gisèle de Mattos Brito

Homo fragilis 60
Jair Raso

Leituras inconclusas 64
Javert Monteiro

Epidemia em tempo real 71
José Carlos Serufo

Reflexões 77
Julio Neto

Não precisa vir quente 79
Larissa Figueiredo Gomes

A morte em perspectiva 82
Maria Auxiliadora Bahia

Pandemia: primeiro tempo 86
Maria Ida Fontenelle

"*Nel blu dipinto di nero*" 88
Miguel Gontijo

Distanciamento individual: perante o *front*, diante do abismo 92
Nathan Gabriel de A. Azevedo Amaral

Baseado em fatos reais – Primeiras mutações sob o coronavírus 98
Paulo César Bicalho

História do Espirro, Primeiro tempo 101
Ronald Claver

Primeiro Ato 107
Wagner Eduardo Ferreira

SEGUNDO PERÍODO

MAIO-JUNHO DE 2020 111

Tempo de compreender 113
Ana Lúcia Bahia

Fique em casa??? 117
Andréa Raso

Novo normal ... 122
Clara Arreguy

Pandemia e política: cloroquina, tubaína, esquerda e direita ... 125
Eduardo Tomaz Froes

Tempo de aprendizagens ... 130
Elizabeth Costa Dias

(Sobre)viver em meio à pandemia de Covid-19 ... 134
Érika de Oliveira Santos

O mal é espalhafatoso. O bem é silencioso ... 139
Flávia Pinheiro Machado

Entre verdades e mentiras: o desamparo que nos habita ... 144
Gisèle de Mattos Brito

Nóis é! ... 149
Jair Raso

Pandemia ou pandemônio? ... 154
Javert Monteiro

Confinado II ... 158
José Carlos Serufo

O pito ... 159
Julio Neto

Há dias em que acordo "meio Drummond" ... 161
Larissa Figueiredo Gomes

Travessia na incerteza ... 163
Maria Auxiliadora Bahia

Pandemia: segundo tempo ... 171
Maria Ida Fontenelle

Histórias da Cloroqhinha
(em tempos melhores, o trocadilho não existiria) ... 174
Miguel Gontijo

Distanciamento social: eu ainda sinto muito ... 179
Nathan Gabriel de A. Azevedo Amaral

Em busca da ficção perdida 183
Paulo César Bicalho

2º ato: Coronavírus X Vírus do Ipiranga
(ou Espirro e eu em *terra brasilis*) 186
Ronald Claver

Ato 2 191
Wagner Eduardo Ferreira

TERCEIRO PERÍODO
JULHO-OUTUBRO DE 2020 195

Covid-19: momento de concluir 197
Ana Lúcia Bahia

Estamos em setembro, do ano em que não haverá Natal 201
Andréa Raso

O vinte 205
Clara Arreguy

Literatura e pandemia 209
Eduardo Tomaz Froes

Novo normal – Falando de utopias
e sonhando com uma nova humanidade 216
Elizabeth Costa Dias

De suspeita a cobaia 222
Érika de Oliveira Santos

O pós 226
Flávia Pinheiro Machado

O valor e o sentido da vida 228
Gisèle de Mattos Brito

Se correr o bicho pega, se ficar o bicho come 231
Jair Raso

Apocalypse Now 235
Javert Monteiro

A academia e a quintessência do pandemônio 240
José Carlos Serufo

Lave as mãos! 244
Julio Neto

Angústia sem final 247
Larissa Figueiredo Gomes

Melancólico fim... 249
Maria Auxiliadora Bahia

Pandemia: prorrogação 256
Maria Ida Fontenelle

De profundis 259
Miguel Gontijo

O céu estrelado sobre mim, a união entre nós 264
Nathan Gabriel de A. Azevedo Amaral

213 dias 266
Paulo César Bicalho

3° ato: meu bloco na rua... 269
Ronald Claver

Epílogo 273
Wagner Eduardo Ferreira

Posfácio 275
Eduardo Alves Bambirra

Os autores 278

Índice por autor

Ana Lúcia Bahia

Coronavírus: o instante de ver, o tempo de compreender e o momento de concluir 23

Tempo de compreender 113

Covid-19: momento de concluir 197

Andréa Raso

Fique em casa 25

Fique em casa??? 117

Estamos em setembro, do ano em que não haverá Natal 201

Clara Arreguy

Pandemia, primeiro movimento 31

Novo normal 122

O vinte 205

Eduardo Tomaz Froes

Vivendo a pandemia 35

Pandemia e política: cloroquina, tubaína, esquerda e direita 125

Literatura e pandemia 209

Elizabeth Costa Dias

Pós-Covid-19 – Nada do que foi será de novo do jeito que já foi um dia 42

Tempo de aprendizagens 130

Novo normal – Falando de utopias e sonhando com uma nova humanidade 216

Érika de Oliveira Santos
Covid-19: das previsões que eu li e das emoções que vivo 48
(Sobre)viver em meio à pandemia de Covid-19 134
De suspeita a cobaia 222

Flávia Pinheiro Machado
Não estava bom, mas ficaria ainda pior 52
O mal é espalhafatoso. O bem é silencioso 139
O pós 226

Gisèle de Mattos Brito
A anti-flor... A rosa de Hiroshima 55
Entre verdades e mentiras: o desamparo que nos habita 144
O valor e o sentido da vida 228

Jair Raso
Homo fragilis 60
Nóis é! 149
Se correr o bicho pega, se ficar o bicho come 231

Javert Monteiro
Leituras inconclusas 64
Pandemia ou pandemônio? 154
Apocalipse now 235

José Carlos Serufo
Epidemia em tempo real 71
Confinado II 158
A academia e a quintessência do pandemônio 240

Julio Neto
Reflexões 77
O pito 159
Lave as mãos! 244

Larissa Figueiredo Gomes
Não precisa vir quente 79
Há dias em que acordo "meio Drummond" 161
Angústia sem final 247

Maria Auxiliadora Bahia

A morte em perspectiva 82

Travessia na incerteza 163

Melancólico fim... 249

Maria Ida Fontenelle

Pandemia: primeiro tempo 86

Pandemia: segundo tempo 171

Pandemia: prorrogação 256

Miguel Gontijo

"*Nel blu dipinto di nero*" 88

Histórias da Cloroqhinha
(em tempos melhores, o trocadilho não existiria) 174

De profundis 259

Nathan Gabriel de A. Azevedo Amaral

Distanciamento individual: perante o *front*, diante do abismo 92

Distanciamento social: eu ainda sinto muito 179

O céu estrelado sobre mim, a união entre nós 264

Paulo César Bicalho

Baseado em fatos reais – Primeiras mutações sob o coronavírus 98

Em busca da ficção perdida 183

213 dias 266

Ronald Claver

História do Espirro, Primeiro tempo 101

2° ato: Coronavírus X Vírus do Ipiranga
(ou Espirro e eu em *terra brasilis*) 186

3° ato: meu bloco na rua... 269

Wagner Eduardo Ferreira

Primeiro Ato 107

Ato 2 191

Epílogo 273

Prefácio

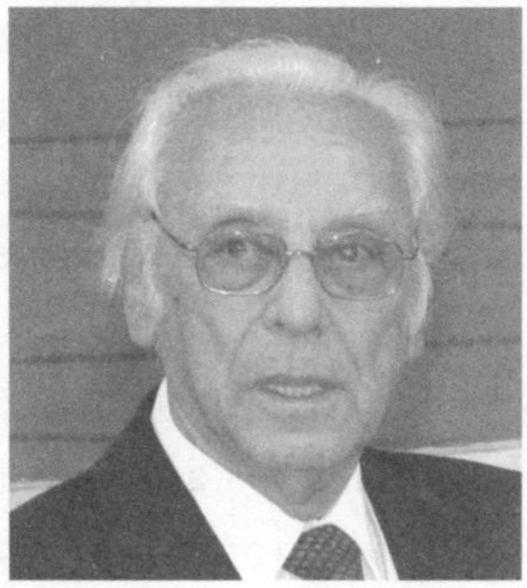

Afonso Celso Raso

Advogado, professor e jornalista aposentado

Em matéria de Coronavírus, estou no grupo de risco e na universidade da "multidesinformação", ainda candidato a paciente e já sou doutor em impaciência em face de tanta informação que me leva ao inacreditável "sei nada disso".

Coronavírus veio para colocar o mundo de pés na cama diante da possibilidade dos "pés na cova".

A imprensa se dividiu de tal forma que ninguém conseguiu acompanhar, ou distinguir, o certo do errado, o comum do sensacionalismo, a exploração política acompanhando os interesses econômicos.

Noticiário farto, difuso e confuso. Horas e horas, ora bolas e *ora pro nobis*, mesas redondas e cabeças quadradas discutindo e achando tudo sobre o nada.

Especialistas surgiram do nada e do mundo inteiro, desde a respeitada Universidade de Oxford à então desconhecida universidade de *Xim in ling linguilé né*, dando as suas versões e os resultados de suas experiências com homens, ratos e pernilongos.

E tome informação! Tanta que o leitor ficou mal informado ou desinformado, sei lá o que é pior do que a ignorância (com ou sem "agá").

Os políticos, obviamente, começaram a emitir opiniões, mostrando o seu elevado amor ao próximo, ao povo e à pátria amada e idolatrada, somente abaixo de Deus, e de olho na possibilidade de bons negócios e altas propinas.

Espertalhões logo viram a possibilidade de bons negócios com a compra de ventiladores e aspiradores, construção de hospitais de campanha, abertura de covas (o Bruno começou em São Paulo), leitos, novas ambulâncias, com sirenes anunciando que no Brasil era apenas uma gripezinha e que um simples "atchim" faria voltar para a China.

Que lindo era ver aqueles homens, infectologistas e políticos, ao lado de legistas e coveiros, discutindo as soluções para banir o Coronavírus, mostrando números e mais números, que variavam de acordo com a linha jornalística de cada emissora. Que gostosura ver a cara de espanto e de nacionalismo de alguns políticos, ditando regras e defendendo posições que variavam com a possibilidade de votos e de propinas. As máscaras escondiam a cara-de-pau e, por certo, atrás delas, não havia sinais de vergonha na cara.

A imprensa, que presta serviços essenciais à população, também ficou meio perdida diante de tantas informações que vinham do mundo todo.

Coronavírus é a manchete do dia, tem que ser difundida, analisada, relatada, casos concretos, estudos, número de mortos, número de vidas salvas, perspectivas de vacina, medo de nova onda, tudo isto numa enxurrada de fatos e fotos, para que o leitor fique bem orientado para fazer a sua parte diante do perigo.

Ano escolar perdido. Professores querendo ensinar à distância, alunos fingindo que estavam aprendendo. Fórum sem juízes etc.: uma lástima o etc.

Orientação para esquecer do futebol, da piscina, dos churrascos, das festinhas de aniversário, até do Natal e do Carnaval, evitando aglomerações e ficando em casa (Ah! Como é gostoso ficar em casa... desde que não seja obrigado, para não parecer prisão.).

Na onda do Coronavírus, apareceram os heróis anônimos, os servidores da saúde, que expõem a sua própria vida para salvar a dos outros.

Médicos, enfermeiros, auxiliares de enfermagem, maqueiros, motoristas de ambulância, socorristas, infectologistas, fisioterapeutas, fonoaudiólogos, gestores e servidores que lutam com a falta de leitos e de recursos financeiros – estes merecem nosso aplauso e agradecimento, sem notas nos jornais e notícias nas rádios e televisões.

Em boa hora, quando a vacina está chegando, não se sabe de onde nem a que preço, surge a Trilogia da Pandemia.

Os organizadores, Jair Raso e Andréa Raso, eméritos médico e psicóloga que foram felizes ao convidar profissionais de altíssimo nível para escreverem sobre o assunto. E vamos encontrar Ana Lúcia Bahia, Clara Arreguy, Eduardo Tomaz Froes, Elizabeth Costa Dias, Érika de Oliveira Santos, Flávia Pinheiro Machado, Gisèle de Mattos Brito, Javert Monteiro, José Carlos Serufo, Julio Neto, Larissa Figueiredo Gomes, Maria Auxiliadora Bahia, Maria Ida Fontenelle, Miguel Gontijo, Nathan Gabriel de A. Azevedo Amaral, Paulo César Bicalho, Ronald Claver e Wagner Eduardo Ferreira emitindo opiniões abalizadas para melhor entendimento desta pandemia que mudou os modos e a rotina das pessoas em todo o mundo. Autores com visões diferentes narrando sua experiência na matéria que mexeu com os sentimentos e nervos de todo o mundo.

Uma leitura indispensável para trazer um pouco de luz e muita esperança neste assunto que não se esgota nesta Trilogia. Pelo contrário, vamos esperar e torcer pela continuidade de obras tão importantes que façam preencher lacuna na literatura brasileira.

Que a trilogia se espalhe tão rapidamente quanto o Covid-zero--zero-zero.

PRIMEIRO PERÍODO

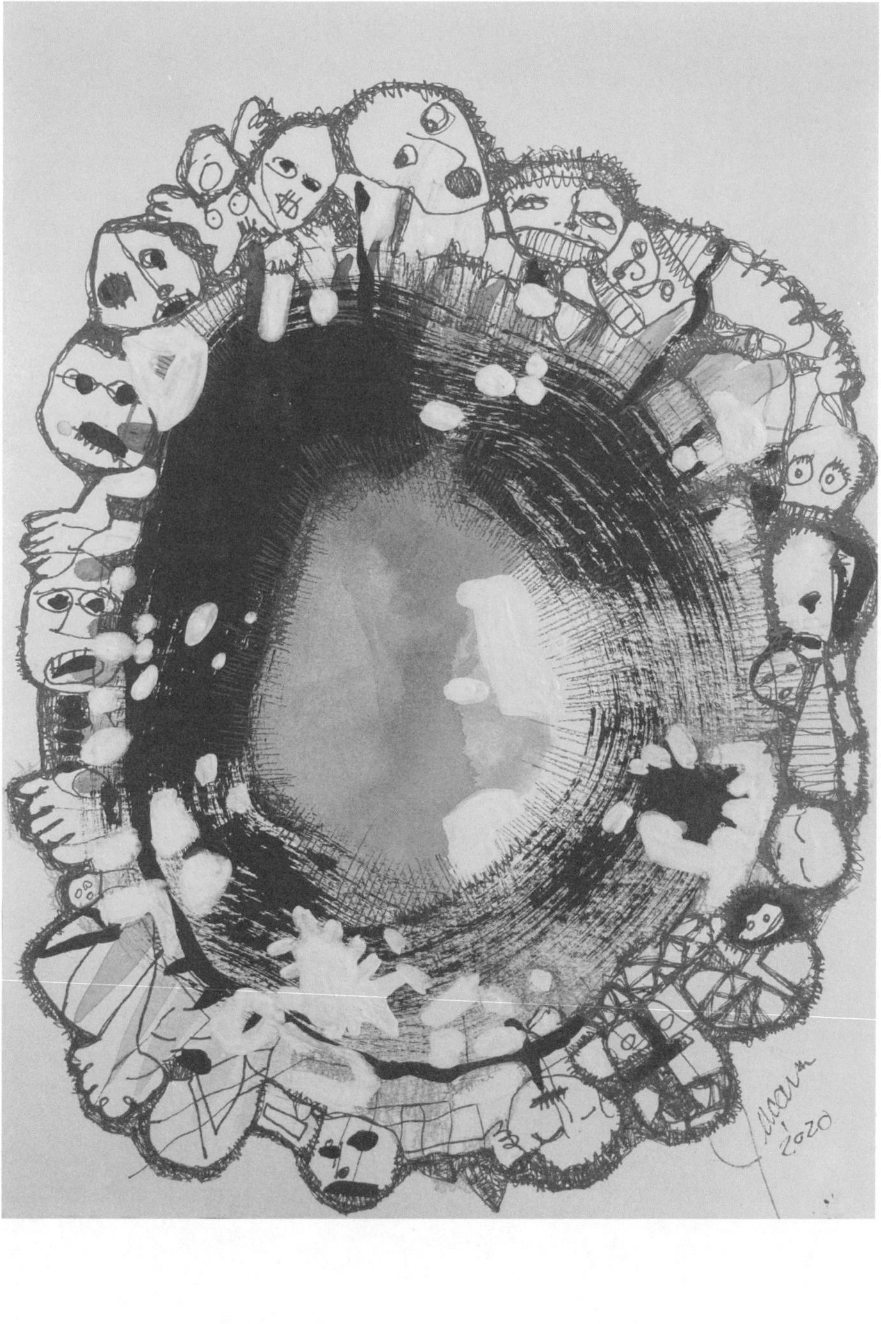

PRIMEIRO PERÍODO

Março-Abril de 2020

O primeiro caso de infecção por Covid-19 foi confirmado no dia 26 de fevereiro, em São Paulo. Inicialmente acreditava-se que a infecção seria restrita àqueles que haviam viajado para o exterior, principalmente para os países onde a epidemia se alastrava.

A OMS só decretou pandemia no dia 11 de março.

Foi preciso mais de um mês para que o Brasil acordasse para o tamanho da crise que vinha à frente.

Em Belo Horizonte, as universidades suspenderam as atividades no dia 16 de março.

A quarentena para todas as pessoas foi decretada duas semanas depois. O número de casos foi crescente.

Em 30 de abril os números eram os seguintes.[1]

Casos Confirmados:

Mundo	Brasil	Minas Gerais	Belo Horizonte
3.090.445	91.589	1.827	795

Óbitos

Mundo	Brasil	Minas Gerais	Belo Horizonte
217.769	5.901	82	25

1 Dados da OMS, Ministério da Saúde, Secretaria de Estado da Saúde de Minas Gerais.

Nos Estados de São Paulo e Rio de Janeiro a situação era bem mais grave – São Paulo com mais de 30.374 casos confirmados e 2.511 óbitos –, os hospitais públicos já com ocupação plena, e os hospitais de campanha também. Foi necessária a transferência de pacientes para o interior. Foram necessários sepultamentos em valas comuns.

No Rio de Janeiro, a situação era ainda pior em relação às vagas em hospitais. Mais de 300 pacientes aguardavam vagas de UTI. Os casos confirmados eram 10.166, com 921 óbitos. Corpos de pessoas mortas eram enfileirados em macas nos hospitais, aguardando o sepultamento.

A situação era caótica em Manaus, onde o sistema de saúde entrou em colapso mais cedo.

Coronavírus: o instante de ver, o tempo de compreender e o momento de concluir

Ana Lúcia Bahia

O tempo de que trata a psicanálise não advém de uma cronologia marcada e delimitada pelas referências criadas pela humanidade. Estas, sem dúvida muito importantes, permitiram a evolução de toda uma civilização, o avanço da ciência e todo o arcabouço do conhecimento que temos no mundo. Entretanto, na psicanálise, o tempo diz respeito a uma lógica inconsciente do sujeito. Isso pelo fato de o inconsciente ser estruturado como uma linguagem. Assim, à medida que as marcas de afeto vão sendo registradas ali, elas se fazem representar por um significante. Este primeiro marca e funda o inconsciente e sobre ele há a incidência da ação do recalcamento, fazendo-o apenas acessível pelas suas manifestações em sonhos, chistes, lapsos e outras formas de enunciação. Quando se tem acesso a esses conteúdos recalcados, o afeto que neles está ligado se irrompe, sem levar em conta uma cronologia temporal; é revivido como se fosse o agora. Para Freud, o inconsciente é atemporal e sua lógica é daquilo que irrompe, surpreende e ressignifica.

O Covid-19, vírus que atravessou mares, que veio por terra e ares, desestruturou toda a forma com que cada um, nas trilhas de suas cadeias significantes, se enlaçava na vida; seja no trabalho, no convívio social ou pessoal. Logo, a percepção do tempo muda para elas. O que acontece então para que haja essa perda desse parâmetro temporal? A que isso se refere e como se haver com isso?

Lacan trabalha o conceito de tempo tomando como base um exemplo de lógica e o faz em três momentos: o instante de ver, o tempo de compreender e o momento de concluir. O instante de ver é fugaz e nele algo se precipita, se desamarra e se coloca. Nesse momento a presença de um Outro como testemunha é fundamental, pois possibilita o advento de um tempo para compreender. Ele diz em seu texto "O Tempo Lógico e a Asserção de uma Certeza Antecipada", página 212: "Esse denominador comum é dado por um certo tempo para compreender, que se revela como uma função essencial da relação lógica de reciprocidade. Essa referência do [eu] aos outros como tais deve, em cada momento crítico, ser temporalizada, para reduzir dialeticamente o momento de concluir o tempo para compreender, para que ele dure tão pouco quanto o instante de olhar." Nessa vertente, proponho pensar um paralelo da irrupção da pandemia como instante de ver, pois a chegada de algo nunca dantes visto escancara em cada um a total impossibilidade de nomear e entender do que se trata.

Covid-19: instante de ver

De repente, o tempo é suspenso... as amarras que ele cria se soltam... a angústia, esse afeto que não engana, se expande... sem fronteiras... mundo afora... Esse inesperado vem como algo do real que incide. Não há mais certezas. Isso é visto na forma como notícias contraditórias, das mais variadas formas e noções, pululam nas redes sociais e nas mídias, criando um imaginário para dar conta do rombo provocado pelo vírus, que, ao desatar os nós da certeza, outro nó é abalado: o nó do tempo. Retomo Lacan no seminário 1, quando se refere a Hegel: na página 275, ele diz que "O conceito é o tempo da coisa. Certo, o conceito não é a coisa no que ela é, pela simples razão de que o conceito está sempre onde a coisa não está, ele chega para substituir a coisa."

Assim, se um significante marca o tempo de uma experiência vivida, a chegada do Covid-19 vem como algo sem possibilidade ainda de ser inscrito, pois trouxe consigo o inesperado, o nunca antes vivido. É preciso inscrevê-lo, torná-lo mais familiar. Pensando como Hegel, o tempo na chegada desse vírus não tem como ser dimensionado, pois nada ainda se inscreveu.

Dessa forma, a chegada do Covid-19 traz uma certeza: a alta contaminação e a possibilidade da morte iminente. As pessoas reclusas em suas casas falam do tempo como se ele estivesse em suspensão. Perdem a noção do tempo cronológico. E o afeto, sem as referências nas quais pode se ancorar, expande-se sem fronteiras, aos moldes do vírus.

Fique em casa

Andréa Raso

Quando se rompe algo dentro[2]

Estamos em fevereiro de 2019. Num sábado à noite, chuvoso, tudo virou do avesso. Minha vida passou a ser ameaçada pela "lama invisível". Moro em Macacos, Nova Lima/MG, vilarejo que teve parte de seu território evacuado pela Mineradora Vale, sob a justificativa do risco de rompimento de barragem. Uma miríade de informações e medidas desencontradas segue em curso.

Minha casa, que até então sempre foi refúgio de paz e tranquilidade, se converteu num espaço de risco, angústia e incerteza. O lugar foi revirado em todos os aspectos, tal qual num experimento social de péssimo gosto.

A lama invisível paira sobre nós e contamina as relações, invade espaços, degrada a saúde, expõe toda a comunidade a riscos expressivos e atinge sumariamente o bem estar. O território foi invadido e tomado pela "gigante da mineração", com requintes de destruição do meio ambiente, em nome de uma questionável segurança. O medo de rompimento transmuta para a cisão dos laços sociais.

Ficar em casa significa lidar com a permanente sensação de prontidão para a fuga. Meu corpo responde, da resposta muscular à liberação de hormônios e de neurotransmissores. O sono é suspenso por qualquer som. O corpo tensiona músculos de forma praticamente involuntária. Sair de

[2] Poema "Quando se rompe algo dentro", Andréa Raso, 2019.

casa, separar a família, afinal somos nós e os cachorros, foi a única saída. Sofrida, repleta de culpa, angústia e incerteza, em prol da sobrevivência.

Os laços de afeto são o que nos mantém atados à vida.
Quando se rompem os laços dentro de si mesmo, nada resta.
As infinitas tentativas de reavivar são fúteis.
Não é falta de amor.
É falta de si.

Descer a estrada para casa sempre despertou prazer e relaxamento pela contemplação da natureza e do horizonte de montanhas. Hoje é diariamente um motivo de aperto. De medo mesmo. Não imaginado, fantasiado. Medo real, de caminhões gigantescos repletos de pedras que passaram a dividir o estreito espaço da estradinha comigo. Vez ou outra, um perde o freio. Rezo, peço a Deus proteção contra o pior.

Sem que eu possa perceber, meu corpo passa a sair do ritmo, tomado pelo cortisol que corre em mim. E, assim, vivenciei seu efeito no corpo e na alma. Isso me rendeu a experiência da hipertensão e de arritmias cardíacas secundárias ao estresse. Diante de tanta impotência, aviltamento de direitos e insegurança e sem perspectiva real de tempo, a tristeza e a depressão se instalaram no caminho de muitos moradores. O fato de ser psicóloga não me imunizou de circular por essas vias.

A análise pessoal, o *mindfulness*, a arte e as atividades comunitárias foram recursos para que eu encontrasse o caminho de volta para meu eixo. Livre dos riscos da hipertensão e das ameaçadoras garras de uma nascitura depressão.

Mas a ameaça permanece no ar. Invisível e concreta ao mesmo tempo, como nas situações em que bate à porta, literalmente, de tempos em tempos. Na permanente imprevisibilidade, o tempo passa a ser contado de outra forma, sem responder aos ponteiros do relógio. Gera uma tensão que abala as estruturas. E, efetivamente, nossa casa precisou passar por um reforço estrutural. Foi um tempo árduo de reaproximação do meu cuidado com este lugar.

Quando se rompe algo dentro, por mais que se tente reparar, pode ser impossível.
Pode ser por falta de tempo, ou excesso.
Pode ser por múltiplos.

É quase impossível projetar e restaurar um espaço diante de tanta incerteza. É um sofrimento lidar com tamanha ambivalência. Mas como o otimismo e a coragem são traços presentes em minha história, lá fui eu, numa verdadeira espiral de sentimentos, sonhar e criar redutos de paz e harmonia.

Pilares e vigas reforçaram o que era necessário. Paredes foram retiradas para deixar a luz e o verde entrarem, quase em prenúncio de paz. Simbolicamente, este foi um período de resgate da minha relação com a minha casa. Foi uma experiência de cuidado e preservação.

Reforços feitos na estrutura da casa, e na minha.

Estamos em fevereiro de 2020. Notícias da China passaram a alertar para o risco de uma pandemia. Um vírus letal se aproxima de todos nós. Todos mesmo. Lido agora com outra invisibilidade, na qual a única coisa a ser feita é ficar em casa.

Vejo-me na encruzilhada entre a barragem e o vírus. Fique em casa! Entre a lama e o vírus invisível. Fique em casa! Escolho enfrentar a primeira, deixar inseguranças em suspensão e seguir de volta pra casa. Minha experiência foi de retomar um lugar perdido no tempo. Foi uma reapropriação de um modo de vida usurpado pelo vil poder econômico.

Então, não posso dizer que sofro pelo confinamento. Não! Estou mais do que nunca livre em minha casa. Descobrindo seus novos cantinhos. Contemplando o amanhecer, os sons que só a natureza pode nos proporcionar ou o brilho de uma superlua que se agigantou no céu, numa aparição que parecia dizer: "Meu brilho te liga àqueles que você ama. Todos me apreciam neste mesmo tempo. Tenham esperança e confiem. Tudo vai dar certo." A lua me emocionou, pois me lembrei de minha mãe, com uma saudade imensa. Meu contato com ela não é por videochamadas. Uso a via do coração.

Restituir o permanente contato afetivo com meus "filhotes", sem sofrer com aquele olhar que cortava o coração, ao me despedir e deixá-los pra trás, é outra dádiva do isolamento.

O que foi mais difícil? Decidir ir ou ficar. No início de fevereiro, meu pai comemorou seus 90 anos, repleto de lucidez e humor. Na mesma semana, perdi minha tia-madrinha, aos 96 anos. Assim, estivemos juntos em Santos, num amoroso encontro de toda a família, na dor e na alegria.

Na semana seguinte, já avistávamos o risco no horizonte e, após consideráveis argumentações, meu pai entrou em quarentena. Bem antes das recomendações. Atendia-nos ao telefone dizendo estar num presídio e, em poucos dias, já concordava fazer "delação premiada", para que fosse solto. Suas estórias renderam gargalhadas ao telefone. Esse humor é fonte de vitalidade para lidar com a realidade. Entretanto, uma angústia sem fim me corrói por dentro, apesar de saber que minha presença, lá em casa, pode ser risco para ele. Com minha irmã, está seguro.

Esse último mês e meio me pareceu ter um ano, se eu contar o tempo em saudades. A falta de abraçar e beijar quem eu amo e está longe é indescritível. Não importa se são os 20 km que me separam da Valéria, minha irmã mais nova, ou os 664 km que preciso percorrer para estar com meu pai, Julio Cesar, e minha irmã Cecília. Hoje, a distância é a mesma. A falta também.

Tenho tentado me "teletransportar" simbolicamente, por meio de mimos, de surpresas que são entregues com pedacinhos de amor. Tenho recebido também e isso afaga o coração. Nunca imaginei que caberia tanto sentimento numa caixinha de Sedex ou *delivery*. Acho incrível ver as manifestação de gratidão em torno do mundo àqueles que cuidam, que chegam em forma de música, aplausos ou até mesmo queijos, se estivermos em Minas.

É preciso reinventar a vida. Sempre acreditei que o ser humano é capaz de se reinventar. Que é possível dar voz ao silêncio, que é possível reparar e transformar o que se rompeu na história. Dar espaço e tempo para restaurar. Esta postura vem da bagagem acumulada ao longo dos 20 anos nos quais atuei como psicóloga hospitalar. Muito deste percurso se passou no universo peculiar das UTI's. Convivi, intensamente, com a vida e a morte, a perda e a superação. Aprendi sobre a impermanência humana. Sobre solidariedade.

Quando decidi fechar esse ciclo, reconheci meu olhar aguçado para a arte e assumi sair do papel de expectadora para o desafio de me tornar uma "transformadora" dos objetos e percepções. Entendo a arte como uma outra forma de cuidar, que, de modo ampliado, repercute na sociedade pelo viés da crítica, do encantamento ou da inquietação.

Quando se rompe algo dentro, impera o silêncio.
Não cabe fala, não cabe troca, não cabe mais nada.

Porém, você até pode sair do hospital, mas o hospital nunca sairá de você. Leia-se "hospital" como lugar de vulnerabilidade do humano, numa visão amplificada e reprodutora da sociedade. E, diante do cenário da pandemia, isto emerge com muita força, nas reflexões e produções. Torno a vestir, simbolicamente, meu jaleco. Para onde a pandemia nos lança e como lidar com os desafios?

Penso nos pacientes, nas famílias, nos profissionais de saúde. Vejo muitas ações se estruturarem. Preocupo-me com a saúde dos psicólogos que estão na assistência direta, que estão no campo de batalha.

Essa ameaça avassaladora rouba o fôlego e as palavras. Lança a sociedade num profundo silêncio, rumo a um espaço vazio real e existencial. Expropria a sociedade de seus rituais de luto. O isolamento social passa a ser a principal arma contra o vírus e um novo vocabulário, nos diversos idiomas, passa a imperar em todos os cantos do planeta: quarentena, achatamento da curva, *lockdown*...

É preciso reinventar o lugar dos aparatos tecnológicos na relação do humano consigo próprio e com o outro. É preciso lançar mão destes recursos, até então fortemente criticados pelo distanciamento social que geravam, para estar próximo. É preciso utilizá-los nos hospitais e UTI's, para que seja possível levar afeto para aquele que luta para sobreviver, para que seja possível a despedida de quem está prestes a morrer ou para informar uma perda.

Assisto surgir uma espécie de "humanectividade", na qual a humanização da assistência passa a ser preservada e mediada pela conectividade, pelas videochamadas, pelas mensagens de voz, rompendo barreiras e protocolos. Nunca mais uma UTI será a mesma. Da crise nascerá evolução.

A volta para a casa tem um sentido muito mais amplo. Estamos diante da volta para dentro, de um reencontro consigo mesmo, com as sombras, os medos e impotências. Uma oportunidade única de refletir sobre a relação que temos com a própria vida, com as escolhas e os limites. Ou seja, estamos também diante de nossas potencialidades.

Se o mundo externo está atravessado pelo caos, perplexo diante de tudo, superar e aprender com esta crise pressupõe fortalecer o mundo interno. Manter a capacidade de pensar, de discernir sobre a realidade e de agir diante disto.

Quando rompe algo dentro, não há esperança
Apesar dos movimentos de luta, não há solução
E quando se rompem fora muitas coisas, não há como reparar o que se fragilizou dentro.[3]

A esperança brota das formas criativas de aprender com a dor, no cultivo de laços reais, mantidos pelo mundo virtual, que sustentem o amor e a confiança. Em si e no outro. Aprender novas configurações para conectar o amor, o afeto, a assistência e o conhecimento. Compartilhando múltiplos "quadradinhos" em telas.

É preciso se permitir viver a fragilidade, assumir os medos diante da própria mortalidade e impotência. É preciso voltar para dentro, restaurar o contato com o que há de vivo dentro de nós. Dar voz ao sentimento para tolerar o tempo não cronológico, mas o da experiência, é meio de se fortalecer.

Entremear a poesia na vida é uma forma de abrandar sua dureza.

[3] Poema "Quando se rompe algo dentro", Andréa Raso, 2019.

Pandemia, primeiro movimento

Clara Arreguy

E então o mundo se viu diante da concretização de um pesadelo que já assombrava cientistas, ficcionistas, visionários. Um dia chegaria um inimigo mortal, um terrível vírus, para o qual não haveria vacina ou remédio e cuja fúria assassina somente a prevenção poderia aplacar. Mas, para tal, seria preciso alterar tudo: modo de vida, ritmo, paradigmas, numa guinada radical e rápida, um cavalo de pau na humanidade, sem aviso prévio, sem tempo nem chance de muito questionamento.

Assim começou o ano de 2020 no planeta Terra, assaltado pela emergência do novo coronavírus, que provoca a doença Covid-19. Da China vieram todas as principais surpresas: uma nova síndrome de insuficiência respiratória aguda grave, que afeta sobretudo os mais vulneráveis, como idosos, pessoas com baixa imunidade, portadores de doenças pré-existentes, e pode matar em pouco tempo; a necessidade do isolamento social, medida imediatamente tomada na região onde eclodiu a epidemia; a construção em tempo recorde de dois hospitais capazes de atender os casos mais graves; o entendimento da curva de multiplicação dos casos pela contaminação e sua relação com a capacidade de absorção, pelo sistema de saúde, dos doentes necessitados de cuidados intensivos.

Como previsto por matemáticos, físicos, infectologistas, cientistas de múltiplas áreas e dos organismos mais sérios dessas áreas, o contágio, impossível de deter, poderia ser retardado, desde que se evitasse a principal situação em que ele se dá: o contato entre pessoas. Gotículas de saliva, os outrora chamados perdigotos, são os veículos por onde a microscópica forma de vida se movimenta de pessoa para pessoa, pelas mãos onde tossimos, espirramos, falamos, choramos, nos coçamos. Gotículas que ficam nos corrimãos, nos cabelos, nos pelos dos animais domésticos, no chão, nas maçanetas, nas embalagens, no ar.

O planeta já havia enfrentado outras epidemias mortais como essa, inclusive que se tornaram pandemias, com alcance mundial, e nunca antes estava tão preparado para entender o que se passava e o que estava por vir. Nunca antes houve tanto desenvolvimento científico e tecnológico, tanto poder de cálculo e mobilização, tanta informação a circular, como o vírus, em velocidade vertiginosa. E mesmo assim a humanidade, mais uma vez, sucumbe diante das tentações.

A primeira delas, a descrença nos dados mais certos que temos: os cálculos matemáticos e estatísticos, as pesquisas epidemiológicas, a experimentação empírica praticada com sucesso pela China e outros países asiáticos. A segunda delas, a arrogância dos crentes em elementos estranhos à ciência: a certeza de que cientistas praticam o achismo e agem de má-fé, e não na séria construção das poucas verdades possíveis. A terceira tentação: os interesses políticos e econômicos mesquinhos, capazes de subordinar o valor da vida ao "problema" da economia. A ordem que estipulei é aleatória, não de importância.

Combinadas ou separadamente, essas tentações permitiram que vários países da Europa desprezassem evidências vindas da Ásia, com o vírus, e estejam vivendo agora consequências mais graves do que as experimentadas pelos países onde a doença atacou primeiro. Não satisfeitos com os erros dos amigos europeus, lá foram os Estados Unidos pelo mesmo caminho, subestimando o isolamento social e permitindo que o vírus entrasse de forma avassaladora no país continental. De modo que lá, agora, é o epicentro da pandemia, como já foram a China e a Europa.

No Brasil, aonde as informações e soluções chegaram antes da disseminação do vírus, tínhamos tudo para responder com maior eficácia à crise, dada a natureza do nosso Sistema Único de Saúde (SUS), horizontal, universal, presente em todos os municípios de todos os estados da federação, estrutura essa que facilitaria, em tese, a chegada de ferramentas para o enfrentamento da pandemia. Tinha tudo, menos uma coisa fundamental: governo.

Não apenas porque o eleito em 2018 se bate diuturnamente pela destruição das estruturas do Estado de bem-estar social que vinham sendo erguidas, tijolo por tijolo, desde a Constituição de 1988. Não apenas porque há mais de um ano vinham sendo esvaziados o próprio SUS, as universidades federais, os centros científicos e de saber, as bolsas de estudos e pesquisa, os investimentos em educação, ciência, tecnologia, saúde e a rede de proteção social. Mas também porque, aliada a todo esse combate pelo chamado "Estado mínimo", há uma guerra ideológica que opõe crenças religiosas e sobrenaturais à informação científica, e nessa arena o presidente, em pessoa, faz sua parte, investindo-se de pretensos saberes que definitivamente não tem e minando os comandos do próprio governo, via Ministério da Saúde.

Esse investimento pessoal do presidente na desinformação, na ignorância, no preconceito e na paranoia sabota a equipe técnica governamental, que apaga incêndios diários para fazer valer o que a experiência mundial está comprovando: não há como parar a pandemia sem isolamento social, sem quarentena, sem uma interrupção no modo de vida global até que passe o pior. Parem as máquinas, é a única palavra de ordem válida por ora.

Mas não é só a postura do presidente. O esforço de desmantelamento do Estado, praticado pela "política econômica" adotada com sua eleição, resultou num esvaziamento tal das estruturas de governo que a incompetência tornou-se empecilho até para as poucas iniciativas de mitigação da fome que bate à porta dos mais vulneráveis. O tempo que levou entre a aprovação da ajuda de custo e sua execução demonstra que faltava até quem redigisse uma ordem de serviço, encaminhasse um empenho, publicasse uma portaria. O aparelhamento estatal (travestido de "despetização da máquina") produziu o governo mais ineficiente desde a Proclamação da República. O desgoverno.

Enquanto isso, de norte a sul, de leste a oeste do globo, os governos dos países correm atrás de viabilizar que o Estado faça a sua parte para salvar suas populações, superando a falsa oposição entre vida e economia. A vida em primeiro lugar. Mesmo onde a ideologia do Estado mínimo prepondera, a urgência de um Estado de bem-estar social se impõe pela realidade. Cada dia mais se torna uma questão que opõe não esquerda e direita, mas civilização e barbárie. Cada país, rico ou pobre, está entendendo isso. A ONU (Organização das Nações Unidas) já entendeu, a OMS (Organização Mundial de Saúde) já entendeu, a OMC (Organização Mundial de Comércio) já entendeu, o FMI (Fundo Monetário Internacional) já entendeu. Dinheiro existe e está aí pra isso, todos concordam. Mas ainda há um núcleo de resistência da extrema direita paranoica, ensandecida pelo delírio do presidente do Brasil, que só consegue ver um complô para golpear seu "mito" mitômano.

Por ora, no Brasil, forças dos três poderes, mais a imprensa e a sociedade civil, e parece que até os militares, estão se unindo para frear o desvario suicida e homicida do ocupante do Palácio do Planalto. Mas muita gente ainda vai morrer até que a população, cindida entre comandos divergentes e opostos, se conscientize de que nada há a fazer senão seguir o novo movimento, mais lento, mais cauteloso, mais zeloso, mais humano, que impele essa comunidade mundial rumo a um novo tempo. Parte da população, gente de carne e osso, está mobilizada. Movimentos espontâneos proveem de alimentos os sem-teto, impulsionam a fabricação de máscaras e outros equipamentos de extrema necessidade, pressionam pelo cumprimento das orientações sensatas, exercitam a empatia e a solidariedade.

Quem for capaz de um mínimo de distanciamento histórico, um mínimo de reflexão ponderada, um mínimo de raciocínio crítico conseguirá enxergar perspectivamente o momento atual. É um vírus, uma praga, mais um mal desconhecido que nós, humanos, estamos aprendendo a enfrentar e que vamos vencer, como vencemos tantos outros ao longo desses milênios. Vai passar, não vai demorar e, de novo, em perspectiva, vai ser um soluço, um suspiro na nossa história em cima da Terra. Mas certamente vai nos obrigar a repensar métodos, ritmos, projetos, destinos. Não dá tempo de vacilar. É só responder: que planeta queremos para o futuro? O que deixaremos pros nossos filhos e netos? O futuro já começou, pessoal, e as respostas estão sendo dadas aqui, agora.

Vivendo a pandemia

Eduardo Tomaz Froes

Vivendo nestes dias insanos da pandemia do coronavírus, nossa vida virou do avesso. Antes dela, queríamos programar viagens, ganhar uma promoção, ganhar mais dinheiro, férias etc. Agora só queremos uma coisa: que a vida volte ao normal! Queremos retornar à nossa rotina de trabalho, aos encontros, estudos, jantares, ao cinema e ao futebol. Muita gente sempre pensava que seria bom ficar uns dias em casa de "papo para o ar", vendo televisão, assistindo a um bom filme, lendo. Mas agora ninguém quer isso! Somos seres paradoxais e ambíguos.

Como médico e estando na linha de frente do atendimento nesta pandemia, a primeira coisa que vem à minha mente é o MEDO. Medo do desconhecido, medo da morte, medo de perder pessoas amadas, sejam elas familiares ou amigos. O medo é ancestral e, na nossa evolução, este sentimento tem o papel fundamental de garantir a sobrevivência. Afinal, se não tivéssemos o medo e o reconhecimento desta sensação ao longo de milhares de anos, iríamos enfrentar o desconhecido "de peito aberto". E seria uma loucura fazer isso.

Na faculdade de medicina, aprendemos cedo – ainda no ciclo básico, quando estudamos bioquímica – a resposta fisiológica de um organismo ao se deparar com uma situação de estresse ou de ameaça a vida. Ela é denominada "*to fight or to flight*". Esta reação de se preparar para "lutar ou fugir" é bastante antiga: vem de antes de o *homo sapiens* surgir na face da Terra.

Imagine, em uma pradaria, um animal pequeno e fraco que, de repente, encontra-se com seu predador. Neste momento, ele se paralisa, o sistema simpático, mediado por estímulos neurais que surgem no hipotálamo, dispara reações em cadeia que irão preparar aquele animal para lutar ou fugir. Ocorrendo a descarga de adrenalina, o coração bate mais forte e sua frequência aumenta, mais glicose é dispensada no sistema sanguíneo, porque o organismo precisará de mais energia e essa é a melhor fonte rápida da qual nosso corpo se utiliza. Muita energia será gasta, seja para lutar, seja para os músculos correrem! Neste momento, a digestão, por exemplo, deixa de ser importante e, assim, muito pouco sangue é destinado a essas regiões. Mas pulmão, cérebro e coração receberão mais sangue. Os olhos arregalam-se para enxergar melhor, a sudorese aumenta e os pelos do corpo se eriçam em reposta a isso. O organismo se prepara e faz um cálculo rápido para decidir enfrentar aquele predador ou correr. Esta é uma resposta típica ao estresse.[4]

Se, por um lado, a resposta é inadequada e incompleta, ou seja, se o animal apenas fica paralisado, será uma presa fácil para seu predador. Se, por outro lado, ele rapidamente sai da paralisia e tem uma resposta exagerada – daí o nome pânico –, também não responderá bem. Isso porque, ao fazer as coisas em alta velocidade, mas descoordenado em relação a seus pares ou a si próprio, o raciocínio se torna menos claro, de modo que a possibilidade de decidir equivocadamente e, portanto, de sucumbir, torna-se alta. Estas respostas são inconscientes e automáticas, mas temos que, nestes momentos, procurar compreender e trazer a razão de forma harmônica e equilibrada. Filosoficamente, são escolhas a serem feitas.

Neste momento de pandemia, estamos vivendo isso da mesma forma. O inimigo não é visível, pelo contrário. E talvez isso cause até mais medo. Mas os relatos na mídia, hoje amplificada pela internet, pelas inúmeras plataformas de mídia social existentes, pelas informações nos jornais (muitos deles sensacionalistas) e pelos relatos ouvidos no dia a dia, pioram muito a sensação de insegurança causada pela pandemia.

Ter uma experiência de *pouco* ou *muito* estresse é prejudicial, mas se o estresse tiver a medida certa, produz alguns benefícios importantes.

[4] CEZARIO, A.T. *et al. Hypothalamic sites responding to predator threats – the role of the dorsal premammillary nucleus in unconditioned and conditioned antipredatory defensive behavior. European Journal of Neuroscience.* v. 28, n. 5, p.1.003-15. 2008.

Assim, é preciso alinhar nossa percepção, para entender corretamente como pensar sobre o estresse e como lidar com ele.

Vivendo o dia a dia desde que a doença chegou ao país, temos aprendido muito. Ver as reações das pessoas próximas no ambiente de trabalho é significativo. Notamos nitidamente esta resposta ancestral diluída em nossos colegas. Uns estão em estado de paralisia. Outros em pânico. Alguns sabem parar, utilizar a razão, manter a calma e se preparar para enfrentar a situação da melhor forma possível. O nível de discussão e de enfrentamentos aumenta nestes momentos dentro dos ambientes de trabalho. Tudo é trazido pelas incertezas. Nestas horas, ter na equipe pessoas equilibradas emocionalmente e líderes preparados é fundamental.

Por que fazemos as escolhas que fazemos?

Como fazemos nossas escolhas?

Como podemos escolher melhor o caminho a trilhar?

Afinal, cada escolha representa uma renúncia. Ou várias renúncias?

Alguns princípios básicos podem nos guiar a saber se nossas escolhas são boas ou não. Aprendi que há dois tipos de pessoas neste mundo; não importa se negras ou brancas, ricas ou pobres, bonitas ou feias, alegres ou tristes, existem somente dois tipos: aquelas que agradecem e aquelas que reclamam. Aprender a escolher sempre é o primeiro passo para guiar nossas escolhas, seja o que for que vier a acontecer!

Encarar com sentimento de gratidão a possibilidade de vivenciar esta situação, usando a razão e o conhecimento, é parte do processo de felicidade.

Uma vez li que, para fazermos escolhas, temos de pensar todos os dias de manhã. Procurar perceber se aquilo que estamos fazendo é realmente o que queremos. Estar aqui hoje. É isso mesmo que queremos? Sentimos orgulho do que fazemos? É um prazer?

Se a resposta foi sim, fizemos boas escolhas, mas, um dia ou outro, essa resposta pode ser não. Isso vai acontecer e é natural. Mas, se esta resposta se repetir muitas vezes, deverá incomodá-lo. Então, é hora de parar, de refletir. É aquela hora em que a estrada parece estar viva e parece que ela está te devorando! Então é o momento de pensar no que modificar e é hora de fazer outra travessia.

Como pensamento de Fernando Teixeira de Andrade, apocrifamente muitas vezes atribuído a Fernando Pessoa, "*Há um tempo em que é preciso abandonar as roupas usadas, que já têm a forma do nosso corpo, e esquecer os nossos caminhos, que nos levam sempre aos mesmos lugares. É o tempo da travessia: e, se não ousarmos fazê-la, teremos ficado, para sempre, à margem de nós mesmos."*[5].

Quando fazemos nossas escolhas, temos de ter em mente que existem algumas armadilhas e são elas:

1. Conformismo
2. "Coitadismo"
3. Medo de não reconhecer erros
4. Medo de correr riscos

Devemos evitar a todo custo essas armadilhas. Não nos conformarmos com coisas injustas ou erradas que presenciamos, não termos medo de reconhecer erros e voltar atrás. Não termos medo de correr riscos e saber fazê-lo. Evitarmos nos julgar perseguidos ou nos sentirmos como "coitadinhos" e evitarmos julgar o outro assim também. Isso nos paralisa ou paralisa o outro. Mas, mesmo pensando e refletindo, muitas vezes ficamos indecisos sobre qual caminho seguir.

O filósofo Immanuel Kant disse uma coisa interessante, que chamou de "determinação heteronômica". O nome é estranho, mas a ideia é simples: fazer uma escolha para acontecer outra coisa. Por exemplo: vou fazer medicina porque vou arrumar um bom emprego e assim ganhar um bom dinheiro.

As coisas não funcionam dessa forma! Cada escolha deve encerrar-se nela mesma, ou seja, escolho fazer medicina porque em si é uma coisa que tem valor. O que vai acontecer depois disso dependerá de vários outros fatores sobre os quais não temos controle. Cada escolha deve encerrar-se nela mesma.

Quem escolhe a área médica e de enfermagem há de ter em mente que é a arte de cuidar do outro! A medicina surgiu da necessidade do outro e não do médico! Medicina, dizia um antigo e conhecido médico, é a "ciência da incerteza com a arte da probabilidade".

Algumas pessoas gostam da área médica, mas não gostam do paciente. Estranho? Mas acontece. Para cuidar de pessoas, temos que ter amor, palavra tão banalizada e mal utilizada nos dias de hoje.

[5] https://www.pensador.com/autor/fernando_teixeira_de_andrade/

Vinicius de Moraes dizia que o amor é a arte do encontro!

E a Medicina também é a arte do encontro!

E, mais uma vez, Fernando Pessoa diz:

Como é por dentro outra pessoa?
Quem é que o saberá sonhar?
A alma de outrem é outro universo
Com que não há comunicação possível,
Com que não há verdadeiro entendimento.[6]

Lendo este trecho, podemos perceber como o desafio de escolher esta área é grande!

Quando aprendemos medicina, aprendemos muita técnica. Será que a técnica nos distancia de nós mesmos? Será que ela nos torna alienígenas em nossos próprios corpos? E será que, no fim das contas, não destrói o amor autêntico? Seria bom lembrarmo-nos disso em cada encontro que teremos.

Nós temos que lidar com o sofrimento dos pacientes e também com nossos sofrimentos. O sofrimento é para todos, mas aprender com o sofrimento é para poucos!

Qual é o símbolo mais conhecido da humanidade? É a cruz! E a mensagem da cruz é poderosa. Afinal, através do sofrimento, a transformação dele em algo maior é possível. Esta é a mensagem.

Vivemos em um mundo cada vez mais conectado e com mais tecnologia. Internet, *Google, Facebook*, ressonância magnética, tomografias, célula-tronco, biotecnologia etc. Podemos utilizar estas ferramentas para nos aproximar e atenuar o sofrimento do outro, mas é bom também desconfiar um pouco delas. Nada de mal em compartilhar fotos, vídeos ou mensagens nas redes sociais, mas devemos escolher compartilhar solidariedade ao invés de compartilhar individualidades!

Máquinas se reproduzem e evoluem com tamanha rapidez que nem sempre há tempo de conflito entre uma geração e outra, mas isso não acontece conosco, humanos. Mesmo nós, humanos da última geração,

[6] Poesias Inéditas (1930-1935). Fernando Pessoa. (Nota prévia de Jorge Nemésio.) Lisboa: Ática, 1955 (imp. 1990). - 159.

somos lentos demais! Nossos progressos são imperceptíveis. Demoramos décadas para percebermos erros e fracassos. Quando, anos depois, nos tornamos mais experientes e acertamos no ponto de olhos fechados, muitos já se foram. Já não somos netos, mas avós.

As tecnologias modificam as formas de convívio humano. Os efeitos dos aviões, máquinas fotográficas, internet, telefones celulares e computadores são avassaladores! Mas, ao mesmo tempo, modificou muito pouco o conteúdo dessa convivência!

As sabedorias que as pessoas trocam entre si com a ajuda de torpedos, *Messenger*, *Facebook*, *Google+*, salas de bate-papo são as mesmas da idade da pedra até hoje! As técnicas mais impressionantes e futuristas de comunicação sem fio, para enviar uns aos outros o pictograma da idade da época das cavernas: um rosto sorridente chamado de *smiley*! Um simples rosto sorridente que diz muito 😂, ou então um rostinho chorando 😢, ou um de horror 😱, como no quadro de Edvard Munch.

Mesmo com as mais elaboradas formas de comunicação e tecnologia, nós, humanos, ainda hoje, continuamos com a ancestral dificuldade de saber a hora exata de baixar a velocidade, de dar um tempo, de ter calma, de parar. A lógica dos nossos genes não é a lógica do nosso desejo, a lógica dos nossos desejos não é a lógica dos nossos sentimentos, a lógica dos nossos sentimentos não é a lógica dos nossos pensamentos e a lógica dos nossos pensamentos não é a lógica do nosso agir! O ser humano não foi feito para uma felicidade constante, duradoura, ele foi feito apenas para o sonho dessa felicidade. Vejam que a vida é feita de altos e baixos, o eletrocardiograma e o eletroencefalograma são cheios de altos e baixos. Existem depressões, quedas abruptas e subidas a picos e montanhas. Assim é a vida. Quando ela se torna uma linha reta, isso representa a morte!

Na nossa vida tudo tem valor a partir da oposição: não há sentimento de união sem o sentimento de solidão; não existe romantismo sem saber e entender a rotina; no nosso mundo, não há alegria de viver sem o saber do sofrimento e do luto e não há bem-aventurança sem a mortalidade! Temos que aprender a conviver com a mortalidade. Como diz o escritor Mia Couto, por meio de um de seus personagens: "se ele não aprendeu a viver, pelo menos que aprenda a morrer". Muitas vezes, teremos que ensinar nossos pacientes e familiares a saber morrer. E isso é tão importante quanto o curar em si. A única cura da vida é a morte.

Medicina não é a arte do encontro? Muitas pessoas se reencontram e curam suas cicatrizes na hora da morte. Pais e filhos, irmãos, marido e esposa. E então fica a ausência. O que é a ausência?

Penso como Carlos Drummond de Andrade, que disse:

Por muito tempo achei que a ausência é falta.
E lastimava, ignorante, a falta.
Hoje não a lastimo.
Não há falta na ausência.
A ausência é um estar em mim.
E sinto-a, branca, tão pegada, aconchegada nos meus braços,
que rio e danço e invento exclamações alegres,
porque a ausência assimilada,
ninguém a rouba mais de mim.[7]

Por isso, em tempos de sofrimento e de pandemia, termino o texto com uma benção irlandesa:

Que Deus dê a vocês:
Para cada tempestade, um arco-íris
Para cada lágrima, um sorriso
Para cada cuidado, uma promessa
E uma benção para cada provação.
Que cada problema na vida te traga
Alguém fiel com quem dividi-lo.
Para cada olhar, uma doce canção
E uma resposta para cada oração.

[7] Ausência, *in* Poesia completa, Ed. Nova Aguilar, 2002, p. 1236.

Pós-Covid-19 – Nada do que foi será de novo do jeito que já foi um dia[8]

Elizabeth Costa Dias

A proposta feita pelo Acadêmico Jair Raso, a um grupo de colegas, para que registrássemos as vivências durante a epidemia de Covid-19, em três momentos, é o motivo deste texto. Considerando o que se sabe hoje e a expectativa do curso da doença em nosso país, defini como primeiro momento o período de janeiro a abril de 2020, tempo que marca as primeiras notícias divulgadas dos casos registrados na China, que, a rigor, começaram no final de dezembro, até meados de abril, quando o Brasil já havia assumido a situação epidêmica.

Vivemos intensamente esses quatro meses. Passamos pela negação, desconhecimento e pouca importância dada à questão, pois estávamos em período de festas e férias no Brasil. Mas, de repente, fomos inundados por informações da mídia, manifestações arrojadas de certos atores políticos, explicações sobre a fisiopatologia e o tratamento; e predições, na raia da paranoia, sobre suas causas e consequências. O embate político entre o presidente e o ministro da saúde, governadores e prefeitos tomou a cena nacional. Também foram marcantes as manifestações de apreço e reconhecimento às equipes de saúde. A vida brasileira passou a girar em torno do *coronavírus*.

Confesso que a princípio tive dificuldade de me identificar com a China e os chineses. Apesar de admirar sua cultura milenar, as muitas

[8] Lulu Santos e Nelson Motta – Como uma onda.

contribuições para o progresso da humanidade e a capacidade de reinvenção de um povo que ao longo da história passou por muitas adversidades e as superou, eles estavam distantes. As primeiras informações sobre a virose, batizada pela Organização Mundial de Saúde (OMS) de Covid-19, que começou em Wuhan, na província de Hubei, não me impressionaram particularmente. Já havíamos convivido com a SARS em 2005 e a MERS em 2012, sem grandes problemas.

Mas as notícias sobre a gravidade e o número de doentes e de mortos, as imagens de hospitais lotados e as medidas radicais de isolamento adotadas pelo governo começaram a incomodar. Creio que dois fatos foram marcantes para mim: o pedido dos brasileiros que estavam na China e queriam retornar ao Brasil e a notícia da morte do médico que primeiro identificou a doença, em novembro de 2019, e foi coagido a recuar e a negar sua existência. O avanço da doença no mundo, a grave situação observada no norte da Itália e países vizinhos, o colapso dos serviços de saúde e o reconhecimento de uma pandemia pela OMS ligaram o alerta no planeta. E, no Brasil, começaram os preparativos para seu enfrentamento.

Como estudiosa do trabalho e suas relações com a saúde dos trabalhadores e do ambiente, foi impactante saber que o surgimento da doença em Milão foi determinado por um fator econômico: a aquisição de empresas do ramo da moda por empresários chineses e o intenso fluxo de trabalhadores trazidos da China para garantir mão de obra disciplinada e barata. Confirmavam-se, assim, as estreitas relações entre essas duas categorias sociais.

Em meio a desencontros e embates, as autoridades e a sociedade brasileiras foram assimilando a gravidade da situação e o desconhecimento e o despreparo para se lidar com o "novo" *coronavírus*. A velocidade de transmissão da doença, a rapidez de seu agravamento e os óbitos surpreenderam os que esperavam lidar com uma *gripezinha*. Orientado pela experiência dos países que enfrentaram ou estavam enfrentando o problema, o Brasil começou a se preparar para a "guerra à Covid-19". O fato de a doença ter chegado ao país por viajantes internacionais da elite econômica e social chamou a atenção nesse cenário.

Passados esses três ou quatro meses, temos medo e muitas perguntas: como a Covid-19 vai se comportar no Brasil? Qual é nossa efetiva capacidade de resposta? O Sistema Único de Saúde (SUS), depauperado pelo contingenciamento de recursos por 20 anos, imposto pela Emenda Constitucional nº 95, em 2017, conseguirá responder ao desafio da Covid-19? Qual a contribuição das instituições de ensino e pesquisa, também vilipendiadas, para a produção de soluções brasileiras? Uma alegria no caos: vibrei quando pesquisadores de nossa universidade conseguiram sequenciar o vírus em tempo recorde! Quais as consequências econômicas para o Brasil e o mundo nessa crise?

A crise sanitária forçou a sociedade a encarar a vergonhosa desigualdade social no país. Ou seja, cerca de 100 milhões de pessoas em situação de pobreza ou indigência, flageladas pelo desemprego, a informalidade e a precarização do trabalho; a falta de saneamento básico e habitação digna. E a realidade impôs a construção de remendos, com políticas emergenciais de transferência de renda, há muito demandadas, que, se não são suficientes, representam uma reviravolta nas políticas econômicas em curso até então.

Entre as medidas adotadas pelo Ministério da Saúde, sem o consenso de parcela significativa de setores da economia e do Presidente da República, a quarentena ou distanciamento social foram adotados de modo heterogêneo por estados e municípios, com a finalidade de diminuir a velocidade de transmissão do vírus e assim "achatar a curva" da epidemia, permitindo o preparo da rede de serviços de saúde.

No contexto do isolamento social, surgiu um conceito que poderíamos chamar de "novo": **o trabalho, as ocupações ou atividades consideradas essenciais**. De repente, entrou em foco, em decretos, portarias, na mídia, um grupo de atividades e respectivos trabalhadores, considerados essenciais. A lista é restrita: inclui o amplo espectro de trabalhadores da saúde, em que algumas profissões andavam desprestigiadas e vilipendiadas, como a medicina, os servidores públicos; outras invisíveis ou ignoradas, como os coletores de lixo e trabalhadores de cemitérios; aquelas pouco valorizadas: caminhoneiros, motoristas de ônibus, motociclistas profissionais, ou *motoboys;* comerciantes e comerciários de padarias, farmácias, mercados, hortifrútis, açougues, feiras livres, que garantem nossa alimentação cotidiana, sem esquecer os produtores desses alimentos. Também apareceram em cena os agentes de segurança pública, os bombeiros, os profissionais híbridos de saúde e segurança, os frentistas de postos de gasolina, entre outros. Muitos desses trabalhadores saíram de um lugar invisível socialmente e passaram a receber palmas, homenagens, entrevistas na tv e outras manifestações de apreço.

Fiquei emocionada ao assistir a um grupo de coletores de lixo no Rio de Janeiro, no horário nobre da tv, falando, com visível orgulho, sobre a importância de seu trabalho. Ficou a pergunta: por que precisamos de uma grave ameaça, como o *coronavírus*, para mudar conceitos e valores sobre o trabalho e os trabalhadores e proteger sua saúde e segurança, pois cuidamos do que é importante para nós?

A rigor, o conceito de atividade essencial está em instrumentos legais anteriores ao coronavírus, como na Lei nº 7.783, de 28 de junho de 1989, que dispõe sobre o exercício do direito de greve e define as atividades essenciais visando ao atendimento das necessidades da comunidade. O artigo 10 da Lei inclui: *I - tratamento e abastecimento de água; produção e distribuição de energia elétrica, gás e combustíveis; II - assistência médica e hospitalar; III - distribuição e comercialização de medicamentos e alimentos; IV - funerários; V - transporte coletivo; VI - captação e tratamento de esgoto e lixo; VII - telecomunicações; VIII - guarda, uso e controle de substâncias radioativas, equipamentos e materiais nucleares; IX - processamento de dados ligados a serviços essenciais*. Porém, nesse caso, o foco é a regulação do direito de greve desses trabalhadores, para evitar transtornos na vida social.

No contexto do distanciamento social, a Medida Provisória nº 927/2020 e o Decreto Federal nº 10.282/2020 definem os serviços públicos e atividades essenciais como "indispensáveis ao atendimento das necessidades inadiáveis da comunidade", mas utilizam conceitos imprecisos sobre o que é essencial e inadiável. A polêmica sobre o que abre e o que fecha parece não ter fim e tem sido interpretada e normatizada de distintos modos por estados e municípios, o que pode ter consequências nefastas sobre a saúde da população.

No campo da saúde dos trabalhadores, muitas vezes questionamos por que alguns trabalhadores são mais valiosos e mais protegidos do que outros? O por que ou o para que desenvolvem atividades insalubres e perigosas, sem a devida proteção? Quem as define? Nesse sentido, a emergência da Covid-19 questiona a essencialidade e o valor do trabalho e dos trabalhadores e trabalhadoras, para além da lei e da norma e se infiltra na sociedade.

Paralelamente, as equipes de saúde foram desafiadas a enfrentar uma doença pouco conhecida e obrigadas a desenvolver estruturas hospitalares de distinta complexidade; a preparar protocolos de condutas e manejo de pacientes, além de estudos para conhecer mais sobre a doença. Nesse cenário, causa perplexidade o uso político da situação de desespero das pessoas, visando a pretensos ganhos eleitorais e econômicos por meio de superfaturamento de equipamentos e material de proteção e promessas de resultados milagrosos, entre outros.

Um vírus paralisou/mobilizou o planeta, revelando o que há de melhor e pior na humanidade. Uma constante nesse cenário: o medo. Resultados preliminares de estudos apontam para os riscos do adoecimento e esgotamento físico e mental das equipes de saúde e das pessoas mantidas em isolamento social.

Se os profissionais de saúde recebem homenagens na forma de palmas, concertos, músicas e outras expressões artísticas, trabalham assombrados pelo medo de adoecer e de transmitir a doença aos familiares. Enfrentam longas jornadas, sem intervalos recomendados para repouso e pausas, sob pressão de tempo, da falta de equipamentos adequados paras as práticas e de suporte técnico e emocional. Também faltam equipamentos de proteção individual apropriados, em quantidade e qualidade, e capacitação para o uso e descarte.

Por outro lado, multiplicam-se exemplos de solidariedade, entre países, alguns rivais históricos, entre vizinhos e desconhecidos, capitaneados por atores sociais inesperados. E assistimos, incrédulos, a expressões de vaidades e egos inflados, disputas de poder, que desconsideram o bem comum.

Partilho da opinião de que o mundo não será o mesmo pós-*coronavírus*. Muito se tem escrito sobre isto. Mudanças nas formas de lidar com as novas tecnologias de comunicação, para trabalhar e manter os contatos sociais, alcançaram grande parcela da população e o interesse pelas tecnologias médicas: temos respiradores em número suficiente? Quando teremos uma vacina? Apelamos aos cientistas por soluções tecnológicas brasileiras para diminuir nossa dependência externa. As novas dinâmicas familiares, as relações de trabalho e as formas de produzir criam valores e padrões de comportamento até então desconhecidos. Os padrões de consumo, responsabilizados pela depleção e esgotamento das reservas naturais do planeta e pela poluição ambiental, também mudaram. O ar está mais limpo e formas de vida proliferam em locais onde estavam escassas, dizem os cientistas. A volta de um estilo de vida mais simples e frugal, advogada por movimentos ambientalistas, começa a ser implantada à força pelas circunstâncias. Na Medicina, crescem as discussões sobre o princípio de não se fazer o mal ou agravar a condição dos pacientes, pois não se sabe bem o que é certo e o que é errado.

Assim como a essencialidade de alguns trabalhos, pergunta-se o que acontecerá ao fim dessa epidemia, nas várias dimensões da vida. Que transformações permanecerão? O que é essencial e o que permanecerá supérfluo? Como faremos a passagem para um mundo em que nem todos trabalham? Estamos exercitando. Como vamos lidar com a enorme desigualdade social no Brasil, que tivemos de encarar nessa epidemia?

Estamos, a duras penas, aprendendo a conviver com a incerteza, forçados a criar estratégias e inovar para subsistir e, se possível, melhorar. Aprendemos a usar tecnologias para nos manter contatados, valorizamos pequenas ajudas e gentilezas, colocando em cheque muitas de nossas crenças e valores. Que o novo venha e que continuemos na luta pela vida e por uma sociedade mais humana, justa e fraterna.

De certo, somente o verso da música de Lulu Santos e Nelson Motta, que tomamos emprestado como título.

> *Nada do que foi será de novo do jeito que já foi um dia. Tudo passa, tudo sempre passará. A vida vem em ondas, como um mar, num indo e vindo infinito. Tudo o que se vê não é igual ao que a gente viu há um segundo. Tudo muda o tempo todo no mundo. (Como uma onda)*

Covid-19: das previsões que eu li e das emoções que vivo

Érika de Oliveira Santos

Um dia de cada vez: é exatamente assim que tem sido minha rotina como enfermeira do SAMU da cidade em que resido e na capacitação de profissionais para se protegerem durante os atendimentos, não se contaminando com as roupas e vestimentas que têm o objetivo de protegê-los.

As previsões de uma curva de atendimento que oramos para que não aumente exponencialmente, e ao mesmo tempo ficamos impacientes por nunca chegar, fazem parte dos sentimentos que assolam e ocupam lugar de destaque no meu comportamento e nas minhas vivências do cotidiano.

Em que pese pareça absurdo, não é infrequente alguém me indagar sobre o que acredito ou não sobre as notícias veiculadas, a ocupação de leitos e uma possível finitude de recursos humanos e tecnológicos para atendimento de pacientes graves; em suma, "vai faltar leito e respirador para quem precisar", ou "o hospital está cheio"?

Nessas divagações, já me peguei sem sono, nas madrugadas, pensando em como seria, pois, em meio ao grupo de risco, tenho pessoas que amo e que não gostaria em momento algum que houvesse, por mais remota que fosse, a possibilidade de não ver os recursos adequados serem investidos para a manutenção da vida de qualquer um destes.

E assim, exatamente neste ponto, me vem outra indagação: mas qual deles gostaria de, em caso de acometimento por esta doença e constatada a gravidade do caso, ser efetivamente reanimado ou colocado sob suporte de um ventilador para respirar?

Certa vez ouvi que "a expectativa altera o comportamento" e é curioso como tenho visto e realmente vivido as expectativas de vida pré, inter e pós-pandemia. As pessoas que podem gozar da prerrogativa de se isolar de maneira eu diria mais geograficamente privilegiada, migraram para outros lugares, evitando um contato intenso com áreas que possam ter um risco maior de contaminação.

Outros, assim como eu, não podem ou não devem se distanciar de suas funções voluntariamente. Somos chamados de heróis, mas nossas capas superprotetoras não são blindadas contra ameaças biológicas; nossos corações também experimentam sensações como medo, aperto, saudade, angústia, tristeza e tantos outros não menos importantes que o incomparável e sublime amor. Não somos o grupo de risco, somos um grupo em risco constante.

E, se existe um preço que pagamos por isso, por escolher estar na linha de frente e cumprir nossos juramentos, ele é alto demais para ser compensado com a mísera e indecorosa recompensa financeira proposta por nossos governantes, que, por um risco vital elevado, não atinge a cifra de R$ 150,00 mensais, pagos a título de insalubridade. Eu diria ser uma insanidade achar que nossa vida seja tão pouco representativa.

O custo real é pelos sorrisos que perdemos ao estar longe de nossos familiares, pelos afagos que somos privados de dar e receber, pois nossos amados se encontram muitas vezes no grupo de risco ou nós mesmos os colocamos lá, a critério próprio, pelo medo de contaminá-los. Meu esposo para mim é meu maior exemplo: diabético, hipertenso e portador de uma doença autoimune, encontra-se há mais de 40 dias em outra residência. Optamos assim dados o risco elevado pela atividade que eu exerço.

O contato é diário e multihorários, mas a saudade e a vontade de sujar a cozinha cozinhando juntos, ou ouvi-lo dizer "Preta, beba esse suco mais devagar" (amo suco de laranja com abacaxi!), isso não tem preço, não tem unidade de medida conhecida que tenha precisão sobre o real tamanho.

O que se pode prospectar então é a amplitude deste vazio que é infinito, avassalador e reforça um sentimento de orfandade e solitude, pois, assim sendo, tenho um ombro a menos para chorar ou dividir a pressão sufocante de cada pós-plantão, quando a capa de heroína é deixada de lado e a essência humana grita e sangra essa e tantas outras ausências representativas, como meu pai, minha mãe.

Mas existe uma ordem no caos e quem tem um porquê enfrenta qualquer como! Além disso, existe um livro muito conhecido que em um dos seus capítulos anuncia a boa nova de que a fé é o firme fundamento das coisas que não se podem ver e a certeza daquilo que se espera.

É sob esta prerrogativa que me visto todos os dias com o meu melhor sorriso para, um dia de cada vez, observar e catalisar as coisas boas que podem me impulsionar para um lugar mais alto, não hierárquico, mas pessoal, emocional e espiritual.

Um excelente momento é quando observo, nas instituições em que atuo, o esforço para buscar a capacitação e o fornecimento de equipamentos de proteção para os trabalhadores e, apesar de ser um cenário preocupante, pois ter o dinheiro para pagar o fornecedor não se tornou garantia de entrega dos bens adquiridos, vejo um esforço sobre-humano para gerenciar aquilo que temos nos estoques.

São reuniões diárias para acompanhar a tendência de uso, o comportamento do consumo, o número de pacientes que estejam internados e o tratamento realizado, enfim, um verdadeiro raio X operacional e estratégico para avaliar o que está dando certo e o que pode e deve ser mudado com maior agilidade e o menor impacto desfavorável possível.

Lado outro estão profissionais que já se encontram no limite da constatação da desvalorização laborativa por parte do governo, uma crise que se arrasta há anos com indicativos de greves, paralizações e que este momento deixou tão à mostra. Será que realmente passamos a ser desvalorizados ou esta situação sempre esteve presente em nossas jornadas? E, se a resposta for sim, o quanto realmente e pessoalmente nos engajamos e nos comprometemos para mudar essa realidade?

A culpa é de quem? Ousando aqui parafrasear o grupo Legião Urbana, se é que existem culpados, será que em algum ponto da história somos todos?

A crise em que nos encontramos em meio a esta pandemia, a meu ver, apenas reforça problemas muito antigos da gestão ou da falta dela nos ambientes corporativos e, mesmo, em nossas vidas pessoais, em nossos recintos mais selados, cuja alma só deu acesso neste tempo.

As pessoas que já estavam com seus processos de trabalho estruturados conseguiram se reinventar muito mais rápido e sem tantos transtornos organizacionais e por que não entender que as pessoas que também já detinham uma melhor gestão de suas emoções também estão conseguindo atravessar este momento sem tantos percalços?

E, até o momento, eu sigo entre as mais de 70 horas semanais de plantão, me questionando sobre estes e tantos outros dilemas que nunca pensei em me demorar refletindo, investindo tempo e atenção plena e verdadeira, sobre o que realmente me mantém de pé e me garante forças para continuar a caminhar.

Ainda assim, minha fé é um divisor de águas, para que tudo isso reflita minha essência.

Não estava bom, mas ficaria ainda pior

Flávia Pinheiro Machado

A pandemia, aqui em casa, não começou muito auspiciosa. Logo que foi decretado o isolamento no meio de março, desmarquei pacientes (a maior parte ligou cancelando mesmo), afastei a secretária e a minha ajudante do lar. O meu filho mais velho, com casamento marcado e minuciosamente planejado para o dia 20 de junho desse ano, mudou-se, temporariamente, com uma malinha de roupas e outra de sonhos frustrados, para a casa dos pais da noiva, igualmente decepcionada, visto que sogro e sogra foram para a residência de final de semana em Lagoa Santa. Meu amado marido, Virgílio, mora em Vitória e a empresa o proibiu terminantemente de sair do estado ou receber visitas, especialmente de outras cidades. A empresa onde ele trabalha insiste em nos separar, sem sucesso, mas, dessa vez, pediu ajuda a um vírus. Já moramos em cidades, estados e até em continentes diferentes.

Ansiedade, apreensão, dúvida, surpresa e espanto foram tomando conta de mim, mas eu me embolava no sentimento coletivo, lembrava que estávamos todos no mesmo barco e respirava. Tentei manter uma rotina diária rígida para manter a saúde mental, que incluía: caminhada com a doce *pet* às 6 da matina; Yoga, que baixei de um aplicativo fenomenal; ginástica com peso e exercícios aeróbicos; serviços da casa e preparação de aulas para serem gravadas em vídeos. Exatamente nessa ordem. Os dias iam passando, rápidos até demais para o meu gosto e volume de trabalho. Ministro alguns cursos na internet e veio o tempo que precisava para atualizá-los, visto que não atendia mais no consultório e a área onde atuo está sempre se renovando, exigindo estudos constantes.

No terceiro domingo de março, durante o banho, a água esfriou. Opa! Xampu no cabelo e fui ver o que era. Chave caiu? Para minha surpresa, não tinha luz em nenhuma parte da casa. Geladeira e *freezer* lotados. Estoque para ficar em casa por um bom tempo e evitar me expor. Mas domingo? Quem para consertar? Vai entrar aqui em casa? E o distanciamento? Meu sogro ligou para um conhecido, dono de uma loja de material elétrico, e, na noite de domingo, fez-se a luz! Só quando ele foi embora percebemos que a geladeira não ligou mais. Meu filho saiu para comprar gelo. Enchemos a máquina de lavar com ele e colocamos tudo o que estava dentro do *freezer* e da geladeira.

No dia seguinte, tudo geladinho! Outro eletricista adentrava minha casa de máscara e tudo o mais na segunda-feira. Geladeira ok! Bora passar tudo de volta e só centrifuguei o gelo derretido. Gênio! Alguns poucos dias depois, a pia do banheiro soltou-se do mármore. OK! O terceiro terceirizado entrou mais duas vezes em casa.

Para meu desespero, o computador queimou dois dias depois, com todo o material da aula que havia feito para um dos cursos. Marquei o dia da gravação e o computador não deu sinal de vida. Liguei para o meu técnico e, após alguns intermináveis dias, o diagnóstico: queimou a placa mãe, o computador deu PT, mas ele conseguiu fazer o *backup*. Missão comprar novo *laptop* na pandemia. Lojas abertas significam dinheiro para lá, produtos para cá. Esperei 12 longos dias pelo novo. Bora retomar os trabalhos após a rotina de exercícios matinais e nada melhor que uma torrada com cafezinho e bolinho *fit*, que descongelo no micro-ondas. Agora vai! Não foi. O micro-ondas acendia a luz, girava, só não esquentava. Não teve jeito. Sem lugar aberto para consertar, só comprando outro. O que fiz outras vezes, porque, na sequência, a torradeira quebrou e a máquina de café pifou. Nem para estragar tudo junto e eu pagar um frete só! Meu Deus! Alguém me inscreveu no programa "No Limite" sem eu saber? Ainda bem que o vírus resolveu atacar meus eletrodomésticos e não a mim.

Poucos dias depois, na segunda-feira depois do dia das mães, meu filho mais velho ligou perguntando se poderia vir aqui para conversar conosco. Estranhei, pois ele estava fazendo isolamento severo, além de papel de fiscal da minha quarentena e da do irmão. Veio com a pior notícia. O pai dos meus dois filhos tinha sido encontrado morto. Aqui cabe uma explicação: estou no meu segundo casamento. Fui casada anteriormente e tive dois filhos com meu primeiro marido: Felipe, o mais velho, e Marcelo, o caçula. Que tristeza! Como foi duro ver o sofrimento deles. Ninguém para poder chorar no ombro, para abraçar, para confortar. Que hora horrível para morrer. Direto do carro do IML para a cova. Eu, de longe, dentro do carro, no cemitério, junto com minha futura nora, vendo a cena mais triste da minha vida: 10 pessoas, 7 delas com menos de 35 anos, empurrando o carinho, de máscara. Não pude estar perto dos meus filhos no momento do enterro. Eu seria a décima pessoa, minha nora, a décima segunda, o que excedia o limite permitido. Voltei para a casa com meu filho mais novo, tentando nos agarrar às lembranças positivas do pai e encarar uma realidade com fatos tão dolorosos. O falecimento foi elegantemente anunciado nas redes sociais por um escritor e produtor cultural amigo dele e fazia referência a "infarto: o outro nome da tristeza". Um jornal local fez uma bonita homenagem lamentando a perda e exaltando o artista e músico. A verdade é insistente e chegou em um envelope pardo do IML: morte por asfixia mecânica. Que dureza! Não se expressa em palavras essa dor.

Minha irmã, que mora no Rio, pegou o carro e veio nos socorrer. Confesso que nem pensei no vírus carioca. Faltava-me ar, mas mantinha os olhos bem vigilantes para ver se meu filho saía da cama (nos primeiros dias não antes de 15:00), se tomava banho (três dias depois comemorei baixinho com minha irmã esse feito). Luiza ficou por uma semana. Foi maravilhoso ter a companhia dela.

Como sentíamos muita falta de estarmos todos juntos (nós cinco, eu, dois filhos e namoradas), Felipe, o mais velho, sugeriu que fôssemos para a casa de campo de uma amiga, que há muito queria me emprestar. Partimos, eu, dois filhos, namoradas e dois cachorros. Não saímos uma única vez sequer da casa. Ficamos grudados e passamos quatro dias conversando, jogando, comendo, alguns trabalhando, outros estudando. Fiquei com a sensação de dever de mãe cumprido ao ajudar meus filhos a elaborarem o luto. Voltamos eu e Marcelo para a solidão do nosso apartamento. Felipe prometeu que iria fazer terapia para lidar melhor com pendências emocionais que não tiveram tempo de serem resolvidas com o pai.

Sentia muita falta do meu marido e isso também me machucava muito. Pelo menos, em casa tínhamos água quente, café e torradeira nova. A morte rondou minha casa. Matou meus eletrodomésticos e parte do meu passado, mas passou longe de nós. Mas não por muito tempo.

A anti-flor... A rosa de Hiroshima

Gisèle de Mattos Brito

E foi assim, como um átimo,
que o mundo começou a parar...
Parafraseando Drummond, uma anti-flor nasceu, e estamos procurando passar de *longe, bondes, ônibus, rio de aço do tráfego.*
Sim, nasceu!
Aparentemente desbotada
Inofensiva,
Uma gripezinha...
Iludiu-nos a todos
Rompeu todas as fronteiras...
Paralisou os negócios...
É feia... Furou o asfalto, o tédio, o nojo
Nasceu, entretanto, com ódio!
Não é a flor de Drummond.
É a rosa de Hiroshima de Vinícius de Morais
Uma rosa tóxica
Virulenta
Altamente contagiosa
A anti-flor de Drummond.
Sem cor, sem perfume, sem rosa, sem nada...
Sem rosto
Invisível
Um inimigo que afasta as pessoas

As famílias,
Os amores...
E agora, José?...
Aqui estamos perplexos
Impactados
Com medo de perder nossos entes queridos, nosso povo...
Mas, procurando pensar...
Talvez a única forma de transformar esse mau negócio num bom negócio, como diria Bion!

Você marcha, José!
José, para onde?
Marcha José, José, para onde?
José, para onde?

Para onde?
Eu diria: para dentro de você...
Mas é escuro
Tenho medo
É tão desconhecido
Não vou dar conta
Não tenho recursos
Como faço?
Silêncio
Paciência
Eu estou com você
Busque suportar o não saber
O desconhecido
As incertezas
A falta
O novo
O mistério de navegar *por águas nunca dantes navegadas*
Turbulência
Tolerância
Frustração
E agora, você?

Essas são algumas questões, nas inúmeras conversas que tenho tido com meus pacientes, em meio a essa pandemia que nos assola. Que nos impõe um isolamento social e, de certa forma, nos força a um contato conosco mesmos, com nossas relações familiares. É necessário encontrar um lugar para cada um, dentro de casa, respeitar os limites, dividir tarefas, ajudar uns aos outros. Quantos desencontros e turbulências, mas também encontros, solidariedade!

Estamos sendo levados, de uma forma inescapável, a pensar em nossas próprias vidas, em como a estamos vivendo.

Minha impressão é que temos vivido em uma sociedade adoecida, em que a premência de manter uma correria frenética é uma defesa muito eficaz rumo a esse afastamento de nós mesmos. Tem que se fazer isso, aquilo, aquilo outro e esse retorno para dentro de casa, para o convívio familiar mais próximo, para dentro de nós mesmos está expondo angústias profundas. E, por outro lado, a própria percepção da falta de contato consigo mesmo. Onde estou? O que estou fazendo da minha vida?

As redes sociais ainda insistem para que se mantenha a rotina, buscando levá-lo a continuar no ritmo; são inúmeras as instruções montadas para você não parar, para você não pensar.

Este é um momento precioso para pensarmos a sociedade em que estamos vivendo. Essa aceleração, uma coisa atrás da outra, não dá tempo para elaboração. Penso que os inúmeros suicídios que vivemos hoje nos apontam para o fato de que há algo errado em nossa forma de viver. Vivemos em uma sociedade global adoecida. Assim dizia Cazuza em *O Tempo não para*:

> *A tua piscina tá cheia de ratos*
> *Tuas ideias não correspondem aos fatos*
> *O tempo não para*
>
> *Eu vejo o futuro repetir o passado*
> *Eu vejo um museu de grandes novidades*
> *O tempo não para*
> *Não para, não, não para*

E agora, você? Podemos parar? Podemos, juntos, encontrar, produzir, criar, descobrir o essencial? O que é o essencial para cada um de nós?

O tempo não para, mas nós podemos parar para pensar os nossos sentimentos, nossos desejos, nossos sonhos. Onde estamos e por onde desejamos caminhar? Isso depende de nossas escolhas. Isso passa por um longo processo de reflexão e pela possibilidade de contarmos com nossas referências. Entretanto, esse encontro conosco mesmos exige tolerância a incertezas, a faltas e requer de nós uma capacidade para suportar frustrações. Esse modo de ser vai na contramão da vida em nossa sociedade moderna, em que o viver sem fronteiras é sinônimo de viver sem limites, tudo pode. É como se o desejo precisasse ser atendido a qualquer preço. Ande, corra, faça, consuma... consuma...

Bauman, o pensador da modernidade líquida, vem apontando esse adoecimento da sociedade. As relações são líquidas, descartáveis, os laços de identificação e amor entre as pessoas não trazem mais aquela segurança e confiança que permitem ao outro sentir que não está só, que tem com quem contar.

Num certo sentido, penso que podemos correlacionar o modo de vida da sociedade moderna, e que muitos de nós têm vivido, com relações líquidas, frágeis, fugazes, estimuladas pelo capitalismo selvagem ao consumo, identificados com a rosa de Hiroshima:

A tua piscina tá cheia de ratos

Sim, esse vírus, guardadas as diferenças, já habitava nossas relações, pois, se a forma de nos relacionar com o mundo e as pessoas é assim, líquida, descartável, podemos terceirizar a criação dos filhos, a educação. Os países omitem informações que poderiam salvar tantas vidas... porque, por essa ótica, por essa perspectiva, não há compromisso com o outro, não há o sentimento de responsabilidade com seu semelhante. Há, por outro lado, uma negação do que Bion nos aponta na Psicanálise, de que *somos sós e ao mesmo tempo dependentes*. Se assim somos e vivemos em uma sociedade globalizada, precisamos uns dos outros.

Bauman também reflete sobre essa matriz:

> *Nós somos responsáveis pelo outro, estando atentos a isto ou não, desejando ou não, torcendo positivamente ou indo contra, pela simples razão de que, em nosso mundo globalizado, tudo o que fazemos (ou deixamos de fazer) tem impacto na vida de todo mundo e tudo o que as pessoas fazem (ou se privam de fazer) acaba afetando nossas vidas.*

Estamos vivendo, na pele, o preço do individualismo, a dor, a perda de tantas vidas, pela irresponsabilidade de uns com os outros. Somos sós e dependentes, precisamos do outro para amar, compartilhar, confiar. No tocante à sociedade, precisamos da cooperação entre os países. Essa pandemia pôde demonstrar, como nunca, o quão perversa é a máxima: se a farinha é pouca, meu pirão primeiro. O outro não importa... Vidas são descartáveis... Todos, em cada canto do mundo, estão sofrendo, estão morrendo em consequência desse pensamento irresponsável de descuido, de desrespeito para com a vida no planeta.

Podemos, sim, transformar essa rosa de Hiroshima na flor de Drummond, no dia em que pudermos aprender a ser mais humildes, mais humanos, mais solidários... Se pudermos dar a mão, dentro do possível, àquele que precisa, a começar dentro de nossas próprias casas. Sendo mais tolerantes, pacientes com os erros, as frustrações, a perda de mobilidade, a reclusão, a importância de nos mantermos isolados para nos proteger e proteger nossos semelhantes, no Brasil ou em qualquer país. Senão veremos o futuro repetir o passado e o individualismo destruir vidas e esperanças de um mundo melhor.

Homo fragilis

Jair Raso

Fragilidade, teu nome é raça humana.

Lembro-me de uma aula de parasitologia no meu primeiro ano de medicina. O professor, que tinha uma voz contida, pouco articulada, assim definiu vírus: são formas simples de vida.

No outro espectro, não há como negar a complexidade do organismo humano, que vive em sociedade e tem capacidade inigualável de criar mecanismos de sobrevivência. Não se contenta com a natureza e a transforma, como um demiurgo.

O que esta pandemia mostra é que o vírus, essa forma simples de vida, desvela como nunca a fragilidade do homem e suas criações.

Em poucos meses, uma infecção iniciada na China foi se espalhando pelo mundo até tornar-se uma pandemia. Países ricos como os Estados Unidos inicialmente não levaram a sério o que parecia ser apenas um problema chinês.

Mas quando a doença arrasou a Itália, o mundo acendeu a luz amarela. O vírus é altamente contaminante e produz uma pneumonia que exige, nos casos mais graves, entubação e ventilação mecânica por tempo prolongado. Dito assim, parece coisa corriqueira, que qualquer equipe de CTI bem estruturado trata no dia a dia. Porém, a velocidade de infecção do vírus é tamanha que ele produz uma quantidade de pacientes graves muito superior à capacidade do sistema de saúde para atendê-los. O sistema entra em colapso rapidamente.

Como não há tratamento específico comprovadamente eficaz, o melhor meio para se combater o avanço rápido da doença é a prevenção.

E a prevenção para este tipo de pandemia significa isolamento social: apenas serviços essenciais são autorizados a funcionar. Mais da metade da população deve ficar em casa para evitar o colapso da saúde.

Mesmo que a saúde seja em parte poupada, o colapso econômico é praticamente inevitável. As nações decretam situação de calamidade pública. Grandes metrópoles quedam-se vazias e silenciosas.

O tempo passa devagar enquanto os números da epidemia avançam com velocidade.

Onde o isolamento social não foi obedecido, os médicos foram obrigados a escolher entre pacientes que seriam ou não tratados, condenando à própria sorte os últimos. Ou seja, à própria morte.

Além disso, não foi possível enterrar dignamente os mortos. Cenas de enterros em valas comuns, sem velório, passaram a ser notícia diária nos telejornais.

O embate entre a vida, a saúde e a economia mobiliza toda a sociedade. Alguns governos sabem fazer a conta: sem um sistema de saúde sólido e operante, o preço a se pagar em vidas e em recessão é muito maior.

Entre tantas incertezas, por se tratar de doença desconhecida, há quase um consenso: fique em casa.

#Fique em casa

O "#fique em casa" esbarra num comportamento atual da humanidade, traduzida muito bem pela arquitetura. É cada vez mais comum vermos prédios com áreas milimétricas para a pessoa se recolher, oferecendo, em contrapartida, grandes áreas de lazer, comuns, contornadas por muros eletrificados, câmeras de vigilância e portaria com seguranças armados. A pessoa tem que se recolher para seu pequeno espaço, onde vive sozinho.

A pobreza já conhecia isso de outra maneira. As casas, casebres, barracões sempre foram pequenos para abrigar a família. Sua área de lazer era a rua. Mais que lazer, ir para a rua representa o trabalho que dá de manhã o sustento da noite. Como ficar em casa?

Os mais ricos têm não apenas mais espaço. É fácil solicitar comidas e outras necessidades por *delivery*. Para os mais pobres, o *delivery* só acontece em campanhas de distribuição de cestas básicas e objetos de higiene e proteção. Enquanto o *delivery* do rico funciona de acordo com sua vontade, o pobre depende da boa vontade dos outros. Valores éticos como empatia, solidariedade e compaixão nunca antes reclamaram tanta urgência.

Fique em casa tem seu duplo. Para além da arquitetura e do tecido urbano, casa é, ou deveria ser, sinônimo de lar.

Fique em seu lar seria uma expressão mais simpática. Mas a verdade é que nosso individualismo anda construindo lares individuais. A angústia é maior, pois o recolhimento não pode ser dividido.

A outra expressão, "isolamento social", não é menos agressiva. Afinal, por definição, o homem é um ser social. Privá-lo deste convívio é cortar as asas de sua liberdade, que está na base de nosso DNA.

O fragilíssimo vírus, que o sistema imunológico da maioria de nós é capaz de matar, conseguiu a proeza de fazer ruir todo o mundo numa fração de meses. Não respeitou fronteiras, nem PIB's, nem crenças.

"Prepara-te para encontrar teu Deus."

Este dístico ficava na porta de entrada das salas de cirurgia no século retrasado.

Hoje, é como se estivesse estampado na porta de cada hospital. E parece que as pessoas andam menos crentes. O medo que não pode ser amainado por esse apelo transcendental se transforma em pânico, mesmo sabendo-se que a doença tem letalidade baixa. Talvez, menos de 1%, se soubéssemos o número exato de todos os infectados.

O problema é que esta letalidade é rápida e escancara diariamente nossa fragilidade. Vendo tantas mortes, todos os dias, não há argumento racional que vença o medo de sermos os próximos nas estatísticas oficiais. Pior ainda, ninguém deseja o ritual macabro dos sepultamentos em tempo de pandemia.

A fé na ciência

Não há uma conspiração da comunidade virótica contra a espécie humana. E essa peste do século XXI não é maldição divina. Tem causa e poderia ser evitada. Mas, para isso, seria necessária a modificação de toda uma forma de se relacionar com o meio e a destinação de recursos econômicos. Se podemos tirar desta peste moderna uma lição, talvez seja esta a mais importante. A destinação de mais recursos para o setor de pesquisa em saúde. Com tempo, a cura ou vacina para o Covid-19 vai estar disponível.

Isto não é uma ilusão. É crença na ciência, criação espetacular deste frágil ser complexo.

Há cerca de um século, Freud já profetizava: *"nossa ciência não é uma ilusão. Ilusão seria imaginar que aquilo que a ciência não nos pode dar podemos conseguir em outro lugar." (O futuro de uma ilusão, 1927).*

Como otimista incorrigível, sei que, apesar de toda a nossa fragilidade, vamos nos livrar da ameaça deste vírus, esta forma simples de vida. A pandemia deve deixar em seu legado não apenas o cenário destrutivo que vivenciamos hoje. Ela representa também oportunidade de avanços da ciência, além de outros desafios: a reestruturação do modelo de prestação de serviços médicos, telemedicina, reestruturação dos hospitais, prevendo expansão, criação de corpo médico de prontidão. Vamos parar de discutir se há mais ou menos médicos e preparar todos os profissionais da saúde para enfrentar futuras epidemias de maneira mais eficaz.

Em plena pandemia, já iniciamos o tempo da reconstrução. Espero que possamos aproveitar a oportunidade para a reinvenção do humano, à luz de nossa fragilidade.

Leituras inconclusas

Javert Monteiro

Persona

Quando fui convidado a participar desta empreitada, a primeira coisa em que pensei foi no "Decameron", de Boccaccio & Pasolini. E esta dualidade me deu a ideia: conduzir esta nossa prosa entre livros e filmes. E o que eu julgava me qualificar pra isso? Duas atividades que já exerci: livreiro e cinéfilo obsessivo. Fui sócio de uma livraria em Belo Horizonte. Aldeia Global. Especializada em literatura e ciências humanas. Rapidinho, você descobre os interesses de cada freguês. Qual tese fulano vai defender em seu doutorado. Quais temas beltrano vai abordar no curso que dará no mestrado. Que autores serão analisados no livro que sicrano pretende publicar ano que vem.

Era final dos anos 70, vivíamos a abertura política lenta, gradual e segura. A anistia se avizinhava, o AI-5 estava pra caducar. Ainda havia censura, que só acabaria em 85. Mas ia ficando raro ter uma peça censurada ou um filme proibido. Os censores não moravam mais nas redações. O mercado editorial se fortalecia. Havia muitas editoras respeitáveis. E importávamos de Portugal, Espanha, Argentina e México.

Mas voltemos às circunstâncias do livreiro. Você compra os autores que venderão bem. E obras que são necessárias pro trabalho de cada freguês. Se sua intuição falhar, o livro encalha. E como você desenvolve esta intuição? Tornando-se um leitor compulsivo de orelhas, contracapas e introduções. Com o tempo, isto se torna uma segunda natureza. E acredite, funciona. Até hoje, tem gente que me agradece por ter descoberto um livro pra ela. E cria um hábito esquisito. O do título. Leituras inconclusas. Com literatura é mais difícil acontecer. Você sempre quer saber como termina. A não ser que adquira um hábito pior ainda. De ler o final antes da hora. Quem acaba ficando com o mico deste mau costume é a ensaística.

A última sessão de cinema

No dia em que comecei a escrever este texto, fiz uma coisa que raramente faço. Liguei a televisão durante o café da manhã. A primeira coisa que surgiu foi a propaganda de um banco. Que terminava com a frase "tudo vai voltar ao normal". Em seguida, "Cem anos de Bergman", um documentário de 2018. Assisti até o fim. Em alguns momentos, em prantos. E por que o choro? Um pouco porque surgiu outra persona: o ator que já fui. Lembrei de muita coisa que vivi, de muita gente que conheci. Mas principalmente porque descobri que o grande medo de Bergman é o mesmo da maioria de nós, o da morte. Estava descoberto o cineasta deste momento. E o filme: "O sétimo selo". E lá do subconsciente brotava o "Decálogo", de Kieslowski. A capacidade da literatura e principalmente do cinema de sintetizar determinados períodos e acontecimentos é assombrosa. Quer saber da Rússia no século passado? Veja "Dr. Jivago". Está tudo lá. A História como pano de fundo do drama humano. O livro comoveu o mundo na década de 50. Pasternak ganhou o Nobel de 58. O filme de David Lean ganhou cinco Oscars em 66. Estas premiações são muito engraçadas. Não ganhou o de melhor filme. Gosto muito do filme vencedor, mas nem se compara. Com um dos elencos mais soberbos da história do cinema, alguns no melhor papel de suas carreiras, ninguém ganhou. Omar Sharif, Geraldine Chaplin e Alec Guinness sequer foram indicados. O sempre perfeito Tom Courtenay perdeu como coadjuvante. E a inesquecível Lara de Julie Christie perdeu para... a Julie Christie de "Darling". Você se lembra deste filme?

Neste momento, percebi uma coisa interessante. Meu ponto de vista é o do século XX. Minha geração não tem como escapar dele. Nosso olhar se dirige ao século XXI, mas nossos pés estão plantados no século anterior. E finalmente decifro um enigma. Meus pais diziam que o tempo deles é que era bom. Meus avós também. Bisavós idem. E assim sucessivamente, nos levando a pensar que bom mesmo deveria ser no tempo das cavernas. Na verdade, tempo bom é o da juventude. Tudo está por conhecer, por construir. Tempo das certezas, das urgências. De transformar o mundo, tempo das utopias.

Antes de começar, teremos um prólogo. Sobre a memória. E seu pai. Ele, o Tempo.

O tempo que o tempo tem

Conhece Agostinho de Hipona? E Santo Agostinho? São a mesma pessoa. É quem melhor trata do tema. No capítulo XI das "Confissões". O tempo não existe. O presente está sempre passando. O passado? Vive na memória. E o futuro? No projeto. O que nos distingue dos animais? A consciência. Que suscita uma pergunta. Qual o propósito da nossa existência?

"Quanto tempo o tempo tem" é um documentário de Adriana Dutra. Ela entrevistou gente de diversas áreas, em vários países. Entre eles, o filósofo Comte-Sponville, o astrofísico Marcelo Gleiser e o sociólogo Domenico de Masi. Muitos eu não conhecia. Entre eles os, se entendi bem, transhumanistas. Gente que acredita piamente que estamos próximos de alcançar metas como viver 300 anos ou, quiçá, eternamente. Utilizando a genética, próteses etc. Já pensou no tamanho do HD externo capaz de conter 300 anos de memória?

Bergman também tratou disso. Em "Morangos Silvestres". Ia falar dele, mas é melhor assistir.

Na medida em que você envelhece, percebe que a memória não trabalha com fatos, mas com versões. Por isso, a História não é uma ciência exata. Trabalha com fatos, documentos, mas é sempre interpretativa. Ou você acha mesmo que no Brasil, em se plantando, tudo dá? Agora podemos começar.

O breve século XX

O título não é meu. É de Hobsbawm. Limita o século ao intervalo que vai de 1914 a 1991. Os anos anteriores ficam pro século XIX.

Os posteriores pro XXI. Tem lógica. Para a Europa ocidental, os anos de 1870 a 1914 são de paz. Interna e externa. A paz de Bismarck. Na Conferência de Berlim (1884-1885), as nações europeias dividiram entre elas o continente africano. Sobre isso, leia "Coração das Trevas", de Joseph Conrad. Ou veja sua versão mais moderna, "Apocalypse Now", de Coppola.

Em 1914, acontece a eclosão da Primeira Guerra Mundial. E, em 1991, o esfacelamento da União Soviética. Minha interpretação? Em 1914, o fim das ilusões sobre o internacionalismo proletário. Em 1991, o fim das ilusões sobre o comunismo.

Do mundo nada se leva

Não falarei sobre a pandemia. Porque virou um pandemônio. Ninguém sabe nada sobre ela. Mas todos especulam. Todos têm suas teses. Seus gráficos. Suas receitas infalíveis. Na Folha de 25/04/2020, leia a coluna de Demétrio Magnoli: "Fetiche da ciência serve para políticos fugirem à responsabilidade por suas decisões". Por enquanto, fechou o assunto.

E o tempo das distopias vem por aí. Pode escolher. Em livro ou filme. "Admirável mundo novo", "1984", "Fahrenheit 451", "Blade Runner", "Brazil – o filme", este só em filme. E o livro pra ler agora é "O mundo que não pensa", de Franklin Foer. Mas isso é pra depois. Quero voltar ao passado.

Era dos extremos

Revelo agora o que omiti. "O breve século XX" é o subtítulo do livro de Hobsbawm. É o quarto tomo de sua principal obra. Os outros são "A era das revoluções", "A era do capital" e "A era dos impérios". Os dois primeiros faziam parte de uma "História da Civilização", de uma editora londrina, com diversos autores. E foram publicados em sequência. O terceiro demorou coisa de uns dez anos pra surgir. E trazia uma novidade. Hobsbawm começa a "entrar" em sua História. Há uma introdução, onde ele fala sobre seus pais, suas origens e como se encontraram. Ou seja, esta história já é a "sua". E no último, mais ainda. O período abordado quase coincide com o seu tempo de vida. E um detalhe: a obra perde o artigo. Os outros eram "A" era disso, "A" era daquilo. Este não. "Era dos extremos". Assim. Seco. Lembre-se disso. Extremos.

Voltando à periodização do século breve, eu ainda o dividiria em duas partes. A primeira entre 1914 e 1945 e a segunda o pós-guerra. Sobre este último, há a principal obra de Tony Judt, outro excelente historiador inglês. O título? "Pós-guerra", claro.

Julgamento em Nuremberg

É um filme magnífico de Stanley Kramer. Com a nata do cinema americano. De imediato, lembro de Spencer Tracy, Burt Lancaster, Richard Widmark, Judy Garland, Montgomery Clift. Do lado alemão, Marlene Dietrich e Maximilian Schell. Filmagens e estreia mundial em Berlim (1961), num momento em que o grande tema do planeta era a construção do Muro. Auge da Guerra Fria. No ano seguinte, aconteceria a crise dos mísseis em Cuba. Há um site sobre cinema, "50 anos de filmes", de Sérgio Vaz, em que ele comenta o filme e seus temas. Assino embaixo.

Nuremberg é a cidade em que foi realizada a Convenção do Partido Nazista em 1934, depois que Hitler já tinha tomado conta de tudo. Leni Riefenstahl dirigiu o filme que documenta o evento, "Triunfo da vontade". Se for tratar aqui de toda a controvérsia que cerca a cineasta, teria que escrever um livro à parte. O que importa é que a cidade era de grande valor simbólico para o nazismo. Talvez por isso os Aliados tenham resolvido sediar lá o Tribunal Militar Internacional, para julgar os crimes de guerra nazistas. Iniciaram pela cúpula, depois foram realizando julgamentos setoriais, como o dos médicos, dos advogados etc. Estes processos começaram em 1945 e se estenderam até 1948. O filme de Kramer retrata o dos juristas.

Falta alguém em Nuremberg

Livro de David Nasser, o jornalista mais conhecido da revista O Cruzeiro, carro-chefe dos Diários Associados de Assis Chateaubriand.

Nele, Nasser denunciava os crimes de Filinto Müller, chefe de polícia de Getúlio. Na verdade, todos os citados mereceriam ter passado por algum tipo de julgamento. Faltou muita coisa em Nuremberg.

Agora vou relatar fatos incontroversos. Com farta bibliografia. Em 23/08/1939, é assinado em Moscou o Pacto de Não-agressão entre a União Soviética e o Reich alemão. Pelos respectivos ministros de relações exteriores, Molotov e Ribbentrop (este condenado em Nuremberg à morte por enforcamento). Nove dias depois, Hitler invade a Polônia, dando início à Segunda Guerra Mundial. Incrível coincidência, não? O pacto incluía um protocolo secreto que dividia os territórios da Polônia, Lituânia, Letônia, Estônia, Finlândia e Romênia entre eles. Em 17/09, é a vez de Stalin invadir a Polônia. Em novembro, são anexadas áreas da Finlândia, em seguida os países bálticos. Ao mesmo tempo, boa parte da produção bélica russa é enviada aos parceiros nazistas para ajudar na ocupação da Europa ocidental. Menos de dois anos depois, o único país que ainda resiste a Hitler é a Inglaterra. Sentindo-se forte o bastante, ele decide voltar-se contra o aliado de véspera, invadindo a Rússia em 22/06/41. Chegaram a Leningrado no final de setembro e aos subúrbios de Moscou no início de dezembro.

Prezado Sr. Stalin

Muito disso aprendi lendo este livro. A autora, Susan Butler, analisa a correspondência trocada entre Roosevelt e Stalin. Ela se inicia em 31/07/41 e se estende até abril de 1945, quando o presidente americano morre. Ao todo, 304 cartas. Mostra como Roosevelt foi ganhando a confiança do soviético. Depois de Pearl Harbor, passa a fornecer-lhe tanques e aviões. Justificava a seus generais que, ao equipar o exército russo, reduzia o número de jovens americanos enviados aos campos de batalha. A guerra foi decidida na Rússia. Hitler cometeu o mesmo erro de Napoleão. Pra ter uma ideia de como era a barra no *front*, veja "Círculo de fogo", de Jean-Jacques Annaud. Com Bob Hoskins fazendo o papel de Nikita Krushchev. Sobre História Soviética, leia "História concisa da revolução russa", de Richard Pipes.

Eu tinha certeza da autoria de duas frases. Mas a minha intuição me obrigou a pesquisar. Estava errado. Nas duas. "Ai dos vencidos" não foi dito por César a Vercingetórix, mas por Breno, chefe gaulês que derrotou e saqueou Roma três séculos antes de César pensar em existir. E "A história é escrita pelos vencedores" não é de Mao, mas de George Orwell. Que continua: "A linguagem política destina-se a fazer com que a mentira soe como verdade e o crime se torne respeitável, bem como imprimir ao vento uma aparência de solidez".

Lembra que eu tinha pedido para lembrar do "Extremos" de Hobsbawm? Nuremberg foi o acerto de contas do século XX com um dos seus extremos: o nazismo. Ficou faltando o outro.

Gaviões e Passarinhos

Comecei com Pasolini. Concluo citando duas de suas falas. Como busquei na internet, sempre pairam dúvidas sobre a autenticidade. A primeira tem a cara dele. A segunda já me traz dúvidas. O tema ainda não estava na moda quando morreu. Mas talvez ele também fosse um visionário.

"Eu me sinto muito bem no mundo, acho-o maravilhoso, sinto-me atrelado à vida como um gato. É a sociedade burguesa que não me agrada. É a degeneração da vida no mundo. Hitler foi o típico produto da pequena-burguesia. Também Stalin foi um produto pequeno-burguês. Eu sou pela moral contra o moralismo burguês. Qual é a diferença? O moralista diz o não aos outros, o homem moral diz apenas a si próprio."

"Há uma ideologia real e inconsciente que unifica a todos: é a ideologia do consumo. Alguém toma uma posição ideológica fascista, outro adota uma posição ideológica antifascista, mas ambos, diante de suas ideologias, têm um terreno comum, que é a ideologia do consumismo. Assim, ao fazer um paralelo, me dei conta de uma coisa que escandalizará a maioria, e que apenas dez anos atrás escandalizaria até a mim. Que a pobreza não é o maior dos males, nem o desfrute. Ou seja, o grande mal do homem não consiste nem na pobreza nem no desfrute, mas na perda da singularidade humana sob o império do consumismo."

Epidemia em tempo real

José Carlos Serufo

O ano novo de 2020 encontrou a humanidade ombreando uma nova doença, chamada covid, que surgiu da mutação de um coronavírus de morcegos, na estufa de Wuhan, na China. A tecnologia assumiu a humanidade e ofereceu a primeira epidemia em tempo real. Apanhados de surpresa com a morte pelo desconhecido e os serviços de saúde já operando no limite, governantes puseram 50% da sociedade em isolamento domiciliar, permitindo que apenas os 35%, considerados essenciais, circulassem, além dos 15% já confinados ao campo, que seguiram produzindo alimentos. Para os não confinados, direitos inumanos. O medo fundiu-se a irrazoável pânico, era aceitável morrer de todas as causas conhecidas, mas não pela nova doença. Logo, todos queriam sobreviver, além de tirar vantagens da desgraceira. Panaceias surgiam todos os dias, em busca de incautos. Lampejos de inteligência esbarravam no concreto do irracional coletivo. A ideociência imiscuiu-se na ciência. Joio e trigo, na vitamina de abacate com groselha. O privado e o público abraçaram-se, e tremiam finanças. As ovelhas desarrebanharam-se, e o dízimo minguou. O mundo virtual alçou-se à equidade com o real. A cultura acelerou mudanças. Educadores e etiquetólogos sociais entreolharam-se boquiabertos diante do quanto o medo ensinou em tão curto tempo. Políticos e economistas, pela primeira vez na história, pedem benção à saúde, assim que acordam.

Por fim, o futuro apontou benesses e esperanças. O caos na saúde e na economia transformou-se em leitos hospitalares; teleconsultas desafogaram os serviços de urgência, delatando demandas simples, em que pesem mortes nem tão simples; o isolamento ensinou os mestres, que aprenderam às pressas a lidar com as ferramentas de ensino a distância; novas profissões surgiram, como o exemplo dos confeiteiros de festas virtuais e os *internet coaches*; e, surpreendentemente, as reuniões mostraram-se mais produtivas a distância, e os livros desceram das estantes.

A natureza merece parágrafo. É beneficiária da atual pandemia. Os canais de Veneza nunca estiveram tão limpos. Os rios sorriem entranhas quase cristalinas. Nas ruas da Índia, apenas o estrume bovino escasso, pois, com o lixo, já raro, as vacas confinaram-se no verde dos campos.

As empresas economizam vale-transporte, cafezinho e papel higiênico. Surgiu outra forma de suicídio, inédita, pioneira, quando o indivíduo, num ataque de ira, deleta todos os seus grupos e, no dia seguinte, acorda no caos da solidão e se pergunta: "Será assim o tal paraíso?".

Qual isolamento? A imprensa e os especialistas formados no val da crise dicotomizam a discussão, entre o isolamento horizontal e o isolamento vertical. À frente de monitores de variadas polegadas, as pessoas bamboleiam entre uma e outra razão. Por vezes, defende-se o isolamento total. Santa ignorância! Isolamento total significa todos irem para suas casas e morrerem um dia antes de matar o vírus. Proponho um inédito banco de apostas, acertar o que acabaria primeiro: a luz, a comida, a água, a volúpia, a paciência... Ou, quem sabe, os afazeres acumulados e as artes à distância. Certo que, ao esgotar seus estoques, a vida retornaria aos brutos do campo. Já, para o coronavírus, mais inteligente, restariam duas opções: a de morrer nos cadáveres ou voltar a sua origem nas cavernas.

Isolamento vertical ou horizontal? Vertical, em pé na esquina do seu Manoel, ou horizontal, deitado no sofá encarquilhado do ócio. O isolamento adotado no Brasil não é nem um nem outro, é o isolamento de segmentos da população. No caso em voga, os essenciais, o segmento dos cerca de 35%+15% da população que, por algum tempo, mantém vivos os demais 50%, os não essenciais, que incluem os isolados chiques, "*gourmetizados* em *lives*", comendo alfaces temperadas e grasnando *huumm* com olhinhos fechados. Surpreendentemente, esse isolamento igualou médicos, caminhoneiros, militares, produtores de alimentos, frentistas e lixeiros, entre outros, enquanto nivelou no grupo dos supérfluos políticos, banqueiros, barbeiros, domésticas, flanelinhas, camelôs e desempregados. Fato é que, atrás de máscara, não se gasta salão de beleza.

Uma benesse imediata da coronovirose em tempo real tem sido a redução significante dos acidentes de trânsito. Há duas semanas, vi estarrecido a sala de observação de trauma do Hospital João XXIII ofertando o vazio pela primeira vez na história. Até os acidentes de moto se reduziram, pois, com pouco trânsito nas ruas, os motoqueiros estão tendo dificuldades em achar carros.

Como previsto, porém, homem e mulher em casa, passada a lua de mel prolongada, nem sempre dão certo, pois aumentou o serviço da delegacia de mulheres, e a "Maria da Penha" tem sido mais acionada do que rabo de hipopótamo obrando rivais.

As outras doenças saíram do noticiário. Fulano morreu, diz um. Foi de covid? – indaga o amigo. Não, foi de câncer. Ah! ainda bem, emenda um terceiro. Não se ouve mais o "Ele era muito bom, tinha um coração de ouro". Em lugar disso, ouve-se: "Inda bem que morreu de doença normal". "Pena que não teve funeral, há tantos anos não o abraço, queria tanto despedir-me do grande amigo".

Funeral e aniversário deixaram de ser presenciais. O aniversariante livrou-se da festa, e os convidados, dos presentes. Um novo ramo de negócios eclode, o de alugar bolos e guloseimas de plástico, a serem mostrados em vídeos, *lives* e fotos. As carpideiras, sem clientes, vendem pacotes de dez ligações. O telefone toca, ouve-se a *choreira* e ao final o nome do finado.

A telerreunião mostra-se extremamente produtiva, revelando uma participação há tempos não vista em reuniões presenciais. Agora todos prestam atenção em todos, contando e identificando os presentes. Ao mesmo tempo, pensam num ponto inteligente para marcar a cena. E os idiotas sempre presentes. A falsidade da bermuda sem camisa, contrastando a face vincada e o olhar despreparado. O copo com bebidas baratas ao lado de garrafas famosas, o rótulo cuidadosamente voltado para a câmera. Pouco batom, unhas poluídas, cadeiras desconfortáveis e perfume algum...

A disponibilização de aplicativos gratuitos para reuniões em salas de discussão tomou o controle da sociedade. Logo, questões de segurança velejam as nuvens e causam temores aos conteúdos secretos e pouco vulgares.

Nas ruas, todos mascarados, faltam samba e frevo para começar a folia, limitada a grupos de 20. Eu, que já conhecia as mulheres pelo bamboleio nadegoso e os homens pela careca, pouco me afetei. Hoje, porém, se quiser ver um rosto, é tarefa rara. Desenvolvi método: basta olhar para a máscara e indagar: "Oh! Oh! É um carrapato?". Mote infalível, sempre a tiram de pronto. Então, você olha o que deseja e, para ficar bem na fita, diz: "Oh! Oh! Pulou". Distraídos, não se lembram de que carrapatos não pulam.

O medo é um dos instintos primitivos que permitiram nossa sobrevivência. Regrado pela razão e bolinado pela inteligência, transforma-se em defesa, em arrojo, em evolução, em poesia.

As quatro primeiras epidemias de coronoviroses, que ocorreram entre nós nas últimas décadas, trombaram nas muralhas do maravilhoso sistema imune humano e, humilhadas, passaram desapercebidas no grupão das abjetas gripes sazonais.

Nas duas seguintes, os mutantes Cov1 e Mers não alçaram o sucesso viral, mas ganharam experiência. Experiência é a mola do êxito, bom e mau. Experiência e oportunidade são os ombros gigantes do sucesso.

O coronavírus mutante chinês encontrou ambiente propício na raça humana contemporânea, em especial nos serviços de saúde, desafiando limites, e na malha social semiesgarçada pela corrupção e por grupos disputando o poder nos extremos da democracia. Somaram-se as ferramentas de internet ofertando informações em tempo real nas mãos de pilotos com o cobre-coco da ideologia. Grupos dos Direitos Virais Oprimidos logo pegaram a oportunidade da causa. A imprensa vendedora de misérias acionou seus clientes ávidos por desgraças. Par perfeito. O resultado logo se fez presente. A peste chinesa transformou-se em supermonstro matador. Embotada e intoxicada, toda a gente somente consegue pensar na morte, como se esta não fosse ocorrer um dia, e cada indivíduo vê a morte da mãe, a morte do pai, a morte dos filhos, a morte... Inopinadamente, não só os humildes e os ignorantes vestiram o manto do pânico.

Palavras pinçadas no dicionário do deus Pã embaçam as lentes da razão e alimentam no dia a dia o estresse. Divulga-se que o número de infectados é de tantos mil... Ora, infectado é uma palavra-pânico, pois remete a pessoas perigosas, condenadas, com doenças permanentes. Você gostaria de ser um infectado ou um curado? Não teria sido melhor dizer curados, imunizados, sobreviventes? Divulga-se que segundo a OMS o mundo caminha para dois milhões de infectados, quando poderiam dizer que dois milhões de pessoas sobreviveram ao covid. Por que fazem isso? Palavras novas surgem a cada hora. Guimarães Rosa, o colimador de palavras, ficaria eufórico. *Coronavoucher* é uma delas, *ideociência* é outra. *Coronavoucher* é uma nova moeda, vale R$ 600,00. *Ideociência* é a ciência regrada puramente por interesses não científicos, é a mentira vestida com as roupas da verdade.

Assintomáticos, que são a maioria, podem transmitir a doença. Uma verdade. Eivada, porém, de temporalidade, vez que o assintomático tem uma doença curta, evoluindo para cura, mas, na forma empregada, o termo acaba virando componente do pânico e coloca todos como suspeitos permanentes, remetendo-os ao isolamento compulsório, à desconfiança e à flagelação da solidão. Neste ponto, a testagem laboratorial de IgG e IgM poderia identificar as pessoas curadas, que estão imunizadas, e ajudaria na retomada das cadeias produtivas da sociedade, como a saúde, a economia e a cultura. Imaginem um *show* de teatro com os sobreviventes, curados, sem máscara, abraçando e lambendo uns aos outros, como antes, e espalhando esperança e inveja! Vejo até a propaganda: "Jair Raso COVIDA a todos para seu novo espetáculo de teatro *Os Sobreviventes*".

Desnudado o medo excessivo, a doença não é uma *gripezinha* qualquer, é grave e pode matar. Todos os cuidados são necessários. Distanciamento, máscaras, álcool 70%, avaliação médica e quarentena de suspeitos.

Os idosos, esse grupo especial por força das circunstâncias, ganharam o isolamento eterno. Os mais equipados se conectaram ao mundo virtual, descobriram novos amigos e se dividem entre afazeres inusitados, contatos virtuais com filhos e netos, e o óbvio da solidão. Outros, limitados pelas dificuldades, irremediavelmente, anteciparam o purgatório. Estes merecem a cesta básica da nossa atenção.

Tentei, a título de pilhéria, visitar um professor e amigo, muito polido, confinado na solitária do pavor. Disse-me ele: "Ah! *Sirufo*, eu também estou querendo muito te ver, é duro ficar sozinho, mas nem meus netos estão vindo mais aqui. Se eu pegar esta praga desta doença, eu estou liquidado". Como insisti, ele, toxemiado, exclamou: "Você pode me matar, sô!". Sem graça pela espontaneidade da resposta, tentou consertar. "Você sabe que, além dos 80 anos, eu tenho vários problemas. Eu tomo...". Para não perder o bonde da galhofa, finalizei: "Então vamos combinar, eu não conto pra ninguém. Se você morrer, fica entre nós dois...".

Por diversas razões, de medo a abandono, devemos garimpar para evitar mortes antecipadas por doenças crônicas acutizadas. O colega a que me referi, portador de diabetes *mellitus*, insuficiência cardíaca e função renal limítrofe, estava, desde janeiro, sem fazer nenhum controle. Passados 14 dias, como ele não pegou coronovirose e não morreu, posso confessar que lá fui, após tomar um banho de álcool gel. Ele que, a princípio, não aceitou o amigo, recebeu a visita médica. A coronovirose, que afeta tudo e a todos, respeitou a relação médico-paciente. Certo que sairemos melhorados desta epidemia em tempo real, desvisto da máscara para um atchim no cotovelo dobrado das vaidades...

Reflexões

Julio Neto

E então caíram-lhe as escamas dos olhos e eles reconheceram a Jesus (Lucas, 24,31).

Reflexões sobre um texto de Antônio Vieira, durante o Primeiro Retiro Compulsório da Humanidade.

Não é isso que testemunhamos hoje com a complicada população deste planeta, a qual despudoradamente tanto o maltrata, sugando-lhe as entranhas e as seivas e, crudelíssima consigo mesma, ao envenenar o próprio ar que respira? Ao transformar a vida numa luta infinita e dolorosa pelo metal (mais vil que nunca), concedendo indulgência plena a toda ausência de compaixão, fraternidade e tolerância?

"E caíram-lhe as escamas dos olhos". Escamas? Todas as nossas mazelas teriam como causa estarem os nossos olhos fascinados por cenários tais que, como escamas, poupam-nos da desagradável visão de outros panoramas onde a injustiça, em todos os seus matizes, impera soberanamente.

A inteligência desta questão foi proporcionada há mais de três séculos por aquele que, dos púlpitos da Europa e da recém-nascida América, é ainda a voz mais lúcida e didática ao tratar com profundidade abissal dos mistérios dos nossos olhos e dos nossos olhares, tantas vezes cínicos, hipócritas e ególatras.

Quem, por acaso ou não, estivesse na Misericórdia de Lisboa em dias de 1669 aprenderia que "... Príncipes, reis, imperadores, monarcas deste mundo: vedes a ruína dos vossos reinos, vedes as aflições e miséria dos vossos vassalos, vedes as violências, vedes as opressões, vedes os tributos, vedes as pobrezas, vedes a fome, vedes as guerras, vedes as mortes, vedes os cativeiros, vedes a assolação de tudo? Ou o vedes ou o não vedes. Se vedes como o não remediais? E se o não remediais, como o vedes? Estais cegos. (...) Ministros da república, da justiça, da guerra, do estado, do mar, da terra: vedes as obrigações que se descarregam sobre o vosso cuidado, vedes o peso, que carrega sobre vossas consciências, vedes as desatenções do governo, vedes as injustiças, vedes os roubos, vedes os descaminhos, vedes os enredos, vedes as dilações, vedes os subornos, vedes os respeitos, vedes as potências dos grandes e as vexações dos pequenos, vedes as lágrimas dos pobres, os clamores e os gemidos de todos? Ou o vedes ou o não vedes. Se o vedes, como o não remediais? E se o não remediais, como o vedes? Estais cegos."[9]

Pela primeira vez na história, sem exceções, a humanidade inteira viu-se compelida a abandonar as ruas e aceitar uma ociosidade que a obrigava a raciocinar a partir de imperativos que até então ela desprezara ou sequer suspeitara abrigar. Não havia mais a desculpa da falta de tempo.

E então, pouco a pouco, começaram a surgir entre a maior multidão já reunida no planeta por um micróbio, gestos inéditos de solidariedade, compaixão, tolerância, generosidade. E atendendo a uma clarinada (ou seria o ruído de escamas caindo), um exército fardado de branco engajou-se na luta com o denodo com que Hipócrates sonhara. Jalecos e aventais numa nevasca bendita sobre o braseiro das dores e das aflições.

Então foi aí que um simples microrganismo, sem tomar conhecimento de arsenais nucleares, mísseis, silos, bilhões de toneladas de aço moldadas para matar (que flutuam em nossos oceanos, as maravilhas da nossa tecnologia) paralisou as pessoas, os impérios multinacionais, repetindo ao vivo e a cores o que há séculos ecoava desde a ilha de Patmos: sou rico, de nada tenho falta, e não sabes que és pobre, cego e nu (Apocalipse 3,17).

[9] Obras completas do padre António Vieira, Sermões, volume II, tomos IV, V e VI, 1959, Lello & Irmão Editores, 144, Rua das Carmelitas, Porto, páginas 118 e 119.

Não precisa vir quente

Larissa Figueiredo Gomes

Dois mil e vinte.

14 anos de Psicologia Hospitalar. Inúmeros desafios profissionais até aqui, muito aprendizado. Muitas incertezas. Mas o momento era de calmaria.

Durou pouco. Algo que estava lá na China resolveu bater à nossa porta. E aquela sensação de controle e domínio de todos os processos de um hospital particular de grande porte desceu pelo ralo.

Era preciso criar, a toque de caixa, novos protocolos para enfrentar algo que colocaria nossa própria vida em risco. Era preciso se preparar para o pior cenário possível. Mortes, muitas mortes. Mortes de colegas, morte de familiares e amigos. Isolamento total dos pacientes suspeitos e diagnosticados.

Foi criado um Gabinete de Crise para traçar um plano de contingência para o enfrentamento da pandemia. Só o nome já foi suficiente para causar desconforto. Escutar o que estava por vir causou pânico. Uma equipe que precisava estar inteira para enfrentar um cenário avassalador começou a se desmontar a olhos vistos. Desmonte por questões psíquicas. Os plantões se tornaram pesados, não pelo volume, mas pela enorme tensão e incerteza.

Os momentos de respiro ficaram escassos. Já não podíamos almoçar juntos. Os abraços fortuitos, que traziam alento a uma rotina exaustiva, tiveram que ser extintos. Os olhos aflitos de uma equipe em meio às incertezas buscavam os meus em busca de algum tipo de conforto.

Lá estava a psicologia hospitalar no olho do furacão. Lugar inédito, fazendo algo inédito. Havia uma crise e eu estava inserida nela. Precisava urgentemente me reinventar.

A única certeza que eu tinha é que seriam dias difíceis. E não era toda hora que a fé de que tudo daria certo me convencia. Acho que ela já nem me convencia mais.

Compreendi então que minha participação nesse momento não podia se limitar ao que eu já fazia, nem a uma conduta contemplativa. Decidi agir. Percebi que não precisava de ações enormes, mas precisava convencer os meus pares de que não estávamos sozinhos. Precisava que eles entendessem que era normal sentir medo, angustiar-se em momentos de crise. Motivá-los agora já não parecia ser o caminho. Precisava de algo a mais.

Olhei para o lado e o que mais encontrei foi gente disposta a embarcar comigo nessa missão. Gestores hospitalares me acolheram e me deram asas. Voaram comigo!

Um breve chamado foi o suficiente para recrutar vários colegas psicólogos para atender *on-line* membros da equipe que estavam mais fragilizados. Com muita presteza, surgiram pessoas para treinar esses psicólogos para atendimento de crise e supervisioná-los caso fosse preciso.

Respirei e lembrei que isso nos faltava. Dividi essa experiência e recebi de volta práticas guiadas de *mindfulness* criadas exclusivamente para a minha equipe. Voltamos a respirar!

A chamada era para nos cuidar. Chegaram vídeos motivacionais e de treinos físicos.

Chegaram lanches surpresa no meio do plantão com fitas para prender as máscaras e darem descanso para nossas orelhas. Chegaram bilhetes, mensagens, telefonemas, todos revelando cuidado.

Pausamos nossa rotina para literalmente ver a banda passar tocando coisas de amor, em uma linda homenagem do Exército da 4ª Região Militar.

Aprendemos que estar perto não é físico e que essa frase é de uma urgência nunca sentida em tantos corações ao mesmo tempo. Dentro de um hospital, descobrimos que reconstruir é um eterno e inevitável ciclo. Que do escuro da dor pode vir à tona o amor. Comemoramos altas e fizemos festa de aniversário *on-line* para nossos pacientes! Descobrimos um novo jeito de abraçar...

E, nessa travessia do momento mais complexo que minha geração já viveu, estou vendo, na prática, que cada um oferece o que tem e que o que nos sobra não pode faltar a ninguém! Em meio a tanta dor, nesse momento consigo enxergar um movimento lindo! Talvez seja isso que agora me salva!

Seguimos de sobreaviso. Mas agora, pelo menos, já nos sentimos mais fortes e preparados. Nossos protocolos estão prontos, já nos familiarizamos com todos os EPI's, mantemos distância e lavamos as mãos ainda mais! Mas não é por isso que você precisa vir quente, viu, Covid-19? Eu topo parar por aqui!

A morte em perspectiva

Maria Auxiliadora Bahia

No princípio, eram apenas notícias. A China estava longe e o governo chinês, com toda a sua estrutura de controle, haveria de tomar sérias medidas de precaução, incluindo o *lockdown* de cidades onde um novo vírus, o covid-19, fora descoberto. Nessas cidades se concentrava um alto índice de propagação deste vírus e de mortalidade. Com um mundo globalizado, onde os países se visitavam em alta rotatividade, um sinal de alerta acendeu. A probabilidade de uma nova epidemia se transformar em pandemia era real e provável.

O total desconhecimento deste vírus, essa nova entidade, trazia no seu bojo o medo e várias indagações, como tratamento, vacina, modos de precaução, sua real letalidade e seus efeitos colaterais. A única certeza era a constatação da pouca importância dada aos sistemas de saúde pública em todo o mundo, que iriam colapsar caso um grande número de pessoas se infectasse num curto espaço de tempo.

Mediante um número crescente de mortes, principalmente na Itália em meados de fevereiro, com os hospitais incapacitados de receber o grande número de pessoas ali contaminadas, o mundo em pânico optou, como prevenção, pelo que se chamou de isolamento horizontal, ou seja, pelo afastamento das pessoas de qualquer convívio social e proibição de qualquer tipo de aglomeração.

Fronteiras foram fechadas, bem como aeroportos nacionais e internacionais, estradas, enfim, a ordem era "#fica em casa". Permissão de funcionamento apenas para estabelecimentos essenciais como supermercados, farmácias, postos de gasolina ou de serviços emergenciais. Montou-se uma operação de guerra, assim denominada pelo então ministro da saúde do Brasil, contra um inimigo que trazia consigo uma malignidade invisível com poucos recursos de defesa.

Mas uma operação de guerra, seja ela qual for, mesmo em nome do bem-estar de população, tem o homem como protagonista e, por consequência, como não poderia deixar de ser, faz emergir com ele sua complexidade. O mal-estar foi instalado por diferentes opiniões e entendimentos, as disputas pelo prestígio, as vaidades entram em cena, causando mais dúvidas e angústia.

No texto "Reflexões para os tempos de guerra e morte" (1915), Freud diz que nestes tempos ficamos perplexos diante das pressões das informações e contrainformações que "nos pressionam a ponto de confundir as inteligências mais lúcidas, e até mesmo a própria ciência perde a sua imparcialidade desapaixonada".[10]

Assim, no caso dessa guerra deflagrada, não foi diferente. As informações do discurso médico são volumosas e contraditórias no que diz respeito às condutas protetivas, aos medicamentos, cloroquina ou não cloroquina, quando procurar ou não procurar atendimento nos hospitais. Vários vídeos são postados com depoimentos de muitos epidemiologistas, clínicos, pesquisadores etc. Uns a favor de um isolamento mais radical, outros, ao contrário, diziam que o vírus se espalharia de qualquer forma, que seria questão de tempo. Esta posição dava uma sensação, por parte de muitas pessoas, de uma mentira das autoridades e um sacrifício inútil quanto ao isolamento.

Não havia discordância, entretanto, quanto ao achatamento da curva, ou seja, que a população adoecesse aos poucos para ter um bom atendimento nos hospitais. Esse apelo, no entanto, deixava claro certo pragmatismo do *front* de guerra, onde a questão da doença ficava de fora. Assim, essas discordâncias conferiram ao vírus uma enorme politização, que passou a servir a outros tipos de interesses, como a disputa politica e o poder. O protagonismo entra em cena, ocupando os meios de comunicação.

[10] Freud, S. - Reflexões para os tempos de guerra e morte - capítulo 1, pág. 311, *In* Obras completas de Sigmund Freud, vol. XIV. Imago Editora, 1969.

Enquanto isso, a ciência trabalhava sequenciando o vírus, testando remédios, procurando vacina. Mas ela tem seu tempo e não opera milagres...

Nessa conjuntura, mergulhados na incerteza do desconhecido, todos se recolheram, mais que nas suas casas, nas suas tocas do medo, acuados pelo sentimento de falibilidade, fragilidade e vulnerabilidade.

Aceitas as medidas de isolamento, a paisagem do mundo mudou. Podia-se, mais que sentir, ver o silêncio das cidades mudas, paradas, descoloridas e abandonadas, que não mais abrigavam as festas, os abraços, os encontros, as algazarras dos estudantes na rua, o hábito da rotina do trabalho, o movimento, enfim, todo o barulho que na vida significa vida! Muitas manifestações de solidariedade apareceram pelas janelas, com músicas, luzes e mensagens positivas pelas redes sociais. O ser humano mostrava sua humanidade e de alguma forma se reencontrava.

A visão dessas paisagens desoladas e inertes nos fazia sentir os próprios personagens dos quadros de Edward Hopper, esse extraordinário artista que tão bem soube capturar a emoção e as verdades dos instantes de silêncio da solidão humana.

No atual momento de silêncio e incerteza, no qual essa pandemia por hora se instala, é natural que a ideia da morte, essa conhecida/desconhecida, entre em cena, trazendo consigo e bem para perto de nós a sua possibilidade real.

Mesmo que tentemos negá-la, mantendo-a a distância, não querendo dela nada saber, tomando contra ela todas as medidas de defesa, vale dizer que, ao negá-la, também a afirmamos a favor da vida.

Por ser ela a única verdade que se impõe para o homem, que o desnuda para a sua transitoriedade, é também ela a promotora dos impulsos vitais de muitas ações efetivas, tais como estamos assistindo no momento atual da covid-19, com as construções de hospitais, compras de novos aparelhos, UTI's, equipamentos de proteção individual, luvas, máscaras etc.

Desta forma, sem percebermos, coloca-se a dialética entre vida e morte: ao conceber e reconhecer a morte, sustentamos a vida! Produzimos ciência, arte, trabalho, amor, enfim, tudo que na vida se edifica. Este entrelaçamento entre vida e morte, como aquilo que nos marca como sujeito, é a grande torção do saber da psicanálise, na qual Freud, no seu texto "Além do princípio de prazer" (1920), definiu as pulsões de vida e morte.

Importante dizer das diferentes narrativas criadas no sentido de proteção contra a morte a que tivemos acesso, principalmente pelas redes sociais.

Para os religiosos, Deus seria a salvação, não deixaria que o vírus se disseminasse no Brasil. Para os racionais crédulos, a ciência daria, em pouco tempo, a solução, como um remédio ou vacina, dado que as grandes potências econômicas estavam também interessadas. Seria possível nessa oportunidade ganhar muito dinheiro! Aos narcisistas, como aqueles que, com seu mundo preservado e fechado, se proclamaram uma exceção, nada aconteceria, não precisavam de nenhuma precaução. Permeados com algo da imortalidade, eles lançam seu olhar ao mundo, se sentindo heróis inatingíveis. Como diz Aristóteles algures: "Sorte é quando o indivíduo do seu lado é atingido pela flecha"[11].

Vale ressaltar também o humor e as piadas produzidas nas redes sociais neste momento. Como aprendemos com Freud, o humor diz respeito a certa economia psíquica do dispêndio necessário ao sentimento. Se o sentimento é algo forte, que pode trazer desprazer, melhor deslocá-lo para o humor.

O riso expressa um sentimento agradável de superioridade em relação ao outro.

Enfim, muitas são as formas de defesa contra a angústia da morte!

Estamos no momento esperando o pico da pandemia, lá pelo meio de maio, como estão anunciando as autoridades de saúde. O momento é tenso.

Mas, caso a pandemia se instale trazendo um alto índice de mortalidade, vale a pergunta:

será que nós, diante da experiência de uma possibilidade real da morte, seremos capazes de fitá-la diretamente?

Freud irá dizer que: "de fato, é impossível imaginar nossa própria morte e, sempre que tentamos fazê-lo, podemos perceber que ainda estamos presentes como expectadores."[12].

Mas isso é assunto para o meio da pandemia...

[11] Becker, E. - A Negação da Morte - capítulo 1, pág. 18. Editora Nova Fronteira, 1976.

[12] Freud, S. - Reflexões para o Tempo de Guerra e Paz - capítulo 2, pág. 327, *In* Obras Completas de Sigmund Freud, vol. XIV. Imago Editora, 1969.

Pandemia: primeiro tempo

Maria Ida Fontenelle

A perplexidade maior trazida pelo coronavírus é, sem dúvida, o desconhecimento, a falta de nomes, a falta de tudo que ajude uma pessoa a simbolizá-lo. Quando podemos colocar algo em palavras, por mais difícil que seja a realidade da qual isso faz parte, o humano tem meios para lidar com ela, porque a simboliza. Por exemplo, se eu falar hoje em HIV, realidade difícil e também um perigo intangível, eu sei e vocês também saberão do que se trata, suas qualidades, seus tratamentos possíveis, como pode ser evitado, como pode contaminar. O Covid-19 nos lançou, com sua violência avassaladora, num vazio total de palavras: nada sabemos, não dominamos e, o mais difícil, ninguém escapa dessa ignorância.

Nós sempre achamos que haverá alguém que saberá o que não sabemos, que deve existir alguém que decifrará o que nos faz sofrer, que explicará o que está no escuro. Mas, dessa vez, não há ninguém, nenhum salvador, nenhum pai superpotente. Estamos todos na escuridão, diante do risco letal, invisível, que vem do real e que, por enquanto, ninguém domina, ninguém simboliza. E isso é bem perto do horror.

Desde o início dessa pandemia, passamos horas em frente aos telejornais, ouvindo explicações, especialistas, opiniões, para tentarmos dar conta do vazio, da impotência, do não saber. *News* e *fake news* tentam preencher esses buracos do desconhecimento e dão a ilusão de que se está conhecendo, controlando, melhorando ou diminuindo a distância para algum abismo.

Chamou-me muito a atenção de como começamos, todos – velhos, jovens, ricos, pobres, todos –, a tentar fazer contato, a procurar o outro, a estabelecer ligações, reuniões, mensagens *on-line*, tudo que se pode fazer para tentar não cair na crueldade do isolamento não desejado, não escolhido. Houve dias em que eu não conseguia acompanhar o ritmo do meu celular, ler todas as mensagens, muito menos responder a tudo. Tanto a solidão necessária para pensarmos, criarmos, entrarmos em contato conosco mesmos, quanto o social, no qual escolhemos quando, como e com quem conviver, estão completamente subvertidos nesses tempos de Corona.

Afundamos todos numa solidão sem escolha, deparamo-nos com faltas nunca imaginadas na atualidade, essencialmente a falta do outro, que funciona sempre como nosso espelho mais poderoso, devolvendo-nos nossa própria imagem. Tenho certeza que muitos também estão conseguindo crescer e aproveitar a solidão, como a oportunidade de se olhar de novo, de ter tempo para reflexões e de rever as mesmas pessoas por outros ângulos, mesmo agora com corpos separados por um distanciamento físico imposto e necessário. Estamos também, apesar do sofrimento, conhecendo novas realidades e possibilidades.

Ficamos frente a frente com nossa vulnerabilidade, com a possibilidade aterradora da nossa própria morte e de nossas pessoas amadas e impotentes para nos defendermos dos perigos.

Estamos meio que dissolvidos, perplexos, meio atônitos. Estamos com nossos valores em suspensão, com nossos hábitos e rotinas abatidos e modificados, com um amanhã, no momento, amputado.

Penso no homem primitivo que, diante de algumas realidades, tentava apreendê-las, nomeá-las, tocá-las e, na impossibilidade disso, dava-lhes um pertencimento divino, uma explicação, uma função, dos céus. O trovão, o raio, as marés, os astros, tudo que hoje está nomeado pela ciência, algum dia foi como o Covid para os primitivos. Eles devem ter feito as mesmas perguntas que estamos fazendo agora: para que serve? Para que veio? De onde veio? Por quê? Como superar? Vai acabar? Como vamos estar depois?

"Nel blu dipinto di nero"

Miguel Gontijo

"a vida é uma história contada por um idiota,
cheia de sons e fúrias, significando nada" - Macbeth

Creio que o Novo Testamento está encerrado com a ferrugem corroendo a espada de Herodes. Dessa vez, não foi necessário o anjo Gabriel gritar no ouvido de José: – FUJA! Foi a televisão que instaurou a notícia: – ESCONDA! e, assim, dá início ao *Testamento Contemporâneo.* Se antes foram as crianças, agora são os velhinhos. Eu, como escriba dessa nova era, sou também vítima.

Não tenho um burrico para fugir, não sei dirigir e não tem Egito que me abrigue. Nem tão pouco existe uma espada para que eu enfrente galantemente esse vilão. O inimigo é tão invisível quanto os anjos. Talvez seja Gabriel (o anjo fofoqueiro da Bíblia), dessa vez mais "discreto", matreiro, alojando-se no meu espirro, retirando meu ar e me transformando num potencial cúmplice.

Há menos de um ano estive hospitalizado, pela primeira vez em minha vida, vítima de uma pneumonia dupla. No hospital, coube-me refletir sobre a morte e descobrir que não tenho medo dela. Não ter medo não significa que quero ir. Pelo contrário. Dentro das contradições que me compõem, nasci em uma cultura fortemente católica e não acredito em Deus. Meu céu é lugar nenhum. Sou sal, sou terra. Por muitos anos, fiquei nas idas e vindas da minha credulidade. Quem me converteu ao agnosticismo foi um jacaré: quando o vi, deitado na margem de um rio, esquentando sol, enorme boca aberta, esperando qualquer coisa que se mexesse para devorar. Se há um deus, pensei (penso), ele não construiria uma máquina tão grosseira. O propósito divino para com o jacaré resultou na minha falta de fé.

"Quem mais senão a Natureza para nos sussurrar ódios pessoais, vinganças, guerras? É impossível ultrajá-la com o assassinato.", me sopra Marquês de Sade.

Voltando ao assunto, a ordem é: tranquem-se em casa. Isso não me assusta, me apraz. Sempre fui recluso. Agarrarei nas tintas e pincéis e espero o anjo da morte se dissolver em frente do meu portão. Porém, cresci ouvindo de minha vó que dois dos seus irmãos, confinados numa fazenda, sem notícias do mundo, morreram vítimas da Gripe Espanhola. Ela também contraiu a doença e teve febre tão alta que seus cabelos caíram. Então, se trancafiado não farei nenhum sacrifício, isso não quer dizer que escape. Sigamos.

O mundo, num passe de mágica, transformou-se em WhatsApp. E bastaram apenas 24 horas para que descobrisse que a semana passou a ser simplificada em apenas domingos.

O dia que desde sempre detestei. Talvez porque tinha que vestir roupas especiais, que não era permitido sujar; talvez pelo enfado da missa; talvez pelo som pipocando do rádio, narrando uma partida de futebol; talvez porque meus amigos estavam escondidos em algum lugar que eu desconhecia.

Até os pios das aves são esmaecidos. Agora essa sensação toma conta de mim. Rolinhas e pardais, que não davam sossego em minha cozinha, não mais estão por aqui. A algazarra deles ao amanhecer está bem menor e me transmite presságios. Ando pela casa sem saber o que fazer. Cores e pincéis, que sempre me domaram, evito até vê-los. Eu, que nunca passo um dia sem pintar, atravessei a semana sem nenhum propósito de vida. Sinto falta da própria falta. Não quero ouvir nem levantar. Na tela, homens uniformizados parecem sair de um filme de ficção científica. De vez em quando, policiais distribuíam cacetadas. Continuei olhando até sentir os olhos fecharem. Com os olhos fechados, continuava a ver, só que agora apenas via a cor negra e pequenos seres de luz que nela habitam. O mundo contempla e devora meus olhos, invadindo para dentro de minhas pupilas sem pedir licença. Tento tocar meu rosto e nada me faz saber se consegui fazer isso. Não sinto nada. Mordo a língua, puxo meus cabelos, arranho-me, nenhuma dor, nenhum desconforto. Converso comigo mesmo e tenho a impressão que alguém me faz uma pergunta.

Impossível. Aqui não há vozes. Nesse momento, o importante não é onde estou, mas onde o momento mora dentro de mim. O futuro terá que ser decidido sem a minha presença.

Sei que a história não poupa ninguém, é injusta e nenhum texto pode dar conta das angústias individuais. A realidade é formada por muitas tramas. O fato é que não sei se celebro a sabedoria humana ou sua crucial estupidez. O celular não para de mandar imagens de uma Itália lindíssima, ao som de *Volare - nel blu dipinto di blu*, vazia, parecendo abandonada. Todos nós embarcados na *Stultifera Navis*, loucos, descendo o rio Reno. Afogado em mim, aceito a verdade como erro, a realidade como mentira, a justiça como violência, a beleza como feiura e a miragem como vida. O que me resta é o sonho da minha presunção. O silêncio é tão pesado que dói. Da minha janela, vejo árvores e elas não me dizem nada. Vazio. Quando perdemos as fórmulas confortáveis que são nossas guias em meio às complexidades da existência, nos sentimos afogados num mar de fatos, até encontrarmos um novo apoio para os pés e reaprendermos a andar.

Reaprendendo a andar, resolvo colocar em prática um velho projeto: abrir caixas e gavetas, cheias de desenhos dos trabalhos que já fiz. Chegou a hora da grande fogueira, antes que eu parta e as filhas tentem preservar esses papeis através dos olhos da afetividade. Ao abrir a primeira caixa, no meio de um velho esboço de desenho, estava garatujada uma profecia: "O nosso mundo não passa de um mau humor de Deus". Do Kafka. É um desenho para uma aquarela. Um traço seguro, direto, atrevo-me a dizer: belo. Abri outro e outro papel e uma pergunta se faz presente: quem é esse Miguel que eu não conheço mais? E a realidade encerra rapidamente a sua luz quando a gente vai viver na casa da lembrança. Na casa da intimidade absoluta, a nossa casa onírica. Não sei mais quem é esse jovem e o que ele pergunta para o mundo. Sinto-me Narciso bebendo a lua refletida n'água. Atento às imagens que os papéis me apresentam, revejo-as num campo que nada deve aos meus conhecimentos adquiridos. Mesmo acreditando estar seguramente consciente quando executei esses estudos, agora eles se apresentam como uma imaginação propriamente lendária. Entre o desenho e eu, bastou uma novidade de expressão, uma iluminação súbita, para que o desejo ultrapassasse a realidade. Agora esses papéis são fragmentos de uma lenda pessoal, que me permite estudar e experimentar as tentativas da imaginação. A qualidade do papel compactuada com o tempo já estava destruindo esses meus rastros. Peguei uma caneta e resolvi passá-los a limpo. Muitos desenhos foram matrizes de quadros que estão por aí; outros ficaram esquecidos; outros transformados quando foram executados. Em alguns dias dei a luz a uns 50 desenhos, fiz a primeira grande fogueira e não demorei a descobrir que preciso de mais 70 anos para passar a vida a limpo. Porém... o que a vida é que não seja vê-la passar?

Querendo crer ter encontrado algo para enganar-me, tento procurar asilo na minha própria história, tentando esquecer a patética cena da política que entra em minha vida sem permissão. Se na juventude travava batalhas para não me tornar um alienado, durante o período da ditadura, agora o meu desejo é alienar-me. Abster-me de tudo, evitando ver estampada na minha televisão aquela cara cínica, debochada, feia, preconceituosa, burra, capitaneando a desgraça que se abate sobre nós. Mas é inevitável e a figura torna-se onipresente.

> "e adoraram ao dragão, que deu poder à besta; e adoraram a besta, dizendo: quem há semelhante à besta? e quem poderá pelejar contra ela?" (São João)

Se não é para a maioria dos brasileiros, para mim é a besta desse meu *Testamento Contemporâneo*, a profetizar a democratização da morte. No meio de tantos profetas atordoados, morrer é um problema menor, quando ouvimos alguém apregoar que é necessário deixar o anjo da morte fazer seu trabalho, até que canse e resolva partir. Mesmo que esses profetas digam verdades, isso é desumano e egoísta. Quase todas as pessoas que conheço são protagonistas da classe trabalhadora, envolvidas em suas lutas inglórias e quase sempre perdidas em um desejo dos inalcançáveis padrões sociais.

Moro em uma alameda de apenas um quarteirão. O início da Semana Santa marca o início do confinamento. Por uma sincronicidade, todos os vizinhos se unem, às 20 horas, em suas janelas, rezam e cantam louvores. Uma cena de cinema. Minha mulher está sempre lá, com uma imagem de Nossa Senhora na mão. Eu não vou. Enquanto ela ergue tijolo por tijolo uma escada para o céu, eu fico em surdina, na base, com uma marreta na mão.

Mas isso é outra história.

Distanciamento individual: perante o *front*, diante do abismo

Nathan Gabriel de A. Azevedo Amaral

"O que faz a grandeza do homem é ele carregar seu destino"
("A insustentável leveza do ser", Milan Kundera)

Hoje, acordando-me de manhã, o dia parecia exatamente igual ao anterior. Honestamente, não conseguia mais me localizar no tempo durante a quarentena. Terça? Quinta? Não, acho que ainda é quarta.

Ao meu redor, meu quarto. Dentro dele, refugiava-me do mundo externo, caótico, e do seu inexorável e disciplinado passar do tempo. Refugiava-me em busca de um recanto de paz, onde não houvesse mais preocupações, onde talvez não existisse mais medo, onde o tempo se contraísse de tal maneira que toda a quarentena pudesse se reduzir a apenas um dia e que, no seguinte, poderia tudo voltar ao normal, como se nada houvesse acontecido.

Queria me imaginar em uma torre de marfim, sendo um pouco menos que um eremita moderno: minha montanha, meu quarto; o nirvana, ainda inalcançado, cada dia mais distante.

Ergo meu torso. Espreguiçando-me tranquilamente, sinto cada parte de meu corpo se retrair em protesto, como se aqueles 60 quilos de magreza quisessem pertencer agora à cama. Aquele corpo. Em sua extremidade, minha mão. Na ponta da mão, os dedos. Os dedos que agora tateavam o celular onde eu lia as horas: o alarme tocou há três horas; agora, são dez.

Como nos outros dias, havia falhado no meu propósito de acordar mais cedo, ser mais produtivo. "Coragem! O dia ainda não está perdido", dizia a mim mesmo, incentivando meus membros a lutar, mas a vontade de me tornar cama parecia mais forte, mais forte até que a pressão exercida em mim pela sociedade do desempenho. "Mais 5 minutos, então".

No entanto, não tinha mais sono algum: restava em mim apenas a vontade de ficar deitado, então, fiquei. Fitando o teto branco, viajei para tempos distantes num lampejo súbito, afogado em uma miríade de imagens que passavam diante de meus olhos célere e ininterruptamente.

(...)

Não se enganem, não foi sempre que os dias pareciam iguais, não foi sempre que a passagem do tempo era como uma porta que conduzia a um espaço com outra porta que, por sua vez, levava a um espaço idêntico ao anterior.

Não!

Antes de tudo, os dias eram diferenciáveis. Era imprescindível que os diferenciássemos, em meio ao inadiável cumprimento dos prazos escritos em nossa agenda. Alguns dos quais esperávamos preparados e a postos por se tratarem de compromissos oriundos de longos e sacrificantes processos; outros, aguardávamos com festas e banquetes; outros ainda, desejávamos adiáveis, embora soubéssemos que nunca o seriam; por fim, existiam também aqueles que íamos adiar com pesar manifesto por não termos tempo em meio a tantos outros compromissos.

Talvez por isso, no início, a quarentena me parecia um eterno domingo: um último respiro que afastava os resquícios da fadiga semanal que se regeneraria, inevitavelmente, na próxima semana, a partir do dia seguinte, segunda.

Por isso, busquei adiantar todas minhas obrigações, pois queria enfrentar a segunda, erguido e preparado. Organizei mala, quarto, despensa. Revisitei álbuns, memórias, livros. Li, reli. Fiz, desfiz. Virei adepto do *Yoga*, do *Feng Shui*. Certifiquei-me em, pelo menos, cinco cursos *on-line*, de gastronomia africana básica à leitura de roteiro hollywoodiano. Fiz da minha casa uma academia e, depois, a fiz de templo e, então, transformei-a em biblioteca e, no fim, só a queria de volta como lar, onde me recolhia após mais um dia cansativo e rotineiro.

Mas aquele domingo não acabou no dia seguinte, quiçá na semana e nem mesmo na quinzena.

O desânimo havia se apossado de mim quando, subitamente, sem razão de ser, um otimismo inesperado me invadiu, em uma repentina onda de esperança, à medida que as notícias se tornavam um pouco mais reconfortantes. "O pico da doença passou, o *lockdown* se amenizará", diziam os repórteres.

Então, a quarentena transformou-se, ansiosa, em uma eterna sexta, em que a cada dia sentia estar mais próxima a celebração com os amigos, era só esperar o fim do expediente, às 18h. Entretanto, como aquela sexta, em particular, se repetia, nunca chegara a mim nem o fim do expediente, muito menos o final de semana e, assim, por não poder celebrar completamente, a esperança acabava em frustração.

Quer dizer, sou jovem e me frustro facilmente. O pior: sou um jovem inquieto e curioso, como todos são, e, como todos, sofria por não poder me exteriorizar por completo.

Pior ainda é que sou ser humano e, por não poder me exteriorizar, interiorizava-me, em resignada introspecção, e, nesta, finalmente compreendia o que Dostoiévski declarara uma vez: há no homem um vazio do tamanho de Deus.

Sim, tínhamos, na realidade, não uma, mas duas batalhas em comum.

A primeira, uma batalha invisível contra um oponente desconhecido que, como primeira forma de combatê-lo, nomeamos: Covid-19. Sim, nomeá-lo foi a nossa primeira investida nessa batalha – e é investida comum em outras.

De fato, a primeira atitude do homem, ao se deparar com o ignoto, é taxá-lo, na tentativa de perpetuar seu (fictício) domínio natural sobre as coisas. Assim, prolongamos a sina de Adão, batizando tudo o que vemos, ouvimos ou sentimos, na tentativa de deter controle sobre um mundo que não é nosso.

Ato contínuo, empreendemos estratégia de guerra e o mundo empregou todas as suas forças. Montaram-se forças-tarefas de cientistas, de médicos, de enfermeiros, de técnicos da área de saúde, de pesquisadores. Teses e mais teses. Estudo, refutado. Estatísticas que desconsideravam variáveis ou que as consideravam demais. Discussão de método. O mundo entendeu a burocracia na pele, enquanto formava filas no banco para buscar o auxílio necessário para pôr novamente comida em casa. Entendeu o método científico na prática, quando se aliviou com a descoberta de um possível tratamento e se frustrou, logo em seguida, por não ter sido ele comprovado cientificamente como cura. Decretou-se calamidade pública. O governo federal interveio, o orçamento se expandiu. MP para lá, MP para cá. Heróis políticos nasceram e, na mesma velocidade, tornaram-se vilões. Liberdade de ir e vir restringida. Fique em casa. Saia apenas quando houver estrita necessidade. O melhor é sair! E a economia? A que se rebatia: quanto vale uma vida humana?

Toda esta linha de batalha desorientava o olhar do leigo, que desviava constantemente seu foco e já não sabia mais como se posicionar: deixava isso para os estudiosos. Alguns tentaram: eles mesmos converteram-se em estudiosos com posições fortes, concretas e, por vezes, até convenciam outros com argumentos persuasivos.

Naquele esforço vão destes alguns, mesmo dentro daquele olhar perdido, comum a todos, pude contemplar pela primeira vez a força da esperança de Sísifo em seu eterno castigo. Os flagelos da vida, na verdade, sempre existiram e quiçá sempre existirão, mas sua existência é cotidianamente negada até o momento em que eles se abatem contra nós. E, quando eles os fazem, perdemos nossos referenciais, reforçados e criados pelos nossos hábitos e nossas tradições.

No entanto, como Sísifo, não cedemos ao cansaço. Acreditamos sempre que a pedra irá parar no topo e daí seremos libertos. Basta um último esforço e, se esse for vão, bastará apenas mais um outro último.

A nossa esperança é apenas que aqueles nossos esforços criem um *télos* para as forças da natureza que, revoltosamente, parecem não o ter. Por isso, dizemos que o vírus veio *para isso* ou *para aquilo*. A verdade é que não nos bastam a ciência e a metodologia que nos dão apenas o como e o porquê; o ser humano tem necessidade de uma narrativa com um fim. E esta era aquilo que aqueles alguns buscavam construir. Talvez seja isso que também eu esteja buscando.

Pensando bem: o problema nunca foi a esperança, afinal, ela dá força e cria causa final ao absurdo dos flagelos da vida. O problema está quando se resigna e se conforma. A resignação talvez seja mais destrutiva que o nosso castigo de dar um fim àquela pedra e dar um nome àquele vírus.

Mas o fato é que a resignação um dia veio: desorientados, aqueles alguns cediam ao cansaço de enfrentar uma força maior (Estado ou pandemia ou burocracia ou método). Na resignação dos indivíduos, cada medida provisória se tornava definitiva. Não havia mais forma de contestar. O homem moderno devia se contentar.

Contentar: vocábulo inexplorado dentro do léxico do *homo economicus*, cuja ambição crescia exponencialmente com sua estatura.

Era, então, aqui que se desenhava o segundo *front*, nascia a segunda batalha: a luta contra nós mesmos. Esta não era falada nos jornais, mas sua manifestação fazia ecoar dentro de nós a exclamação de Dostoiévski: "O ser humano tem, dentro de si, um vazio do tamanho de Deus". Isto significa que temos dentro de nós um anseio insaciável do *télos* eterno, do perfeito e do imutável. Óbvio! Nada mais humano do que querer ser divino: eis o pecado original.

A vida nada mais é do que a eterna busca pelo preenchimento desse vazio que não se preenche, mas cuja caça nos distrai da vanidade deste nosso esforço vital. Mais que isso, tal busca é o próprio sentido da vida e negá-lo é um mecanismo de sobrevivência.

Assim, não peça que o homem se contente; afinal, é de sua natureza querer mais. Como nos satisfazer se somos capazes de abraçar o infinito dentro de nós mesmos?

Mas lhe pediram para se contentar e, impotente e resignado, se calou e, se calando, se encarou na ponta daquele abismo do tamanho de Deus, inerte. Na frente, a verdade incompreensível; atrás, a ficção construída durante anos, composta de muitos capítulos – intitulados batismo, matrimônio, trabalho, realização, medos, anseios... –, e à qual desesperadamente, diligentemente e cotidianamente esforçava-se em alimentar, durante sextas e domingos eternos, e dias que se misturavam no tempo, evitando a todo custo a vertigem que lhe atacava, o desejo de cair.

Dessa forma, perseguia aquele *télos* para sua pedra, construindo sua narrativa, ponte por cima do abismo.

(...)

Não sei ao certo o que me desviou daquele pensamento e me tirou da beira do abismo. Mas, num piscar de olhos e num balançar de cabeça, o teto branco deixara de ser um portal que me movia para emoções antigas, ora revividas, e se convertia novamente em apenas mais um teto branco, na medida em que focava novamente meu olhar.

Sei, no entanto, que o vento trazia aos meus ouvidos um ritmo reconfortante de uma canção antiga, de uma lírica entoada em um otimismo clichê, mas que minha boca acompanhava automaticamente, por pura familiaridade, e fazia com que meus dedos, involuntariamente, dedilhassem a cabeceira, querendo acompanhar o ritmo. Assim, a música se espalhava e ressoava pelo cômodo.

Uma vontade de dançar atingiu meu corpo. Aquele corpo-cama. Em sua extremidade, meus pés. Meus pés que afastaram aquele cobertor e se jogaram no chão, dançando em um passo levemente fora do ritmo, em gesto decididamente fora do tom, em meio a gritos intencionalmente prologados em cada sílaba daquela canção de versos simples e de melodia alegre: amor, beija-flor.

Dançando em protesto, eu entendia, talvez não ali entendesse, mas agora entendo, que a vida é a somatória da quantidade de significado que damos ao que está ao nosso redor, à medida que construímos nossa história, escrevendo aqueles capítulos, quaisquer que sejam seus títulos.

Atribuir mais significados à música e à rotina, aos ritos, à liturgia dominical, ao bater pontos, aos beijos de boa noite, ao buscar as crianças, ao almoço em família, à convivência estreita, ao carinho honesto, ao alento, pode até ser um eterno rolar de pedra, mas é também a própria vida, mais do que o pão e a matéria orgânica o são, e é também a única maneira de encarar o abismo sem medo, de gritar em alegria, de contestar e protestar, seja neste confinamento, seja à beira daquele vazio.

Se assim o fizermos, nos recolocaremos no tempo, diferenciaremos os dias pelos seus gestos únicos e, desta forma, pelo menos venceremos um dos *fronts*, o *front* comum de todos, comuns ou não, talvez o mais importante e difícil desta guerra. Talvez ainda aquele que continuaremos enfrentando; afinal, nem todos vão ser contaminados pelo vírus, mas todos, por certo, se adoecerão.

Baseado em fatos reais – Primeiras mutações sob o coronavírus

Paulo César Bicalho

Estava vivendo um caso de amor secreto quando explodiu o coronavírus. O engraçado é que ela sempre teve uma queda por mim. Quando eu era jovem e ela também, nossa relação não era muito amistosa. Talvez porque ela aparecesse em momentos em que eu me sentia muito mal-humorado comigo mesmo. Ou talvez porque ela abusasse de vestidos pretos indecentemente decotados e olhares insistentes que podiam ser percebidos pela namorada ou por meus pais. Uma vez, no Maletta, me acompanhou até o mictório e tentou pegar meu pau enquanto mijava. Acabei respingando na calça e gritando com ela – estava bastante bêbado. Apesar desses destemperos, sentia falta quando sumia por um tempo mais longo. Eu me pegava procurando o decote escandaloso e seu olhar irônico e convidativo nas estreias de meus espetáculos de teatro ou comemorações do aniversário.

Quando envelhecemos os dois, ela mudou de aparência. Passou a usar vestidos casuais, mal passados, de cor cinza, lembrando terra ou areia, com um trecho da bainha descosturado. No princípio, achei que esse relaxamento com a aparência significava que ela não se interessava mais por mim. Mas o fato de ela vir morar perto, aparecer discreta e mansamente, com um sorriso amistoso, me fez repensar.

Apesar de idosos, nossa relação é carnal o tempo todo. Ela não conversa comigo. Chega ao meu ouvido e vai diminuindo quase imperceptivelmente o volume do mundo exterior com dedos de seda. É como se ela dissesse "Vamos enturmar só nós dois...". Ela me deixa, de uma forma que não consigo explicar, envaidecido, e se ajusta ao meu ritmo pessoal. Faz o mesmo com o meu olhar e senta-se num lugar bem iluminado, de jeito que eu possa ver com nitidez seu sorriso enquanto a sombra se apossa do entorno sutilmente, sem sobressalto, durante dias e dias...

E, agora, de uma hora para outra, tudo se transformou. Estava abrindo a porta para colocar o lixo na garagem do edifício quando ela entrou, nervosa, me empurrando de lado. Sentou-se na poltrona e ali ficou, de pernas abertas, sem nenhum charme, os ombros curvados para frente, respirando com dificuldade. E falava!

– Esses filhos da puta! Vieram para foder meu trabalho. Ontem fiquei o dia inteiro ao lado de pessoas entubadas, sem saber o que fazer. Estavam em coma induzido.

Dei graças a Deus que minha mulher resolveu tirar uma soneca depois do almoço e procurei não me deixar contaminar pelo seu descontrole. Lembrei-me de alguns momentos em que éramos jovens e ela, agressiva e imoderada.

– Não exagera, disse. Experimenta focar sua atenção em pessoas que não vão terminar entubadas. Já houve epidemias no passado.

– Deixa de ser imbecil. Nem minha tatatatatatatataravó viveu algo parecido. Na época da gripe espanhola, não havia televisão. Para evitar AIDS não precisa deixar de trepar, vai de camisinha. O coronavírus... Se não é um jovem, são seus pais, seus tios, seus avós. Quando vinha pra cá, parei na entrada do prédio, observando umas crianças que cantavam à janela, cada uma no seu apartamento. Assim que me viram, começaram a gritar: "A Morte! Olha lá! É ela! É ela! É ela!", e cuspiam em mim!

Observo que o vestido dela está molhado. Ela fez xixi na roupa! Abro os braços.

– Não sei o que dizer...

– E adianta dizer alguma coisa, ô seu cabeça de merda!? Essa praga tomou o controle. Eles é que decidem a roupa que eu vou usar, a cor do batom, o que me resta dizer pras pessoas. Você: daqui a pouco, vai estar enlouquecido porque não pode abraçar a filha, coçar o olho com o dedo, deixar de lavar a mão se der dois passos fora de casa. É assim, nesse buraco, que vai se lembrar de mim. Toda nossa relação amável construída esses anos todos!...

Sento do lado da Morte e ficamos em silêncio. Não consigo retrucar. O cheiro de medo que se colou nela e a irritação que transparece em seus movimentos tensos são, realmente, *muito* desagradáveis. Olhando-a com o canto dos olhos, não consigo enxergar a parceira amável. Quase levo a mão à boca com o vazio que aperta meu estômago.

História do Espirro, Primeiro tempo

Ronald Claver

A primeira vez que a Terra parou, eu estava no Oriente. Visitando e possuindo o que havia de mel em Sodoma e Gomorra. Embora os catadores de relíquias nunca tenham encontrado nenhuma evidência significativa da existência das cidades. De acordo com o Livro Eterno, as duas cidades teriam sido destruídas com fogo e enxofre caídos do céu. Estive lá procurando meus doces e enamorados pecados. Fossem eles municipais, capitais ou estaduais. Depois fiquei sabendo que não existe pecado acima ou abaixo do Equador, a linha. Encontrei mulheres lindíssimas de umbigo de fora, dançando a dança do ventre. Corria nestas urbes muito dinheiro. O comércio de seda e outros tecidos abasteciam a economia local. Sem falar nos vinhos, nas misturas e nos eunucos que valiam uma fortuna. Quem possuía um harém era respeitado como quem tem ações na bolsa de valores, quem monopoliza cassinos e abastece o mundo das drogas. Na verdade, Sodoma e Gomorra eram um paraíso. Um luxo, uma luxúria.

Ninguém imaginava que a Terra iria parar ou acabar. Havia rumores, o Todo Poderoso estava desgostoso com os filhos de Adão.

Soube que um patriarca, de nome Noé, estava construindo uma arca. Um dilúvio iria acontecer e a Terra seria devastada e acabaria. Deus deu a ele instruções para a construção da arca. Deus poupou Noé e sua família porque eram bons e não cometiam pecados. A arca levaria a família de Noé, a mulher dele, três filhos, as esposas dos filhos e os animais. Noé e comitiva deveriam entrar na arca sete dias antes. Entrei um dia antes.

A quarentena durou 40 dias e quarenta noites. Durante a quarentena, nada de dança do ventre, de licores, tendas, namoros furtivos, televisão, *WhatsApp*, *Facebook*, cinemas, livros, aplicativos, só água, água, água. Monotonia geral e irrestrita. Noé, de posse do timão, dava as ordens. Os filhos obedeciam.

Fui descoberto, um papagaio me dedurou; mesmo clandestino, fui incorporado à família e virei serviçal, um escravo e faz tudo e, como prêmio, ganhei a mulher mais feia do mundo, uma das esposas do filho de Noé.

Dias e noites se confundiam. À noite ficava por conta das galinhas quando empoleiravam em qualquer pau à vista, dos peidos dos animais e dos espirros da família. Era espirro que nunca acabava. A luz era fraca, não via a cara de minha mulher – além de feia, usava uma burca. E passávamos noites e dias brincando no corpo do outro, sem tirar o olho do papagaio dedo-duro. Desta brincadeira nasceu Espirro, nosso único e eterno filho.

A minha experiência bíblica não foi nada edificantes. Peguei um mundo parado e, quando já estava me acostumando com a lerdeza e o à toa, caímos no mundo. Deixei minha bela e feiosa esposa com o marido dela.

Espirro e eu seguimos os rios e os mares da Terra. E fomos, fomos. Participamos da guerra de Troia, das guerras púnicas, da guerra do Paraguai, da primeira e da segunda guerras mundiais, da Tomada da Bastilha, dos faroestes de Hollywood, da Inconfidência Mineira, dos campos de concentração nazistas, jogamos a bomba H em Nagasaki e filmamos Hiroshima, *mon amour*, pisamos na Lua, abrimos as torneiras de Chernobyl, participamos das guerras napoleônicas, da viagem da família real para o Brasil colônia e outras atrocidades e liberdades. Ah, saudades dos jardins suspensos da Babilônia, do Colosso de Rodes, de minha viagem à lua. Saudades.

A Terra rodava nos olhos e na sola do sapato. Resolvemos ir à Bahia: Pelourinho, Elevador Lacerda, Mercado Modelo, Olodum, Bar da Neuzão, Ó! Paí, Ó, Baixa do Sapateiro, e haja tambor e cachaça. Bebemos com Jorge Amado, Teresa Batista, Quincas Berro d'Água, Dorival Caymmi, Ari Barroso, rezamos na Igreja dos Pretos e no Convento São Francisco, agora a Terra rodava nos olhos de Capitu e de ressaca. Fomos para a Barra dormitar junto com os Capitães da Areia.

O sol estava alto e o sono também quando ouvimos um violão. Reconhecemos a batida e a voz. O mundo podia parar, não sentiríamos falta de nada. Um violão, um poeta e uma moça juntos numa manhã na praia do Farol.

– Zito?

– Irmão!

Abraço de milênios.

Raul, Raulzito, Zito, Seixas. Raul Seixas, apenas Zito.

Eu era o irmão mais velho. Aliás, não tinha idade. Nasci às margens do Mar Morto, fui contemporâneo de Noé, Abraão. Conheci a cidade de Ur, conheci Sara, atravessei com Moisés o deserto, ajudei a edificar as pirâmides do Egito, subi até o ultimo degrau de Babel, ancorei no topo do monte Ararat, sou cidadão do mundo e Zito sabe disso.

– A Terra vai parar, Irmão. Pode crer.

– Já vivi esta história. Fui passageiro na Arca de Noé, conheci o dilúvio. Acredita? Não precisa acreditar. É uma história comprida e sinuosa, longa.

O meu Espirro só observava, ouvido atento e matreiro escutava os avisos do mar, o assobio dos pássaros gigantes, o sussurrar dos chocalhos das cascavéis. Vi além da música, além das ondas, além das nuvens.

Aconteceu.

Quando Zito arranhou os primeiros acordes, a Terra parou de girar. A praia ficou imóvel, o mar paralisou suas águas, os automóveis ficaram estáticos. Até o beijo dado por um gringo em uma mulata ficou suspenso no ar.

Zito cantou o primeiro verso.

Estava acontecendo de novo. A Terra parou na viola do irmão Raul Seixas. Extasiados e mudos, ouvimos a profecia, já sabíamos de cor aquela cartilha. Mas parar, embora fosse um desejo passageiro, exigia calma, compreensão. Coisas que nós humanos esquecemos. O importante era ganhar, ter, subtrair o pouco dos outros, mas quando a Terra para, ela para todos, já era um consolo.

Essa noite
Eu tive um sonho de sonhador
Maluco que sou, eu sonhei
Com o dia em que a Terra parou
Com o dia em que a Terra parou

– Você vai gostar, Irmão. Enquanto falava, o mar voltou a funcionar, os carros rodaram novamente e o beijo do gringo se concretizou. Mas o Zito atacou de novo, magicamente tudo parou.

Era a segunda vez que a Terra parara. A primeira vez parou em água, agora nos acordes de um violão vadio. Zito continuou:

Foi assim
No dia em que todas as pessoas
Do planeta inteiro
Resolveram que ninguém ia sair de casa
Como que se fosse combinado, em todo o planeta
Naquele dia, ninguém saiu de casa, ninguém
Ninguém

O empregado não saiu pro seu trabalho
Pois sabia que o patrão também não tava lá
Dona de casa não saiu pra comprar pão
Pois sabia que o padeiro também não tava lá
E o guarda não saiu para prender
Pois sabia que o ladrão também não tava lá
E o ladrão não saiu para roubar
Pois sabia que não ia ter onde gastar

No dia em que a Terra parou (Êêê)

E o Raul tocou a música durante 40 dias e 40 noites. Não parou nem para beber água ou dormir. Não parava porque "O comandante não saiu para o quartel, pois sabia que o soldado também não tava lá. E o soldado não saiu pra ir pra guerra, pois sabia que o inimigo também não tava lá. E nas igrejas nem um sino a badalar, pois sabiam que os fiéis também não tavam lá. E os fiéis não saíram pra rezar, pois sabiam que o padre também não tava lá".

E quando deu meia noite, veio uma ordem dos céus. O Todo Poderoso bradou: Para, Raulzito.

O Zito parou e a Terra respirou aliviada, o mar soltou as ondas e a vida recomeçou frenética, barulhenta, voraz, desumana.

Estamos no limiar do século vinte e um, sinto cheiro de novidades no ar. O Brasil já ficou amarelo nos anos 70 do século passado. É que a China achou que o Brasil fosse uma massa de pastel e fez do nosso gigante adormecido uma pastelaria enorme. Agora, a sua presença tem etiqueta *made in* China. Você compra um chinelo em Manaus, *made in* China, compra um anel para a sua amada na Suíça, *made in* China, uma goma de mascar em Moeda, *made in* China.

Quis conhecer esta loucura e embarcamos para Xangai, de lá para uma cidade que fica no miolo do país, mas que tem voo direto para Londres, Nova Iorque.

Wuhan é nome que está em sua etiqueta.

Moderna, progressista, nem precisava de etiqueta. Mas Espirro ouviu um espirro, depois outro e mais outro. Quem não espirrou abraçou a quem não espirrava e quem não espirrava passou a espirrar. Um cidadão de Wuhan abraçou um cidadão londrino, este um italiano, o italiano abraçou um africano, o africano abraçou um americano. O mundo era só abraço e espirro. Cada espirro trazia em suas gotículas um bichinho parecido com uma coroa.

A coroa era um vírus que atacava os pulmões, promovia tosses e febres Ganhou um nome latino, *CORONA*. A palavra pertence à primeira declinação e o genitivo de Corona é *Coronae.* Na época de César, o latim era universal. O oráculo disse a Júlio César: cuidado com os idos de março. César fez pouco caso das palavras do oráculo, nós repetimos a lição de César. Cada abraço, cada beijo, cada esbarrão e o Corona não perdia a viagem, embarcava no corpo do outro de graça, ia sem pedir licença, de carona.

Como no poema de João Cabral de Melo Neto, Tecendo a manhã, o vírus Corona cresceu e se espalhou. E de cada espirro nasce outro espirro e em cada espirro há uma porção do Corona. Como um galo sozinho não tece a manhã, o Corona sozinho também não faz alarde. Vamos ao poema, troque o galo por um corona e a teia estará pronta.

Um galo sozinho não tece uma manhã:
ele precisará sempre de outros galos.
De um que apanhe esse grito que ele
e o lance a outro; de um outro galo
que apanhe o grito que um galo antes
e o lance a outro; e de outros galos
que com muitos outros galos se cruzem
os fios de sol de seus gritos de galo,
para que a manhã, desde uma teia tênue,
se vá tecendo, entre todos os galos.

Enquanto o Corona estava lá pras Oropas e Franças, a gente achava tudo natural. Era uma gripe que não suportaria o calor do Rio, de Salvador, da Foz do Iguaçu, o calor do Brasil. Uma gripezinha à toa, à toa, de nada, de nada, de nada. Até que aqui ela aportou. E confesso que vi a Terra parar pela terceira vez, mas isto é outra história.

Primeiro Ato

Wagner Eduardo Ferreira

No começo de 2020, tomei conhecimento de que um vírus novo e diferente, porém parente de outros vírus do ponto de vista de família viral, apareceu na China e se manifestava com um quadro gripal. Com o aprofundar dos dias seguintes, definiu-se melhor que se tratava de um Coronavírus, uma família já conhecida de vírus que acometem a espécie humana através de infecções respiratórias.

Meu primeiro questionamento, após tomar conhecimento pela mídia tradicional e informes científicos, foi que, mais uma vez, em um século, algum novo vírus, que acomete as vias respiratórias, estava provocando doença em seres humanos e que, novamente, de todas as epidemias dos últimos 100 anos e a pandemia de 1918 (Gripe Espanhola), 4 vieram da China. Por que a China? Costumes diferentes? Hábitos alimentares, no mínimo, esquisitos? Nível de higiene questionável? Não estou aqui para julgar os motivos, somente comentar que vieram de lá.

A atual pandemia COVID-19, provocada por um Coronavírus originário do mamífero morcego, passou por algum outro mamífero e se adaptou à espécie humana. Até aí, nada de diferente em termos de epidemias e pandemia respiratórias causadas por vírus.

Porém, este novo Coronavírus, que tem uma característica singular de intensa facilidade de transmissão e proliferação e que causa baixa mortalidade (média próxima de 2%), conseguiu atingir todo o planeta. Apesar da baixa letalidade, esse vírus contaminou e está contaminando um número elevado de pessoas. Assim sendo, 2%, em média, de um número grande, torna-se, também, um número grande.

O que foi dito acima é o fato, e as consequências que se tornam claras para mim parecem obras e filmes hollywoodianos sobre o tema "epidemia". As pessoas assustam-se, vislumbram a potencial possibilidade da morte, mostram todo o egoísmo em se proteger em primeiro lugar, proteger seus entes queridos e se esquecem do resto do mundo (sem generalizações). Até o egoísmo entre as nações se tornou evidente. O isolamento e o fechamento de contatos entre pessoas, nações e famílias tornou-se uma arma orientada pelas autoridades. Ficou claro para mim que o instinto animal do ser humano evidenciou-se. A racionalidade humana, com raras exceções, está guardada em um segundo plano. Os aproveitadores de plantão, a nível comercial, industrial, ganhar dinheiro fácil, fazer política fácil e vaidosamente mostrar o lado narcísico de pessoas e países, ficaram claros nesse momento. Acho que estamos atordoados, pois há muitas novidades que não foram digeridas ainda. A frase "o mundo nunca mais será o mesmo" nunca foi tão atual. Estou hoje, nesse momento, reflexivo, e dia a dia repensando o limite entre o racional e o irracional, entre a razão e o instinto, entre o sensato e o inatingível. Nos próximos dias, reflexões outras, com certeza, serão escritas.

SEGUNDO PERÍODO

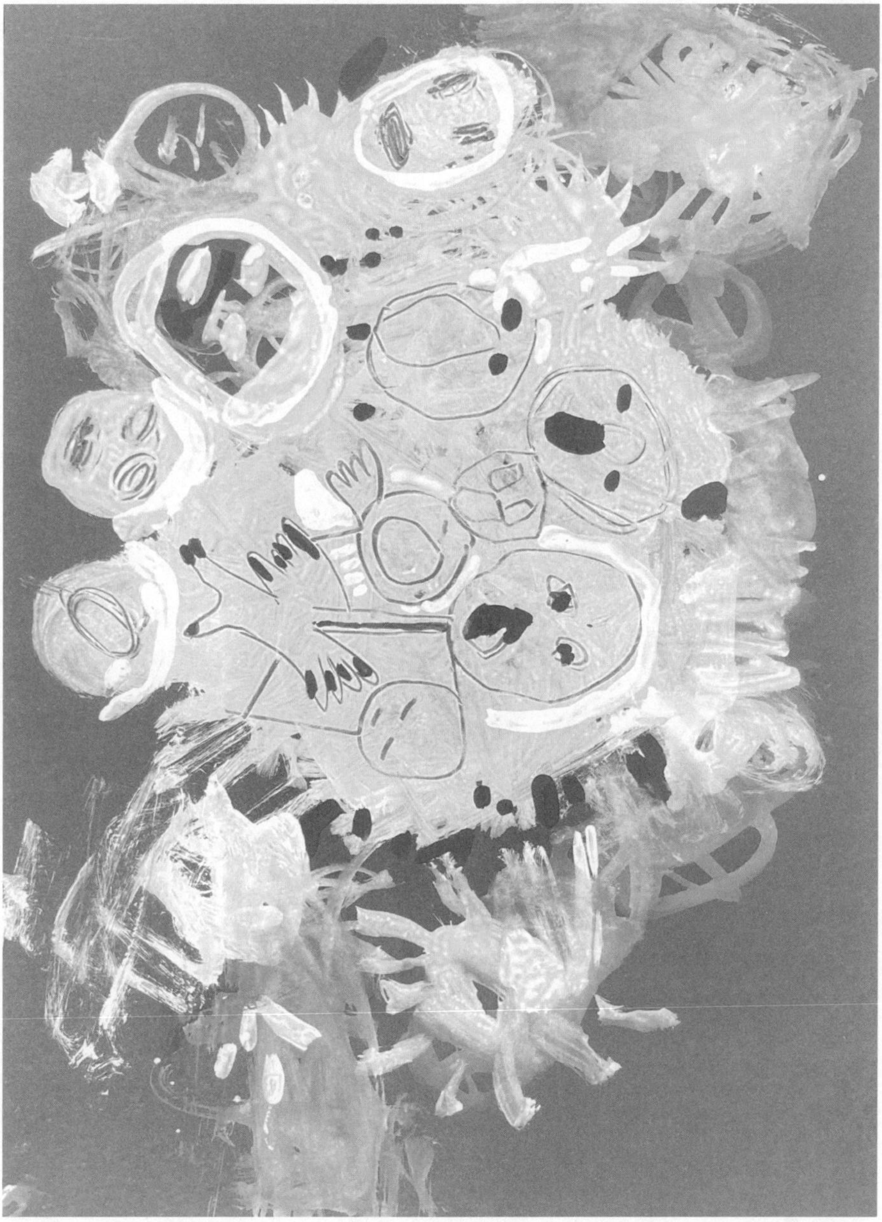

SEGUNDO PERÍODO

Maio-Junho de 2020

A doença no Brasil ganhou solo fértil, regado pela irresponsabilidade política.

Nosso presidente encarou a Covid-19 como uma gripezinha.

Tornou-se insustentável a permanência de dois Ministros da Saúde, que insistiam em manter o pé nas evidências científicas. No lugar de médicos, comanda o ministério um General. Foi a forma do governo de encarar a pandemia como uma guerra. Nessa, se de fato um dia ocorrer, é bem possível que o governo envie médicos para a linha de batalha.

O governo queria que a cloroquina, droga ainda sem comprovação inequívoca de eficácia, fizesse parte do protocolo oficial. Investiu dinheiro e o Exército Nacional já produziu tanta cloroquina que, se se mostrar eficaz, teremos medicação para mais outra pandemia.

Entre o primeiro caso, em 26 de fevereiro, passando por 91.589 casos no final de abril, o semestre se encerra com um número assustador: o Brasil tem oficialmente mais de um milhão e quatrocentos mil casos.

Num episódio lamentável, o governo tentou restringir o acesso aos dados sobre a pandemia de Covid-19, consolidando os números após a veiculação de telejornais. Como resposta, foi criado um consórcio de veículos de comunicação, incluindo UOL, O Estado de S. Paulo, Folha de S. Paulo, O Globo, G1 e Extra, com intuito de colher dados diretamente das Secretarias Estaduais de Saúde das 27 unidades da Federação.

Se em 30 de abril o número de mortos era 5.901, em 30 de junho o número é quase 10 vezes maior.

São esses os números de casos confirmados.

Casos Confirmados:[13]

Mundo	Brasil	Minas Gerais	Belo Horizonte
10.185.374	1.408.495	45.001	5.374

Óbitos

Mundo	Brasil	Minas Gerais	Belo Horizonte
503.862	59.656	965	136

A situação da pandemia parecia sob controle em Belo Horizonte. Tanto que o prefeito iniciou relaxamento do isolamento social no dia 15 de junho. O número de casos aumentou muito e a ocupação de leitos de CTI dos hospitais chegou ao limite.

Há um dia, o prefeito de Belo Horizonte, Alexandre Kalil, optou por dar um passo atrás, decretando o isolamento novamente, exceto para atividades consideradas essenciais.

Rio e São Paulo já experimentam um arrefecimento no número de casos novos. Em São Paulo, o hospital de campanha montado no Pacaembu foi desativado.

No centro-oeste do País os números da infecção em junho triplicaram.

Também no sul o número de casos aumentou em 124% em junho.

No Distrito Federal e regiões norte e nordeste do país, o número de infectados já ultrapassou 1% da população.

[13] (Dados da OMS, Consórcio de veículos de comunicação, Secretaria de Estado da Saúde de Minas Gerais).

Tempo de compreender

Ana Lúcia Bahia

No texto anterior, tratamos o instante de ver, no momento da pandemia, como aquilo que irrompe, desorganiza e necessita; a partir daí, de uma inserção, um tempo para que o sujeito possa compreender o que em um dado momento chega aos moldes de um rompimento de barragem (para não deixarmos de lembrar da tragédia que há pouco nos assaltou em Brumadinho), de uma avalanche. É preciso fazer algo em relação a isso que tira o chão de toda a humanidade.

O que a psicanálise tem a dizer sobre isso? Uma observação clínica sobre o que as pessoas diziam da sensação de terem perdido a noção de tempo, de perceberem uma suspensão, uma relativização deste, foi uma constante nesse período de observação, logo quando surgiu a pandemia e o *lockdown*.

Tratamos também de como a psicanálise percebe a questão da temporalidade. Somente na medida em que algo se inscreve é que podemos falar de um momento, dessa noção temporal. Daí colocarmos uma questão: se para se perceber o tempo é necessária uma inscrição, então sua noção valeria como fronteira? Isso já nos revela Santo Agostinho em "Confissões", quando questiona: "Que fazia Deus, antes de fazer o céu e a terra? (...) Não se pode dizer nunca se não há tempo. (...) Vejam assim que não pode haver tempo sem criação." E o que seria a criação senão a inscrição de algo que advém de uma irrupção, de uma produção que carrega em si, incrustado, o novo! E se nela alguma coisa se produz, algo também se inscreve. Assim, é preciso retomar as rédeas do tempo! É chegado o tempo de compreender!

Covid-19: tempo de compreender

Há, porém, no momento mesmo de compreensão, algo que impede, obstrui esse ato. Esse obstáculo é da ordem estrutural do ser humano. É ele que o constitui e dá sua entrada no mundo simbólico. Vem na forma de uma interdição, pois, para advir ao mundo da linguagem, o sujeito paga um preço. Quando apenas as palavras podem representá-lo, estas, carentes da totalidade, deixam fora algo do ser que não consegue se fazer expressar. Nesse entrave, uma resposta a esse intervalo se estabelece, tentando dar conta disso que não consegue se fazer inscrever. Na psicanálise, chamamos a essa resposta de sintoma. Uma maneira subjetiva que cada um tem de responder a situações na vida que comporta esse inaudito – nunca antes visto ou escutado.

Para Pascal Quignard, em seu livro "Ódio à música", "o inverbalizável é tudo aquilo que não pode ser traduzido na forma de linguagem para ser relido e nada do que pode ser chamado pela linguagem de maneira a ser expressado e executado"[14]. Mas, na situação de uma pandemia, isso que no sujeito comporta de inverbalizável e inaudito tem uma força maior. Não revela apenas um intervalo. O sintoma, que antes conseguia de alguma forma engendrar uma resposta, nesse momento não vem sendo suficiente. Respostas aflitas, imaginarizadas, transformadas em guerra política entre países, nos países, vêm brotando incessantemente para tentar enlaçar e amarrar os fios que estão todos desatados. De onde veio a doença? De que forma lidamos com ela? Isolamento horizontal? Vertical? Foi fabricada em laboratório? Estamos apenas prolongando o tempo de contaminação?... Essas e tantas outras perguntas apresentam teses e antíteses que, se olharmos amiúde, têm seu valor de verdade. Como fazer?

Sabe-se que as respostas que são buscadas no campo do imaginário são infinitas, como o são os reflexos em uma sala de espelhos. Para que alguma resposta em determinadas situações não inscritas possa advir é necessário um olhar além dos espelhos. Estes últimos nos são preciosos, porém nesse momento surreal de Covid-19, vários desses espelhos se quebraram, desvelando uma nudez e lançando a sociedade num caminhão desgovernado onde o tempo, aquele das amarras, se solta.

[14] Quignard, Pascal. Ódio à Música. Ed Rocco - Rio de Janeiro - 1999 - Tradução de Ana Maria Scherer. Pág. 12.

É necessária nesse momento a volta de cada um para aquilo que o ancora, para a escrita que o suporta e sustenta nele uma estrutura de funcionamento, pois, por mais desgovernado que se fique, não necessariamente há um surto. "A loucura é para quem pode, não para quem quer", frase que acompanha Lacan em seu consultório[15].

Recorro a Thomas Mann, no livro "A Montanha Mágica", no qual ele discorre belamente sobre a relação do sujeito com o tempo. Lá ele nos diz: "O tempo, por mais enfraquecida ou aniquilada que esteja a sensação subjetiva que se tem a seu respeito, possui uma realidade objetiva, enquanto age, enquanto traz consigo"[16]. É preciso então fazer o tempo agir. Inscrever com recursos próprios outro fazer, uma reinvenção diante da barreira das consequências do isolamento. Perguntas que chegam à clínica sobre o que fazer agora, como ganhar a vida, como se relacionar com aqueles que causam mal estar, já que o trabalho externo não mais suaviza esse contato, vêm colocar um desafio diante de tudo. Com isso Thomas Mann vem contribuir sob a forma de literatura, deixando entrever ali as formas de relação do homem com o mundo. "Sabemos perfeitamente que a intercalação de mudanças de hábitos, ou de hábitos novos, constitui o único meio para manter a nossa vida, para refrescar a nossa sensação de tempo, para obter um rejuvenescimento, um reforço, um retardamento da nossa experiência do tempo, e com isso, a renovação da nossa sensação de vida em geral."[17].

Isso leva tempo! Não o contrário. O tempo não pode levar isso! Ao se carrear o tempo pode-se nesse percurso buscar novos termos e meios de se engajar no mundo. É preciso dar ouvidos ao que pulsa em cada um para que a cada pulsar acenda-se uma nova ligação possível ou um novo reatamento de algo já estabelecido. As pessoas têm percebido nesse *gap* que o isolamento trouxe, além do desamparo, outras formas de relação, seja com a casa, com a família, amigos, trabalho.

15 Lacan, Jacques. Escritos; tradução Vera Ribeiro - Rio de Janeiro: Jorge Zahar Ed., 1998. pág. 211.

16 A Montanha Mágica. Thomas Mann - Círculo do livro SA - Caixa postal 7413, São Paulo Brasil. Edição integral. Título original: Der Zauberberg - 1952 by Thomas Mann - Tradução: Herbert Caro - Licença editorial para o Círculo do Livro por cortesia da Editora Nova Fronteira S.A - pág. 657.

17 *Opus cit.*, pág. 129.

Isso proporcionou também um prazer que antes não podia ser percebido devido ao acúmulo de funções. Ideias de novas formas de trabalho, o prazer de cozinhar em família, o olhar para os filhos antes delegados às babás são expressão disso que vem vindo de novo. Também novos arranjos em grandes empresas são manifestações disso, ao perceber no *home office* uma possibilidade viável.

O excesso de inscrições pode, ao contrário de ser uma contenção de afetos que permeiam uma relação, ser a fonte de um excesso que privilegia um gozo imperativo – um *workaholic*, um sujeito incapaz de qualquer intervalo que poderia lhe proporcionar um olhar para aquilo que lhe rodeia. Fato curioso, pois também o excesso de inscrições tem efeito no tempo. Falas de uma sensação de aceleração temporal, de falta de espaço para si também, antes da pandemia, eram constantes na clínica. Nesse caso era o tempo que levava isso... não havia tempo para o sujeito. Quando, nesse momento de isolamento, há a possibilidade dele se incluir, seja por um trabalho de análise ou uma urgência na situação da vida, um intervalo se coloca ali obrigatoriamente. É preciso pensar o que fazer.

Sendo assim, mais do que tudo, é chegado o momento de concluir. Que ele seja tão breve quanto o instante de ver, como Lacan nos diz ao se referir aos tempos lógicos que se apresentam em uma análise, e na forma que o sujeito tem de se articular com aquilo que traz em si isso do inarticulado. Pois, a partir do que se compreende, algo se precipita, se inscreve. Que venha o fim da pandemia! Que venha o início de outra inscrição!

Fique em casa???

Andréa Raso

Estamos em maio, 2020. A questão que se apresenta agora é sair ou não de casa. Transpor as fronteiras. Reencontrar quem amamos. O desejo se confunde com o receio.

Vivemos um momento em que máscaras são exigidas, enquanto certas máscaras caem. A sociedade escancara o enfrentamento de outras crises, para além da pandemia. Observo fraturas severas na capacidade de empatia, compaixão e solidariedade.

Outro dia fui tomada por tristeza e raiva, que desaguaram em angústia e lágrimas. Choro sentido de quem observa, impotente, que o outro faz descaso da realidade. Negação coletiva, observada numa rápida e necessária saída de casa.

Muitas pessoas passeando, outras trabalhando. Aglomeradas ou mantendo certo distanciamento, mas certamente protegidas por sua onipotente arrogância. Devidamente mascaradas pela ausência de máscaras. Me senti mais presa do que nunca. Minha liberdade não está em mim, mas nas mãos de qualquer outro, sem rosto, sem responsabilidade, sem compromisso com a vida.

O tempo do encontro urge. Meu pai, aos 90 anos, me fala da incômoda sensação de falta de perspectiva. Penso na rua, na pretensa normalidade assumida por muitos. Antevejo que nosso abraço será postergado além do necessário, exatamente por isso. Saudades escorrem pela alma.

Será possível sentirmos alguma falta deste tempo? A natureza agradeceu nossa ausência. Descubro na paisagem contornos jamais vistos. Vejo pessoas escolherem produtos orgânicos. Vejo crianças com pai e mãe em casa, apesar destes enfrentarem os desafios para se desdobrar. Vejo disseminar-se uma ilusão de que o mundo será melhor, a partir desta pandemia.

Penso que o mundo não será melhor ou pior. Nós não seremos melhores, pois não fomos melhores. Como toda crise humanitária, esta mostrou o pior do humano. Do excessivamente humano. A face cruel do capital, a postura ignorante de uma suposta elite. O alargamento das desigualdades. Desgovernos de todas as ordens.

Será um mundo um pouco diferente, que incorporará ganhos da interconectividade. As conversas, mediadas pelas telas, têm encurtado distâncias continentais. Talvez como nunca, sentimos a premência de expressar, de encontrar no espaço virtual um lugar para ser, mais do que para estar. Li em algum lugar que essa comunicação aumenta o estresse, pois a linguagem não verbal está ausente. Eu não concordo. Sinto cada expressão do outro lado, as nuances na voz, a tomada da emoção. Já experimentei acolher e ser acolhida. O olhar sustenta.

Reconheço ter o privilégio de me sentir bem em casa, de me sentir bem na minha companhia. Como dizia a personagem Júlia[18], "*companhia é ilusão passageira. O que vale mesmo é o encontro com o sozinho*". Me lembrei de Andreas Vollenweider, harpista suíço, que sempre me encantou com sua "Caverna Mágica", música *New Age*, um estilo marcado por valores como liberdade, respeito, paz e amor.

Uma música é capaz de levar para dentro. É fato que muitos estão à beira de um abismo, de muita angústia, medo e desilusão. Penso na caverna como metáfora. O lugar escuro que abriga, mas esconde mistérios. Que assiste ao homem na sua condição primitiva, até que seja capaz de seguir pra outro patamar. O espaço que permite transformar. É preciso encontrar prazer dentro da vida. A casa-caverna é o lugar seguro. Você pode ser o seu lugar seguro.

[18] "Júlia e a memória do futuro" – peça teatral de Jair Raso, encenada por Juçara Costa em versões dirigidas por Jair Raso e Kalluh Araújo.

O isolamento social nos lançou para dentro de nossas cavernas...

Cavernas modernas, urbanas.
Feitas de muitas paredes e poucas janelas.
Quase sem verde, sem luz, sem ar.

Cavernas inconscientes, etéreas.
Repletas de primitivo medo, angústia e solidão.
Quase sem afeto, sem esperança, sem fim.

Cavernas não são frias, mas úmidas.
Repletas de eco, eco, eco.
Quase sem luz, sem cor, sem saída.

Cavernas são encontro.
Lugar de quase toque.
Estalactites, estalagmites.
Presença de água, terra e ar

Cavernas são sensações.
Repletas de sons e silêncios.
Quase útero de si mesmo

Cavernas são espaços.
Repletas de conexões, subidas e descidas.
Quase caminho de pensamento

Cavernas são suspensões do tempo
Repletas de possibilidades.
Quase escolha, na presença de si

Cavernas podem ser casulos de transformação. Ou não.

(Você pode encontrar, dentro de si... Andréa Raso, 2020)

Sonhos estranhos, quase pesadelos, têm seu lugar marcado em meu sono. Marcam o sentimento de busca, de risco, de ameaça. Um mar de lama correu ao lado da minha janela, levando tudo o que estava pelo caminho. Menos nós. As construções oníricas não causam desconforto, até por serem esfera de elaboração de toda essa experiência vertiginosa. Seja no sono ou na vigília, o imaterial passa a ter muito mais importância. Pensar um encontro é tão potente quanto realizá-lo. E, neste sentido, as redes de conexão nos permitem manter o encantamento pela vida.

A "humanectividade" que se constituiu em nossa realidade nos permite sonhar presenças e viver encontros. Crises também mostram o melhor do humano. E eis aí um exemplo de construção de espaço afetivo, de troca e amparo. No trabalho, na saúde, na arte, esta rede de conexões possíveis tem sido o cimento de construção para novas realidades.

E, nesta mesma tessitura, estou às voltas com a arte. Me enredei nas tramas de uma tela de recuperar fissuras em paredes. Reconstituir estruturas. Seus elos são interconectados, tal qual é a sociedade. É possível enxergar através. Suas sombras são tênues, não mostram a força das tensões que a mantêm. Aparentam leveza em sua composição, mas quanto mais sobrepostos seus fios, mais rígidos de tornam. Matéria, pura e simples. Sobra que remete ao átomo de carbono. Origem e fim de uma obra de arte. Sobra, elevada ao *status* de suporte para luz e sombra.

Sombras? Estamos em maio... junho... julho de 2020. Quase 90.000 mortes confirmadas e registradas no Brasil e alcançamos bem mais de 1.000 mortes ao dia. Corpos se amontoam em alguns lugares do país. Pessoas agonizam sem ar nas unidades de saúde ou em casa... Mas tudo isto parece acontecer longe. Mortos, em outros continentes, mobilizaram mais a suposta empatia por parte da nossa sociedade do que aqueles que sucumbem à própria sorte em nosso quintal.

São 1.300 mortes ao dia! Para muitos parece um número frio, estático, sem referência. Mas basta colocá-lo em perspectiva, para se ter a dimensão diária das perdas, que correspondem a mais que três vezes o número de mortos na tragédia em Brumadinho, que tanto nos chocou. Se a sociedade se acostumou a encarar vidas humanas como mera unidade estatística, como bem pontuado pelo filósofo e cientista político Leonidas Donskis, por outro lado se assusta quando números se convertem em nomes próximos ou conhecidos. Seria isto um prenúncio do aflorar de certa empatia ou pura expressão do medo?

Para mim, esses dígitos sempre foram digitais impressas no coração de alguém.

Mas a questão que se apresenta, e se mantém, é reabrir o comércio para aquecer a economia. Sim, é fato que a pandemia decretou a morte de muitas empresas e lançou à margem muitos trabalhadores, intensificando a miséria e as desigualdades. Por outro lado, muitas se reinventaram e até prosperaram, ao buscar construir soluções geradas pelo confinamento. A criatividade do brasileiro nunca foi tão essencial e, potencialmente, rentável.

Mas a capacidade de criação pode ser usada para o bem ou para o mal. Se a palavra do especialista já foi o evangelho da sociedade leiga, como diria o antropólogo David Le Breton, a palavra do médico se lançou ao crivo das *news* ou das *fake news*. Usar cloroquina, indiscriminadamente, ou outras tantas drogas associadas, preventivas ou não, se tornou parte do receituário adotado pela sociedade leiga, que agora assume de forma inequívoca a prescrição do tratamento, com base no irrefutável conhecimento "zapiano".

Na esfera governamental, se discute aproveitar a oportunidade e passar com a boiada pela Amazônia, armar a população, e, claro, tentar preservar o direito de ir e vir do cidadão de bem, contra medidas de *lockdown* e sanções ao não uso de máscaras. Com o perdão da expressão, mas, num linguajar presidencial, é garantir a "trozoba" para cima de todos nós. Estes são alguns dos temas sobre a mesa, num reduto de plena tirania, que parece exaurir a linguagem e seus significados, num movimento que a esvazia, vulgariza e empobrece, como bem nos alertou Zygmunt Bauman.

E o mundo pega fogo, literalmente, em meio às distintas pandemias que enfrentamos. Seja a provocada pelo coronavírus, ou pelo "ismo-vírus", presente no racismo, fascismo, negacionismo, terraplanismo, egoísmo, oportunismo, consumismo, narcisismo...

Sombras, cinzas, ruínas. Não sei o que está por vir...

Novo normal

Clara Arreguy

Quando a gente pensava que o fundo do poço estaria próximo e chegando a ele a gente tocaria o pé e impulsionaria a volta à tona; que bastava seguir as orientações sensatas que ajudaram outros países a sair do buraco e tudo se encaminharia de maneira mais ou menos normal; eis que um fator determinante se impõe: aqui é Brasil. Aqui temos o desgoverno, a sabotagem diplomada pela Justiça Eleitoral, a política necrófila, genocida, amparada pelo apoio de um terço da população, talvez menos, mais o número necessário de parlamentares adquirido na bacia das almas do Centrão, mais aqueles mesmos militares que pareciam o possível bom senso, mas que, pelos números de ocupantes de postos nas instâncias de poder e pelas manifestações de cunho golpista, já se mostram devidamente inebriados pela dominação dos quartéis sobre a vida civil.

Quem parará Bolsonaro no comando da nau dos insensatos? Por mais que oposição democrática, judiciário, imprensa e entidades da sociedade civil ensaiem tentativas de pôr freio no tanque desgovernado a despingolar morro abaixo, não se veem condições, no jogo de forças, de promover um *impeachment* (crimes de responsabilidade não faltam) ou mesmo a cassação da chapa vencedora do pleito de 2018. Alguns julgam que, não tendo como vencê-lo de imediato nesse campo, só resta sangrá-lo até que uma conjuntura mais favorável se imponha, talvez depois da pandemia. Outros insistem no confronto já. Em qualquer hipótese, ameaças de um banho de sangue não faltam.

Mas o banho de sangue que nos importa, agora, é outro, e esse segue célere. Neste momento, são mais de 23 mil mortos contabilizados no país. Média superior a mil por dia. São Paulo passou a China, Brasil só perde pros Estados Unidos, a América do Sul é o epicentro, e o motivo somos nós. O isolamento social não consegue adesão, malgrado as tentativas de convencimento por bem, via campanhas, ou por mal, via multas, restrições mais arbitrárias. Tudo que os governos estaduais e municipais tentam esbarra na contraordem da desordem, na dúvida plantada pelo despresidente e seus seguidores, de que precisamos "trabalhar e voltar ao normal".

O normal não há mais. Estamos no tempo do "novo normal", em que os paradigmas se reconstroem e ninguém sabe quais prevalecerão. A dúvida, as tentações. Precisamos voltar a trabalhar? Claro que precisamos. Sobretudo quem não tem fonte de renda e foi enganado pelo conto da "ajuda" governamental, sucessão de erros e má-fé em que a busca pelo direito só gerou mais aglomerações, angústias, temores, desolação. Poucos, efetivamente, resolveram seus problemas com os tais R$ 600. O tempo segue, o auxílio não chega, o cidadão se desespera e põe em risco sua saúde e a de seus familiares, pois, com vírus ou sem vírus, é preciso comer.

O pior é ver que os insanos que se manifestam no convescote dominical à porta do Palácio do Planalto ou em frente a hospitais, em seus infames buzinaços (cada vez menores, felizmente), querem a volta ao trabalho, mas a de seus empregados, não a deles próprios, claro, pois, para alguns, até doméstica é serviço essencial. Como academia de ginástica e *coiffeuse*. Não seria uma demanda democratizante, jamais. Apenas o desejo de que tudo volte ao seu normal: ricos protegidos, pobres expostos. Que morram, né, ministros? Que morram, né, presidente? Que morram, né, empresários da xis-ganância?

A gente, aqui, no esforço do confinamento há quarenta ou cinquenta dias, dois meses, saindo apenas pro extremamente necessário, no afã de levar a sério a higienização, a máscara, as restrições de contato, sofrendo solidão e saudade, angústia e ansiedade, precisa agora aprender a lidar com essas alternâncias de humor, que vão do vazio e do medo à renovação da esperança. Desses sentimentos e sensações já passei por todos, em dias seguidos ou escalonados. Já exerci minha criatividade em textos, prosa e verso, trabalhos compulsivos, leituras voluntárias ou obrigatórias, séries e mais séries de TV, pra distrair ou alegrar.

Ainda me divido entre me informar sobre tudo ou parar de me informar, alienar-me nem que seja um pouquinho, pra que a terrível consciência da realidade não me aniquile as forças de luta. Difícil decisão. Mas, como jornalista que nunca deixarei de ser, me apego a acompanhar os gráficos, as curvas, as tendências, em busca de luz no fim do túnel, de antever o quanto antes o ansiado pico, pra quem sabe, talvez, acreditar que qualquer dia, qualquer hora, a gente possa de novo relaxar.

O pior momento foi a noite em que tive uma febre, dores, calafrios, e a certeza de que havia sigo pega pelo vírus. Após o terror noturno, os dias que se seguiram foram de tranquilidade. Tentei fazer o teste contra a covid-19, mas o serviço público estava indisponível e o privado custa R$ 350. Como estou em contato permanente com duas pessoas, não adiantaria eu testar sozinha. Teríamos que fazer os três. Um custo inviável no momento pra nós, que não temos plano de saúde.

Os dias se passaram, acho que o que ocorreu na noite da minha febre foi um resfriado. Me vacinei contra a gripe, mas pode ter sido uma reação do meu corpo. Reação a uma ameaça? Um vírus, uma infecção qualquer? Por mais que saibamos muito sobre o novo coronavírus, há muito ainda desconhecido e muitos outros primos dele por aí, pelo ar. Os sintomas se multiplicam. Posso estar contaminada e com sintomas brandos, pode não ter sido nada mesmo.

Tenho uma certeza: de que o mal que passei aquela noite equivale ao mal-estar que boa parte do Brasil está sentindo. Estamos (o planeta) sendo atacados por um inimigo poderoso, capaz de se transmutar durante a guerra. E aqui, nas nossas linhas de defesa, instalou-se o principal aliado do nosso adversário: o negacionismo, o obscurantismo, o desprezo pela ciência, pela vida, pelo outro, pelo pobre, pelo pequeno, pelo diferente. Temos dois inimigos a vencer. E não sei como sairemos dessa.

Pandemia e política: cloroquina, tubaína, esquerda e direita

Eduardo Tomaz Froes

Triste momento vivemos no país em que um debate científico toma ares de política em momento de pandemia. Estamos tão divididos que até medicação passou a ter torcida contra e a favor.

Em tempos de pandemia e considerando a ciência, temos que seguir alguns princípios básicos. Princípio da alta performance é um deles e para isso precisamos de alta racionalidade científica. Alta performance precisa de estratégia. Rigor científico é necessário para servir à sociedade e às pessoas. A ciência é pragmática e deve ser cética. Rigor científico não serve ao cientista ou à ciência. A comprovação científica surge de empirismo, ou seja, de experimentação, que é a maneira mais clássica, mas pode se dar também por observação, pelo óbvio na natureza. Se podemos concluir por algo óbvio na natureza e que já foi observado anteriormente é, portanto, comprovado.

É um engano achar que apenas coisas comprovadas são utilizadas; nem sempre é assim. Num processo de decisão, pode ser utilizada a observação. Mas existem princípios básicos para isso.

Temos que avaliar o risco X benefício. Assim, diante de uma fatalidade inexorável, uma conduta ou um tratamento pode ser abordado com uma incerteza científica. Mas sempre temos de pesar antes o risco da medida a ser tomada. Tem sido descrito na literatura e com bastantes evidências, já consolidadas, que cerca de 80% dos pacientes acometidos terão casos leves ou assintomáticos, cerca de 15 a 20% vão necessitar de internação e cerca de 5% de tratamento em unidades de terapia intensiva, sendo que muitos deles necessitarão de entubação orotraqueal e de ventilação mecânica por período de cerca de 2 semanas ou mais para recuperação. A mortalidade nestes casos é alta e tanto maior quanto maior a idade dos pacientes e mais numerosas as doenças associadas. Dos pacientes falecidos, 48% têm 3 comorbidades, 26% têm 2 comorbidades, 25% têm somente uma comorbidade e 1% dos falecidos com a doença não têm nenhuma condição prévia.

Se vamos prescrever uma medicação para 80% dos pacientes que não irão se beneficiar do tratamento, mesmo sendo ele barato e podendo até ter o risco de prejudicar, não há razão para esta prescrição. Seja ela qual medicação for. Além do mais, para os outros 15% que irão ser internados, mas também terão alta com melhora somente com tratamento de suporte, eles também podem não se beneficiar ou ter malefícios deste tratamento. Assim, totalizam-se 95% dos pacientes que não se beneficiariam do tratamento com esta medicação, exceto se algum estudo mostrasse que, além de diminuição de sintomas, também evitasse internação ou evolução para o quadro mais grave.

O exemplo de hidroxicloroquina se aplica neste caso? Não, porque o desespero não pode nortear condutas e existe a possibilidade de ocorrerem desfechos não intencionais e, assim, o risco ser maior que o benefício a ser atingido.

Número de casos no mundo hoje, dia 26/05/2020[19]: 5.490.954 de pessoas; 345.962 mortes. No Brasil, 374.898 pacientes acometidos; 23.473 óbitos. Se avaliamos o tratamento de doenças causadas por vírus no mundo, a ciência tem muito pouco resultado bom, importante e benéfico; por isso, qualquer medicação que venha a ter bom resultado não será milagrosa por probabilidade (claro que queremos um milagre assim, mas...).

Publicada em 18/05/2020 a revisão da Associação Brasileira de Medicina Intensiva para os possíveis tratamentos para a Covid-19, vê-se que nenhum deles está recomendado a ser realizado de forma segura e com custo/benefício favorável.

São eles: hidroxicloroquina, corticoides, lopinavir/ritonavir, heparinas em doses de anticoagulação ou profilática em menor dose, antibacterianos

[19] Ainda estamos em curva ascendente, e, no dia 07/06/2020, o total de infectados no mundo inteiro era de 7.063.882, com 404.557 mortes (5,73%). No Brasil, 678.360 casos, com 36.078 mortos (5,31%).

profiláticos, oseltamivir, tocilizumabe. Podemos ver na figura 1 as medicações que têm sido testadas, suas baixas recomendações e seus riscos.

Figura 1[20] – Recomendações da Associação de Medicina Intensiva Brasileira, publicado em 19 de maio de 2020.

SUMÁRIO DAS RECOMENDAÇÕES E DOS SEUS JULGAMENTOS

Intervenção	Benefício[1]	Risco[2]	Custo[3]	Acesso[4]	Evidência[5]	Recomendação
Tratamento farmacológico da COVID-19						
Hidroxicloroquina (ou Cloroquina)	o	++	$	✓✓	++oo baixa	↓ Contra o uso de rotina (fraca)
Hidroxicloroquina (ou Cloroquina) + Azitromicina	o	++	$	✓✓	+ooo muito baixa	↓ Contra o uso de rotina (fraca)
Lopinavir/ritonavir	o	+	$	✓	++oo baixa	↓ Contra o uso de rotina (fraca)
Oseltamivir	o	o	$	✓✓	+ooo muito baixa	↓↓ Contra o uso (forte)
Tocilizumabe	o	+	$$$	✓	+ooo muito baixa	↓ Contra o uso de rotina (fraca)
Glicocorticosteroides	o	++	$	✓✓	+ooo muito baixa	↓ Contra o uso de rotina (fraca)
Heparina em doses de anticoagulação	o	++	$$[6]	✓✓	+ooo muito baixa	↓ Contra o uso de rotina (fraca)
Condições associadas à COVID-19						
Oseltamivir (suspeita de influenza em quadros graves ou fatores de risco)	+	o	$	✓✓	+ooo muito baixa	↑ A favor do uso (fraca)
Heparina em doses de profilaxia (hospitalizados)	+	o	$	✓✓	+ooo muito baixa	↑↑ A favor do uso (forte)
Antibacterianos (profilático)	o	o	$	✓✓	+ooo muito baixa	↓ Contra o uso (fraca)
Antibacterianos (suspeita de infecção bacteriana)	++	o	$	✓✓	Não avaliada	↑↑ A favor do uso

Diretrizes para o Tratamento Farmacológico da COVID-19: AMIB, SBI e SBPT.
Elaboração: 18 de maio de 2020
[1] Benefício clínico – o: pequeno ou negligenciável; +: moderado; ++: importante
[2] Risco – o: pequeno ou negligenciável; +: moderado; ++: importante
[3] Custos diretos – $: custos baixos; $$: custos moderados; $$$: custos elevados. Avaliação qualitativa, considerando sistema público e saúde suplementar, com base em preços aferidos pelo Painel de Preços do Ministério da Economia, Banco de Preços em Saúde, tabela CMED e preços habituais praticados em mercado.
[4] Acesso - ×: indisponível; ✓: disponibilidade limitada no contexto brasileiro, seja do insumo, seja de profissionais com experiência no seu uso; ✓✓: boa disponibilidade no contexto brasileiro
[5] Evidência avaliada de acordo com o GRADE. Níveis de confiança na evidência: ++++ alto; +++o moderado; ++oo baixo; +ooo muito baixo
[6] Para custos, considerada anticoagualção terapêutica com heparina de baixo peso molecular, implicando em maiores custos.

Apesar do alto número de infectados e vários protocolos em andamento, nada ainda foi comprovado que possa ser um tratamento de cura dos pacientes graves.

[20] https://www.amib.org.br/fileadmin/user_upload/amib/2020/maio/19/Diretrizes_para_o_Tratamento_Farmacologico_da_COVID_-_v18mai2020__2_.pdf

A pesquisa, realizada pela Universidade Harvard com 96.032 pacientes internados por causa da Covid-19 em seis continentes, portanto multicêntrico, entre dezembro de 2019 e abril deste ano, mostrou que o uso de cloroquina e hidroxicloroquina no tratamento de pacientes infectados pelo novo coronavírus não traz nenhum benefício.

Além disso, o tratamento estaria associado ao aumento do risco de arritmias cardíacas e de levar os pacientes a óbito. O artigo foi publicado na revista científica *Lancet* em maio de 2020[21].

A hidroxicloroquina, medicação antiga e utilizada com segurança em pacientes para tratamento de malária e de algumas doenças reumatológicas, ganhou ares de um clássico do futebol. Parece um Fla-Flu, um Atlético X Cruzeiro ou um Corinthians X Palmeiras. Uns torcendo a favor e outros contra. Ciência não passa por torcida e sim por experimentação e comprovação matemática, ou por observação na natureza que seja óbvia, como descrito anteriormente.

No dia 26 de maio, a Organização Mundial da Saúde (OMS) suspendeu tratamentos com uso de hidroxicloroquina devido aos riscos envolvidos[22]. O efeito final sobre o dano, benefício ou falta de benefício da medicação será informada assim que as evidências forem analisadas pelo conselho de segurança de dados. Esta revisão analisará os dados do estudo solidariedade[23] [24], mas há também outros estudos sendo realizados neste momento. Espera-se que estes dados estejam publicados em até meados de junho.

Neste momento de epidemia mundial, não podemos prescindir da ciência! Tampouco da fé e da esperança. Como dizia João Paulo II,

[21] https://www.thelancet.com/journals/lancet/article/PIIS0140-6736(20)31180-6/fulltext acessado em 26/05/2020

[22] https://www.thelancet.com/journals/lancet/article/PIIS0140-6736(20)31180-6/fulltext acessado em 26/05/2020

[23] https://www.who.int/emergencies/diseases/novel-coronavirus-2019/question-and-answers-hub/q-a-detail/q-a-hydroxychloroquine-and-covid-19 4

[24] O *Solidarity Trial* é um estudo clínico internacional para ajudar a encontrar um tratamento eficaz para o COVID-19, lançado pela OMS e parceiros. Com base em dados de estudos clínicos e laboratoriais, Remdesivir, Lopinavir/Ritonavir, Lopinavir/Ritonavir com Interferon beta-1a e hidroxicloroquina* foram inicialmente selecionados como opções de tratamento neste estudo trial.

o ser humano é um pássaro que voa com duas asas: uma da fé e a outra da ciência[25].

Se perdemos uma das asas, não podemos voar.

Como estamos vivendo tudo muito rápido e com pressa, as imperfeições e erros ocorrem mais. No dia 3 de junho, a história ganhou um novo capítulo quando a empresa Surgisphere, que forneceu dados para o estudo publicado no *Lancet*, foi questionada por pesquisadores que não participaram do estudo de Harvard.

Como a empresa se negou a abrir os dados para as respectivas auditorias solicitadas pelo *The Lancet* e pelo *New England Journal of Medicine*, os próprios autores dos estudos passaram a questionar a veracidade dos dados. Assim, a revista Lancet lançou uma retratação na quinta-feira, 4 de junho, dizendo: "Com base nesse desenvolvimento, não podemos mais garantir a veracidade das fontes de dados primárias."

Claro que este tipo de situação cria na cabeça das pessoas mais dúvidas e a desconfiança de que possa estar por trás disso algum tipo de "teoria da conspiração".

Mas voltemos ao raciocínio principal: ainda hoje (08 de junho de 2020) não existe qualquer estudo que garanta a eficiência não só da hidroxicloroquina, mas de qualquer medicamento para a cura da doença ou para prevenção de formas graves.

Neste tempo, o atual presidente do país solta uma pérola: *"Quem é de direita toma cloroquina, quem é de esquerda toma tubaína"*.

E um ex-presidente solta outra declaração infeliz: *"Ainda bem que a natureza, contra a vontade da humanidade, criou esse monstro chamado coronavírus, porque esse monstro está permitindo que os cegos enxerguem, que os cegos comecem a enxergar que apenas o Estado é capaz de dar solução a determinadas crises."*

Poderíamos ficar sem ambas as frases. Mas elas retratam um ponto de vista a ser refletido para além da pandemia: o que queremos politicamente? Liberdade de tomarmos nossas decisões assumindo riscos? Ou um estado forte que julga que pode cuidar de nós, sem direito a escolha?

[25] *"A fé e a razão constituem como que as duas asas pelas quais o espírito humano se eleva à contemplação da verdade"*. Esta frase, com que se inicia a encíclica *Fides et ratio,* de João Paulo II, é uma síntese do seu conteúdo central: a questão da verdade, que é a questão fundamental da vida e da história da humanidade.

Tempo de aprendizagens

Elizabeth Costa Dias

Em texto anterior, relatei as experiências e emoções iniciais, desencadeadas pela chegada da pandemia da Covid-19, marcadas por surpresa, incredulidade, confusão e medo. Mas, a partir de meados de abril, vivenciei aprendizagens, que tentarei registrar a seguir.

Confinamento, quarentena ou distanciamento social têm significados distintos, mas, na prática, têm sido usados como sinônimos, em especial quando se consideram as consequências sobre a vida cotidiana das pessoas, que deixam marcas no corpo e no espírito.

Para a maioria de belo-horizontinos, a quarentena começou em 20 de março de 2020. De repente, em uma quinta-feira, as escolas suspenderam as aulas; os serviços públicos e inúmeras atividades privadas, entre elas o comércio, foram interrompidos, exceto o grupo daquelas consideradas essenciais: os serviços de saúde e de segurança pública, os setores de limpeza urbana, transporte, alimentação, entre outros. Assim, tivemos que aprender, à força e rapidamente, a nos relacionarmos de modo diferente com a vida, com as pessoas, com a família e principalmente conosco mesmos.

Desde então, muito tem sido escrito e falado sobre a sensação de solidão, a tristeza das pessoas cerceadas ou aprisionadas no espaço doméstico e submetidas a um grande volume de informações assustadoras: números impactantes de contaminados e mortos, cenas de desespero em hospitais lotados, a espera por respiradores, filas de caixões em enterros coletivos, entre outras, em vários locais do mundo.

No Brasil, a crise sanitária foi agravada por ameaças reais e imaginárias à já combalida economia e por disputas políticas e institucionais que exigem dos cidadãos o exercício continuado de paciência e tolerância e a discriminação entre o que é falso, as *fake news*, e o que é verdadeiro, para orientar a vida a cada dia.

A invasão e o excesso de informações sobre a epidemia, destilados diuturnamente pela mídia e pelas redes sociais, tornaram-se fatores de toxicidade para as pessoas. Um verdadeiro massacre! Pessoalmente, tive e ainda tenho muita dificuldade de impor limites a essa avalanche, muitas vezes tendenciosa, enviesada, ou falsa, de notícias sobre tragédias e atos de heroísmo e solidariedade. Assim, uma aprendizagem importante e, diria, essencial para a saúde mental tem sido a de limitar os tempos e acessos aos noticiários da TV, ao *WhatsApp* e a outras redes de comunicação, o que exige muita disciplina e determinação.

Outra aprendizagem importante está relacionada à modificação dos modos de trabalhar. Considerando a centralidade do trabalho, que regula o cotidiano de nossas vidas e o uso do tempo, mesmo para os não *workaholics,* trabalhar remotamente ou em *home office* acarreta perdas com as quais é difícil conviver ou se adaptar. Ainda que nos poupe do incômodo de deslocamentos em um trânsito caótico nos grandes centros, ficamos privados da convivência e da interação social, geralmente prazerosa, com os colegas. Simultaneamente, fomos absorvidos por tarefas de reprodução da vida, de cuidado com a casa, com os filhos e a alimentação, pois nossas auxiliares – privilégio de que desfrutam ainda muitos brasileiros – também ficaram retidas em casa. Não foi e nem está sendo fácil...

Gradualmente, a tecnologia ajudou a recompor parte das perdas e a manter contato com as pessoas. O encontro com filhos, netos, amigos e colegas passou a ser mediado pelo telefone e por plataformas digitais, em reuniões de trabalho, família e celebrações virtuais, algo novo para muitos de nós. E ficamos felizes com essa possibilidade, especialmente porque o período coincidiu com datas em que, por tradição, sempre estivemos próximos, como a Semana Santa, a Páscoa e o dia das Mães.

Mas mesmo com tantas novidades, ficamos com um tempo livre a preencher e inventamos atividades. Começamos organizando a casa, os livros, as fotos, descobrindo tesouros há muito guardados e esquecidos. Algumas emoções despertadas foram bem significativas, pedaços de vida sem volta.

A reclusão forçada permitiu também a experiência de diminuir o consumo de supérfluos, alimentando inquietações e questionamentos de movimentos sociais quanto ao estilo de vida das modernas sociedades capitalistas e propondo formas mais simples de viver e consumir, para diminuir nossa pegada ecológica, a poluição e a produção de resíduos. Interessante perceber que passamos semanas adquirindo apenas o essencial, pelo menos os que não têm o hábito de comprar pela *internet*, e não sentimos falta.

Voltando ao isolamento social, a vivência da solitude também foi uma aprendizagem significativa nesse período. A satisfação de estar consigo e o desenvolvimento de novos hábitos, como a meditação e a oração buscando paz interior, na adversidade. A leitura do livro *Solidão-Solitude: passagens femininas do estado civil ao território da alma,* de autoria de Luci Helena Baraldo Mansur, contribuiu para o aprofundamento nesse tema e o recomendo aos interessados.

Experiências novas vieram da participação em inúmeras reuniões virtuais, debates, grupos de trabalho e atividades assemelhadas, envolvendo o tema da saúde dos trabalhadores, em especial dos trabalhadores de saúde. Acho que há muito tempo não trabalhava tanto!

As reuniões científicas virtuais organizadas pela Academia Mineira de Medicina sobre a Covid-19 trouxeram novos conhecimentos e a discussão de temas polêmicos, envolvendo aspectos fisiopatológicos, epidemiológicos, o manejo clínico dos pacientes, a gestão do sistema público e privado de saúde, a proteção dos trabalhadores.

Pessoalmente vivi ou revivi uma explosão de curiosidade, de vontade de estudar e conhecer mais sobre a Covid-19, que há muito não experimentava. Apesar de estar completando 50 anos de formatura em Medicina na UFMG, incorporei a aluna fascinada, cheia de perguntas sobre a doença. Voltei no tempo movida pela vontade de saber mais, pelo prazer de aprender, uma vez que a possibilidade real de uso desse conhecimento é restrita. Vontade de conhecer a complexa fisiopatologia do vírus, suas expressões clínicas, critérios de diagnóstico e alternativas terapêuticas, as controvérsias e opiniões atravessadas por crendices e interesses econômicos. Muitas perguntas e ainda poucas respostas: qual o papel do médico e das equipes da saúde? Aspectos gerenciais: o que é melhor, investir em respiradores ou na capacitação das equipes da atenção básica? Como de fato proteger as pessoas? O que é melhor para o paciente? O que é inócuo ou perigoso? Como a doença se expressa no Brasil, tão diverso?

A grande participação dos colegas nessas reuniões faz pensar que médico é mesmo um bicho esquisito, movido por paixões e desejos que não se perdem nunca. Afinal, é o desejo que dá sentido à vida.

Finalizando, compartilho um acontecimento que, de certa forma, resume um pouco das aprendizagens nesse período. Em meados de maio, uma forte dor abdominal levou-me aos cuidados competentes do colega e acadêmico Dr. Domingos André Drumond, que propôs uma cirurgia para retirada da vesícula. Minha primeira reação foi de pânico. Como, em meio à epidemia, entrar no hospital e me deixar operar? Não seria mais prudente fazê-lo em um cenário pós-Covid-19? Mas a confiança no médico serenou meus mais profundos medos e, após o procedimento, muito bem-sucedido, sou grata pelos cuidados e a confiança que me inspirou.

No seu livro, *Uma aprendizagem ou O livro dos Prazeres*, Clarice Lispector conta a história de Lóri e Ulisses, ambos professores, empenhados no aprendizado de si, do outro e do mundo, na fascinante aventura do autoconhecimento. Dele tomei emprestado um pedacinho do título e do olhar feminino da autora sobre a vida. Destaco o trecho, na página 33, que diz: ... *uma das coisas que aprendi é que se deve viver apesar de. Apesar de, se deve comer. Apesar de, se deve amar. Apesar de, se deve morrer. Inclusive, muitas vezes é o próprio apesar de que nos empurra para frente.*

Sigamos em frente; apesar da Covid-19, a vida continua...

(Sobre)viver em meio à pandemia de Covid-19

Érika de Oliveira Santos

No momento em que escrevo este capítulo, estou afastada das minhas atividades laborativas por suspeita de Covid-19 e longe daqueles a quem amo e que se traduzem como minhas bases nesta vida terrena.

As polêmicas sobre as medicações de tratamento e profilaxia fazem parte agora da minha história, pois, já em *spoiler* para este capítulo, endosso a estatística de pessoas que utilizaram a ivermectina em caráter profilático, mas esta é apenas uma pequena parte desta história. Soma-se a isto o quadrimestre que estou afastada do meu esposo, porque, por fazer parte do grupo de risco, optamos por estar em casas separadas fisicamente. Outra forma de conexão transcendente e quântica se institui para trazer paz aos dias que não têm sido fáceis...

A pandemia hoje é uma realidade e contra fatos não há argumentos! A Organização Mundial da Saúde (OMS) declarou, em 30 de janeiro de 2020, que o surto da doença causada pelo novo coronavírus (Covid-19) constituiu uma Emergência de Saúde Pública de Importância Internacional – o mais alto nível de alerta, culminando, em 11 de março de 2020, com a caracterização, pela OMS, de uma pandemia.

Quando iniciei a escrita do primeiro capítulo desta trilogia, a pergunta mais ouvida era "quando vamos atingir o pico da curva e esse pico realmente tem chance de existir?" Amigos, parentes e pessoas próximas sempre me indagavam em busca de uma informação real e não midiática.

Naquela época, ainda gozávamos da prerrogativa de ter hospitais com uma baixa taxa de ocupação, as unidades de pronto atendimento, que são a principal porta de recebimento das urgências, estavam vazias e entre nós profissionais de saúde, outra pergunta ressoava: "Para onde foram todos aqueles pacientes que lotavam as portas de urgência?"

Curiosamente, os hospitais estavam de fato vazios, cena que, nestes meus vinte e dois anos de profissão, confesso nunca ter visto de maneira tão aclarada. Na televisão, ouvíamos discursos políticos inflamados, sobre a necessidade ou a possibilidade de que a população agisse como fiscal dos estabelecimentos assistenciais de saúde e verificasse dentro dos hospitais se realmente existiam leitos ocupados ou não.

A capacitação das equipes neste período crítico para os procedimentos de paramentação e desparamentação foi otimizada, pois tínhamos tempo para reunir os profissionais e treiná-los em práticas que, embora já façam parte da nossa realidade, ganhavam outra conotação, outro "porquê", diretamente relacionado com viver ou morrer pelo risco iminente de ser contaminado.

No entanto, algo me chamou a atenção, ao conversar com meus colegas de profissão. Médicos, enfermeiros, técnicos em enfermagem, psicólogos, auxiliares de serviços gerais, nutricionistas e técnicos de apoio, condutores de veículos de emergência, seguranças, equipes de apoio em infraestrutura, farmacêuticos, fisioterapeutas, assistentes sociais, terapeutas ocupacionais e tantos outros, em uníssono, relatavam, para além do medo da contaminação, o pânico, às vezes acompanhado de lágrimas, quando o risco de contaminação se estendia à família.

Nas instituições, ainda podíamos nos "aglomerar" para efetivar as capacitações e tantas outras atividades corriqueiras no dia a dia. A mídia expunha a realidade em outros continentes, com uso maciço de máscaras e, sinceramente, nunca acreditei que estaríamos na situação em que nos encontramos hoje. De maneira sorrateira, ela chegou e se instalou, mudando toda a nossa rotina. Os refeitórios tiveram que rever seus horários e ocupações, nas áreas destinadas ao descanso de profissionais as distâncias entre os dormitórios foram revistas, além de se buscar uma separação efetiva de equipes que possuíam contato direto com pacientes em caso suspeito ou confirmado.

Lembro, neste contexto, de uma colega relatar que na televisão era muito bonito ser super-herói, mas que, na prática, "não tinha graça", pois, mesmo os colegas, agora já não gostariam de permanecer no mesmo espaço físico.

As reflexões, assim, iam brotando em quantidade e velocidade exponenciais; afinal de contas, a gratidão e a compaixão, manifestas no movimento "fique em casa", o medo, o desespero, o egoísmo e tantos outros sentimentos entendidos como menos nobres, também fazem parte em definitivo da natureza humana.

Sobrevivemos e ainda presenciamos a polêmica criada em torno da hidroxicloroquina, uma medicação utilizada no país, em linhas gerais, para curar sintomas da malária e que chegou a ser considerada por alguns médicos e pesquisadores como a única esperança de tratamento para a Covid-19, com base em estudos preliminares.

No entanto, parafraseando Carlos Drummond de Andrade, e considerando o avanço das testagens relacionadas a esta medicação, no meio do caminho tinha uma pedra que ainda não havia sido percebida e recebeu o nome de "*The Lancet*", que publicou uma pesquisa informando os riscos do uso desta medicação, incluindo um aumento nas chances de mortalidade, levando a Organização Mundial de Saúde a suspender as testagens em andamento e, entre idas e vindas, tal polêmica ainda divide os especialistas.

A questão é o que isso teve a ver diretamente conosco e o quanto influenciou nossas relações pelo extremismo muitas vezes exacerbado, nas acusações ou defesas associadas a terapêutica e propedêuticas, sem considerar muitas vezes o ponto mais importante, as vidas que se foram neste desproporcional movimento.

As manifestações nos grupos de WhatsApp e nas atividades laborativas tomaram um tom de discurso muito mais político, em meu entendimento, do que assistencialista, como se a pandemia escolhesse um lado, um partido ou um bode expiatório, que tenha acertado ou errado em suas previsões.

Enquanto isso, vivíamos a angústia das discussões sobre o plano de abertura do comércio e o risco real do aumento do número de casos; cada reportagem assistida refletia em um aperto no coração; a ideia era entender quanto iriamos "pagar para ver" a resiliência do sistema de saúde, o potencial de infectividade do vírus em questão e o movimento da curva de mortalidade.

Uma correria frenética inicia-se, assim, nos estabelecimentos de saúde, para contabilizar todos os recursos disponíveis, entre materiais, equipamentos, espaços físicos, dentre outros itens, e outra vez surge um fator novo: quem seriam os profissionais que fariam parte do grupo de risco em exposição laborativa e, por este motivo, teriam que ser preventivamente afastados.

Os dias se seguem e são versões e versões de documentos que são atualizados a cada dia, com profissionais hipertensos, diabéticos, obesos mórbidos, sendo necessária a definição de se estes experimentariam esta nova modalidade de trabalho telemonitorado, se estariam em gozo de férias ou outra forma legal de preservá-los, mantendo sua força de trabalho.

Neste ínterim, são noticiados os primeiros casos positivos nas instituições em que trabalho e uma mistura de sentimentos toma o mais profundo da minha alma. Até então, havia sido designada para capacitar os profissionais em como colocar e retirar as vestimentas necessárias para proteção contra o vírus e confesso que, na hora, avaliei ser grande demais a responsabilidade, pois nunca havia realizado esta tarefa.

No impulso e com muita vontade de que lográssemos êxito nesta missão, realizei treinamentos com profissionais capacitados e mergulhei em vídeos e evidências científicas que se aproximassem desta situação, nunca vivida pela humanidade.

Assim, a cada dia que se passava, colocava em minhas mãos meu *kit* de treinamento e ganhava os corredores do hospital, de dia, nas madrugadas, fins de semana, feriados, enfim, rompemos as barreiras do que era habitual para nós nos rotineiros plantões.

Na escrita deste texto, me recordo de, após permanecer no hospital para treinar a equipe do plantão noturno e estar retornando para casa, já passada a uma hora da manhã, no anel rodoviário, uma via de alta velocidade, senti o sono a tentar me roubar a consciência. O cansaço era tamanho que, em meu interior, estremeci e então parei em um posto de gasolina. Dormi algo próximo de 15 minutos, para retomar o caminho para casa.

Foram mais de 1.200 profissionais capacitados em paramentação e desparamentação, com muita responsabilidade e cientes de que esta ação poderia significar a diferença entre ser ou não contaminado durante as atividades laborativas. Na alma, um misto de gratidão, euforia e medo.

E por falar em alma, este tempo me fez refletir, e muito, sobre minha espiritualidade.

Ao concluir este relato, nos encontramos realizando capacitações, agora para as equipes que assistem os pacientes graves, pois foi necessária a ampliação de leitos de CTI. Um novo desafio, sempre guiado por uma força maior e plena.

Gostaria de registrar aqui neste parágrafo a saudade de estar com meu esposo. Completamos exatos 04 meses em afastamento físico, pelo risco iminente de contaminação. No momento, me encontro afastada e em três dias realizarei o teste para detecção ou não de Covid-19, mas o resultado já é tema para o próximo capítulo!

O mal é espalhafatoso. O bem é silencioso

Flávia Pinheiro Machado

Após 75 dias de distância e tantos acontecimentos, encontraria, finalmente, meu marido, ainda que só por dois dias (período em que celebraríamos o adiado casamento do Felipe), não sem antes nós dois sermos submetidos aos testes para Covid, exigência da empresa, que tanto o meu quanto o dele deram negativo.

Dois dias depois do exame rápido, meu marido sentiu dores no corpo e cansaço durante o voo de volta para Vitória (alguns dias depois perdeu o olfato, mas ficou só nisso e o mesmo aconteceu com meu filho, Marcelo, alguns dias depois).

Três dias depois do meu teste rápido não reagente, no dia primeiro de junho, um dia depois de o Virgílio sentir cansaço e dores nas costas, foi minha vez de apresentar sintomas. Meu corpo começou a ficar ruim e me deitei. De tarde, uma diarreia estranha. Já acordei no dia seguinte com a sensação de ter sido atropelada por 50 carretas, febre, uma dor de cabeça e dores nas costas insuportáveis, um mal estar horroroso.

Dois dias depois, não tolerando mais os enjoos e as dores, sem conseguir comer e nem beber, fui para o PA do hospital (dirigindo, como expor o motorista do aplicativo ou um familiar a isso?), área só de suspeitíssimos. Em menos de 60 minutos, já com a equipe avisada da minha chegada, fui atendida pela Clínica Médica, fiz PCR, exames de sangue, raio X do pulmão e me consultei com otorrino, pois a garganta estava péssima. Depois do soro no Pronto Atendimento (ainda bem, vazio), a médica falou que o hemograma mostrava quadro viral. Ela ainda não sabia qual, mas suspeitava fortemente.

Voltei para casa. Primeira providência: avisar síndica e vizinhos da suspeita. Pensei nas faxineiras recolhendo meu lixo, na vizinha de porta, demenciada, tão bem olhada pela família e cuidadoras, nos vizinhos não tão idosos e outros com crianças pequenas. Não poderia sonegar essa informação. Moro em condomínio com 277 apartamentos. Eu era a primeira suspeita. Meu marido, o segundo, meu filho caçula, o terceiro, todos nós depois com quadros confirmados pelo PCR, 4 a 5 dias depois do início dos sintomas.

Iniciamos o isolamento como recomendado, mesmo antes da confirmação. Meu marido, no início, ficou um pouco reticente, com medo de sofrermos alguma discriminação, mas essa parte eu volto no fim, justificando o título desse relato. Passava os dias deitada, sozinha, gemendo de dor, sem conseguir comer nem beber, com calor e frio ao mesmo tempo e com uma febre baixa. Não tinha ânimo para ligar a TV, o computador, ver um filme. Não conseguia andar do quarto para a sala sem um *pit stop*. Marcelo ficou em seu quarto isolado (não muito diferente da rotina e do usual para os pares da mesma idade) e Frida, nossa pastora, solidária, ao nosso lado. Sentia-me cansada, mas respirava que era uma beleza!

Dois dias depois, sem forças, pego carro e volto para o hospital. Soro novamente e atendimento da Clínica Médica. Fui para casa do mesmo jeito que entrei. Dois dias depois, já com desidratação mais grave, voltei ao hospital. Tudo era tão rápido! Soro novamente (só descobri que o nausedron não faz nenhum efeito para mim dez dias depois, aff!).

48 horas após a terceira ida ao PA, comecei com muita falta de ar. Quem já teve, imagino, sabe bem o que é. Afogar no seco é a melhor descrição. Suportei quase 20 longas horas de tosse ininterrupta e pensei: agora vou morrer. Pego carro novamente e aviso ao meu filho: estou indo para o hospital. Ao chegar, já era íntima do manobrista (não entrava no carro, só orientava onde parar), que me reconheceu na entrada, e da enfermeira do PA, Camila, anjo. Fui prontamente atendida, mas o ar me faltava, tossi a consulta inteira e, sem exames ainda, só na ausculta pulmonar, a médica falou: vou te internar, você precisa de suporte respiratório com urgência. Fiz novo raio X e gasometria (3 tentativas, o que me deixou traumatizada, pelo tanto que dói, e com marcas roxas até hoje). Primeira coisa que me veio à cabeça: Marcelo vai ficar sozinho em casa doente? Sim. Ele teve que ficar. A segunda coisa que me ocorreu

foi sobre como minha família iria lidar com essa notícia. Tenho zero ansiedade, mas outro terrível pensamento me invadia. Não posso morrer. Meus filhos enterraram o pai há tão pouco tempo!

Fui para o andar dos "Covidados" e não mais saí do quarto. Vi na prancheta o nome do meu médico. Fiquei tranquila. Já conhecia a competência. A equipe dele me olhava todo dia, toda hora. Um detalhe: todos os médicos que entraram no quarto eram jovens demais (e fantásticos), mas sabia que tudo era reportado ao meu médico e por ele para meus pais, marido, direção e toda a família. Não cheguei a conhecê-lo. Os donos do hospital acompanhavam tudo de perto e me ligavam no quarto. Sempre muito amorosos e atentos. As pessoas mais velhas que vi no quarto eram as faxineiras. Não parava de pensar no sofrimento daqueles que, como eu, necessitavam de ajuda, mas não estavam tendo o mesmo privilégio. Como isso me machucava!

Assim passei 5 dias, em companhia apenas do celular e de inúmeras mensagens, chamadas de vídeo com meu marido e com a família e sacolas que iam chegando, levadas até a portaria do hospital por outra amada irmã, em uma mistura de ideias geniais como *delivery* e serviço secreto de informações. Morri de dó quando soube que meus pais rezavam de joelhos e uma sobrinha médica fazia companhia a eles. Mesmo assim, eles tinham forças para providenciar o que fosse necessário.

Essa doença é estranha demais. Você fica péssima, amedrontada, tem que se cuidar e se virar em um quarto sozinha e tem a sensação de ser um perigo para os outros, especialmente os mais próximos. Meus dois maiores sofrimentos: quando chegava o fisioterapeuta respiratório (porque era o único que me fazia levantar da cama para abrir a porta) e quando chegava comida e eu, coitada, sem ar, tinha que me levantar para jogar a comida anterior fora. As dedicadas faxineiras e enfermeiras não tinham autorização para tocar na comida que eu tinha tocado (na verdade, o que chegava era descartado do mesmo jeito, pois não conseguia comer nada), mas levantar-me da cama para jogar a comida no lixo e abrir a porta para o fisioterapeuta correspondiam a correr duas maratonas naqueles dias. Foi engraçado receber WhatsApp das mais variadas pessoas sobre o que eu estava usando de medicação. Cloroquina? Antibiótico? Vermífugo?

O enjoo era persistente, assim como a dor de cabeça e as dores nas costas, que eu tentava amenizar deixando a água quente cair por um bom tempo no banho, sentada. A respiração estava melhor e falei para a médica: chance zero de eu ter alguma melhora do enjoo com essa comida que não tenho hábito de comer. Sou *fit*, quase uma Bela Gil. Sem estar muito convencida, mas acreditando que a pneumonia estava cedendo e o meu maior incômodo nos últimos dias era mesmo o enjoo, a equipe me deu alta. Assim que recolhi meus pertences do quarto, entrou uma funcionária toda paramentada, com um galão nas costas, um equipamento para desinfetar o quarto, assim pensei. Ela me acompanhou durante todo o meu trajeto até o estacionamento e só desgrudou quando entrei no meu carro, deixado no hospital por minha irmã.

Não quis que ninguém me buscasse. Ainda poderia contaminar alguém e não queria para os outros o mesmo que passei. Não era muito difícil convencer as pessoas disso. A mesma irmã já estava a postos para registrar a minha saída do hospital, obviamente à distância. A funcionária que desinfetava apareceu na foto a poucos metros de mim e fez sua estreia no grupo de WhatsApp da família. Foi maravilhoso ver a rua novamente, chegar em casa (bem caótica, por sinal), ver Marcelo recuperado, poder ver o Felipe, mesmo a distância, e a Frida bem de perto. Sensação de vitória novamente, a mesma que tive quando voltei da casa de Macacos com meus filhos.

Esse vírus não nos larga facilmente e o pós-covid é igualmente penoso. Perdi muito peso, me sentia cansada, fraca e ainda tossia. Três dias após a alta fui a uma pneumologista e fiz tomografia do tórax (o MaterDei já estava bem mais cheio e adivinha quem me acompanhou durante toda a minha estada no hospital: ela mesma, a funcionária com galão nas costas) com melhora em relação ao raio X anterior e confirmação da pneumonia da covid, mas ela achou mais prudente iniciar antibiótico e corticoide. Finalmente, consegui me sentir melhor depois de alguns dias e acho que o pior passou. Ainda estou me recuperando.

Voltando ao título, nesse período de tanto sofrimento e solidão física, espiritual hora nenhuma, eu descobri o melhor do ser humano. Não houve um único dia em que eu não tenha recebido de amigos, família, vizinhos, funcionários do condomínio e até desconhecidos, um bilhete amoroso deixado debaixo da porta, uma oração, uma flor, uma pajelança, um santinho, uma oferenda, uma carta, um bolo, pastéis, tortas, as mais variadas sopas, suplementos nutricionais, *brownies*, sorvetes, cafés da manhã e o *hit* da temporada: canjica e canja. Os funcionários do condomínio colocaram um banquinho aqui na porta e tudo que chegava era colocado nele. Ainda hoje, dias após a alta, continuo sendo muito mimada. E agradecida por todos e por tudo, mas ainda sem me desligar dos que penam por aí à procura de ajuda médica e hospitalar e dos que não podem ficar isolados.

Sempre me pergunto por que eu, tão saudável, sem nenhum problema de saúde, tão cuidadosa, pude ser contaminada de forma tão grave. Respeitei tudo o que foi recomendado e continuo respeitando. Penso que esse covid me pegou pelo pé devido ao momento de muita fragilidade emocional. Com certeza, isso contribuiu. Mas está passando. Estou provavelmente imune e agora é ganhar um peso. Isso para mulheres, não é necessariamente um efeito adverso (para total desgosto do meu marido) e prometi a ele que vou recuperar!

Essas coisas já não me importam mais. Estou entorpecida pela beleza da vida, pela solidariedade, presteza e gentileza que descobri nos seres humanos que me rodeiam e que foram fundamentais nessa fase tão difícil.

O mal é só espalhafatoso!

A propósito: na volta do hospital, a geladeira queimou de vez. Aff! Nem liguei!

Meus pais compraram uma novinha para mim, que obviamente não chegou ainda. Depois de tudo o que passei, me importar com isso? A máquina de lavar cheia de gelo está quebrando o galho muito bem!

Entre verdades e mentiras: o desamparo que nos habita

Gisèle de Mattos Brito

> *"Querem que vos ensine o modo de chegar à ciência verdadeira? Aquilo que se sabe, saber que se sabe; aquilo que não se sabe, saber que não se sabe; na verdade é este o saber."* Confúcio

No passado, observando os mitos, as narrativas, as tragédias gregas, qualquer calamidade que houvesse, fosse ela ficcional ou uma peste, era entendida como um castigo dos deuses ou de um Deus. O homem teria cometido uma desmedida e estaria sendo punido por isso. A própria Igreja contribuiu para essa crença com a ideia de que estaríamos sempre cometendo pecados e deveríamos expiar nossa culpa, sofrendo diante dessas calamidades. O papa Clemente VI, no auge da epidemia da Peste Negra, pediu aos fiéis para irem a Roma rezar e suplicar por piedade ao Senhor.

Se tomarmos o mito da Torre de Babel, na Babilônia, segundo o Antigo Testamento (Gênesis 11,1-9), os descendentes de Noé construíram uma torre, pois queriam ser, como os deuses, eternos. A torre teria que ser muito alta para alcançar o céu; então Deus os castigou de forma a colocá-los falando línguas diferentes, para que não se entendessem. Babel, em hebraico, significa confusão. Deus os confundiu e os distribuiu por todos os cantos da terra.

No mito de Édipo, deparamo-nos com a mesma matriz: Tebas teria sido assolada pela peste, por meio da Esfinge, como castigo enviado por Hera para punir Laio. Este teria seduzido Crisipo, filho de Pélops.

Crisipo suicida quando é descoberto em sua homossexualidade. Édipo decifra a Esfinge e liberta Tebas da peste.

A História nos ensinou que o homem, na Antiguidade, quando se deparava com algo desconhecido, frente ao desamparo, atribuía-o ao sobrenatural. Num certo sentido, a humanidade veio lutando, ao longo do tempo, para se libertar dessa ideia de castigo; entretanto, isso não é totalmente possível, pois os mitos são matrizes de nossos pensamentos. Eles contêm verdades de nossa realidade psíquica, constituída a partir de fantasias de assassinato, fantasias edípicas, fantasias de tomar o lugar dos pais. Ou seja, colocamos fora aquilo que sentimos dentro de nós. Somos carregados de culpas, expiações e lutamos para suportar o não saber. Aí está nosso desamparo.

Hoje em dia, por um lado, frente às calamidades, procuramos pensar e buscar entender como estamos vivendo, se não estaríamos desrespeitando a natureza, comendo animais silvestres, dentre tantos comportamentos transgressores. Buscamos nossas responsabilidades, não mais associamos as calamidades ao castigo dos deuses. Por outro lado, guardadas as diferenças, semelhante à confusão instaurada pela ambição desmedida do homem, em sua onipotência arrogante, como no mito de Babel, continuamos a colocar fora de nós as ameaças, os perigos, o medo de ser excluído e a luta pelo poder.

Em pleno século XXI, com todos os meios disponíveis para obtermos informações, não sabemos mais no que acreditar. O que é *fake*? O que é fato? Vivemos em nosso país um ataque sistemático à verdade. Pesquisas são manipuladas, dados são distorcidos. Tal atitude está gerando grande confusão e desinformação.

Minha impressão é a de que conseguimos transformar uma crise sanitária em uma guerra de posições ideológicas radicais, em nosso país. Vejamos o uso distorcido que está sendo feito, neste momento, entre os dados da ciência e a posição econômica e política, em total discordância com a pesquisa consistente no âmbito da saúde. Recebemos todo tipo de informações, algumas completamente opostas; uns culpam a imprensa; outros, o gabinete do ódio, além dos que afirmam que há um exagero nos números para justificar a corrupção. Deixamos de atribuir aos deuses a culpa, mas encontramos o inimigo em outro continente. Há vozes que afirmam ser o vírus uma fabricação chinesa de laboratório para dominar o mundo. E há quem queira ser o Salvador, oferecendo medicamento milagroso para evitar a necessidade de isolamento social. Estamos em meio a uma pandemia que foi transformada em uma guerra política e alimentada por uma luta pelo poder.

Como lidar com a realidade, com a pandemia, com a verdade? Se acompanharmos Aristóteles, segundo o qual *a única verdade é a realidade,* como mantê-la viva? Um drama, a verdade busca ser apagada e a realidade, distorcida.

A pergunta sobre a qual quero refletir é: por que o ser humano precisa se afastar da verdade? Ou ainda, negá-la? Quais são as bases que sustentam a necessidade da mentira? E qual a relação com o sentimento de desamparo, vulnerabilidade e precariedade do ser humano?

Aprendemos, com a Psicanálise, que a onipotência, a arrogância são defesas contra o sentimento de desamparo, de vulnerabilidade. A pessoa, frente àquilo que não conhece, sente medo, ou, por uma ambição desmedida, procura, muitas vezes, escapar do sentimento de impotência, do não saber, buscando ser muito potente; mais do isso, todo-poderosa, invulnerável. Ou seja, a vivência de precariedade, vulnerabilidade é confundida com fraqueza, incapacidade, ou ainda é negada e transformada em onipotência arrogante, desprezando a verdade. Fica-se com a falsa ilusão de segurança, mas o que a sustenta não é uma vivência sólida, consistente, e sim uma ideia irreal, falsa em relação à realidade. É *fake* e não fato e, a cada momento, a pessoa precisa inventar mais e mais mentiras para sustentar a falácia, acreditando na própria inverdade. Minha impressão é que as bases que sustentam a necessidade de mentir estão ligadas ao desejo de controle e dominação, a busca pelo poder.

Quando a pessoa encontra condições internas para perceber e conter o sentimento de vulnerabilidade, de desamparo, por um lado, e uma boa capacidade de amar e respeitar a verdade, por outro, ela pode se manter em contato com ela e consigo mesma. Então, se podemos aceitar a realidade, só nos resta pensar que somos precários, temos uma finitude e não sabemos quando ela chegará. Diante desta pandemia, podemos constatar que essa finitude está em nosso caminho e, por mais que cuidemos, somos suscetíveis a ela. Nesse sentido, como bem me apontou um amigo, esse vírus, como nós mesmos, talvez só esteja procurando resistir, como todos os animais, e o faz não por ódio, mas pela necessidade de sobrevivência, e nos coloca frente à realidade de que não somos senhores do mundo e não seremos reverenciados por isso.

O que podemos fazer é ter a humildade de reconhecer nossa fragilidade. Cercarmo-nos de amor e verdade, elegendo uma vida viva, em movimento. Aí está nossa saúde mental! Podermos valorizar cada dia de nossas vidas e procurar produzir, sonhar, realizar. Não há como definirmos o futuro, nem nossa finitude. Tenho para mim que essa luta entre arrogância e humildade, verdades e mentiras, não vai passar, não vai cessar ou se resolver para todo o sempre; porque essa constatação é do humano, faz parte de nosso funcionamento psíquico. Não aconteceu após a Peste Negra, a Gripe Espanhola, a Primeira e a Segunda Guerras Mundiais... E não foi por falta de desgraças e mortes. Essa luta está no ser humano; mas, enquanto houver luta, já é alguma coisa, há chance de a verdade e do bom prevalecerem. Insustentável é quando a arrogância não deixa espaço pra ela.

Conversando com uma amiga, ela me falava sobre Ulisses, o quanto ele era arrogante; enfrentou Polifemo, furou o olho dele e saiu zombando. Poseidon, deus do mar, o puniu por ter ousado desrespeitar o Gigante e, como castigo, fez com que vagasse durante dez anos pelos mares, depois da guerra, para expiar sua culpa. Foi um longo aprendizado, que lhe permitiu humanizar-se, ao encontrar as Sereias. Pediu que colocassem cera no ouvido de seus marinheiros, enquanto exigia que o deixassem de ouvidos abertos, mas que o amarrassem, pois não sabia se poderia conseguir sustentar, não se entregar. Aí ele se humaniza!

Pensando nessa miríade de vivências entre arrogância, desamparo, verdade, mentiras, vulnerabilidades, aprendizado e toda humanidade que nos habita, recordamos *Ulisses*, de James Joyce. A narrativa dialoga com *Ulisses,* de Homero. O texto contemporâneo se centra em um dia da vida do protagonista, contendo o que ele pensou em nível consciente e, em estrutura profunda, tudo que se foi constituindo em seu inconsciente naquele espaço de tempo. O que fica como um grande aprendizado é refletir sobre o que podemos fazer a cada dia. Ao invés de ficarmos presos a quanto tempo temos de vida, se vamos ou não morrer com este coronavírus, o que podemos fazer? Semelhantemente ao personagem de James Joyce, podemos olhar para dentro de nós mesmos e descobrir o que de melhor podemos criar, produzir.

Um repórter teria perguntado a James Joyce o que ele fez durante a guerra, ao que ele respondeu: eu escrevi. E você?

Essa é a grande pergunta: o que fazemos durante uma catástrofe? Uma calamidade? O que fazemos do nosso tempo? Você tem conseguido produzir? O que você fez?

Termino essa reflexão com Clarice Lispector, quando nos ajuda a perceber o valor de nosso percurso existencial e a importância de podermos vivê-lo de olhos abertos!

"Agora eu conheço esse grande susto de estar viva, tendo como único amparo exatamente o desamparo de estar viva. De estar viva – senti – terei que fazer o meu motivo e tema. Com delicada curiosidade, atenta à fome e à própria atenção, passei então a comer delicadamente viva os pedaços de pão."

Sigo confiante de que a verdade importa! E buscar me aproximar dela me fortalece, enriquece-me em meu desamparo...

Nóis é!

Jair Raso

Diz um dito popular que notícia ruim corre rápido. Sempre fui intrigado com esse comportamento de pessoas que parecem se deliciar quando são arautos de más notícias. Ou de fofocas.

Dar notícias hoje nas redes sociais virou febre, que eu chamo de "jornalite", uma doença contagiosa que transforma qualquer cidadão em jornalista. Pior que isso, um mau jornalista a serviço do mau jornalismo. Quando não cria falsos conteúdos, a doença é capaz de provocar uma compulsão que leva o sujeito a espalhar notícias sem se dar ao trabalho sequer de saber se são verdadeiras.

Praticamente todos, a qualquer hora, podem produzir conteúdo de informação e o fazem em volume e velocidade expressivos. Isso sem falar em opiniões sobre qualquer assunto.

Infelizmente, para quem quer se informar, a notícia não é boa: grande parte do que circula nas redes eletrônicas tem o objetivo de espalhar mentiras.

Quando o objetivo dessas mentiras é vender um produto, seja um sabonete, um cigarro ou um político, já estamos acostumados: quanto mais emoção, maior a venda. O desprezo à razão é quase garantia de sucesso nesse tipo de venda.

Quando a informação é sobre saúde, infelizmente a mentira também prevalece e pode causar muito dano. Além da mentira, as meias verdades travestidas de ciência são ameaça constante.

Um cientista francês, Didier Raoult, sacudiu o mundo alardeando que a hidroxicloroquina associada à azitromicina seria a resposta simples para tratar de maneira eficaz o coronavírus. Em vídeo no YouTube, declarava: Coronavírus: *game over*! A personalidade narcisista do controverso pesquisador francês conquistou Donald Trump e Jair Bolsonaro, que passaram a ser garotos-propaganda do tratamento. A comoção diante das mortes e do colapso nos sistemas de saúde foi terreno fértil para essa mentira, ou meia verdade.

Apelando para a razão, a comunidade científica alertava sobre as evidências fracas sobre este tratamento. Afinal, a maior parte dos infectados por coronavírus vai sarar sem tratamento algum. E, em estudos com melhor desenho, a associação medicamentosa proposta pelo francês não se mostrou tão eficaz. Com o passar do tempo, até mesmo Raoult mudou seu discurso, ao analisar os resultados de sua própria pesquisa, agora aplicada a um número maior de pacientes.

O caminho da ciência tem início na dúvida em busca da certeza. Didier Raoult fez o caminho inverso. Entre o passar de sua certeza para a dúvida, milhares de pessoas em todo o mundo já haviam tomado a medicação.

A Organização Mundial de Saúde e outras entidades médicas não foram bem-sucedidas no papel que lhes caberia: propor de maneira tempestiva e confiável estratégias para se evitar o alastramento da doença.

O vácuo provocado pela ciência médica e suas entidades representativas foi rapidamente ocupado pelos políticos. No Brasil, a caneta do gestor querendo substituir a do médico foi responsável pela saída de dois ministros da saúde: Luiz Mandetta e Nelson Teich. Como o desejo do governo era prescrever cloroquina na marra, o jeito foi colocar um general à frente do Ministério da Saúde. Quando um general manda, todo e qualquer soldado obedece, sem discussão.

As notícias falsas, plantadas até mesmo por governos e espalhadas por robôs, não param de surgir. Algumas bizarras, outras racistas. Poucas são bem-intencionadas. Por trás de várias delas há interesses financeiros ou políticos.

A pandemia inspirou muitos exemplos: a China teria produzido o vírus em laboratório para vender respiradores, EPI's e testes diagnósticos; contêineres repletos de máscaras de proteção contaminadas com o coronavírus foram enviados para o Brasil; o vírus se propagava pela internet, especialmente pela banda 5G.

Mas nada se iguala à pletora de postagens sugerindo os mais diversos tratamentos para doença, todos inócuos: óleo de gergelim, chá quente, vitamina C, Vitamina D, água quente com limão, água morna com sal e vinagre, chá de erva-doce, alho cru, alvejante à base de cloro, chá de boldo, gengibre (puro ou cozido), chá de jambu, polivitamínicos e até álcool puro. Este último matou 44 pessoas no Irã.

Em março, durante o carnaval no Brasil, quando os primeiros casos começaram a aparecer, sugeriu-se para prevenção contra o coronavírus o famoso cheirinho da Loló, mistura de éter com clorofórmio. Na mesma linha, tentaram fantasiar a cocaína como remédio de combate ao corona.

Bizarrices também fizeram parte do arsenal contra o vírus: no Vietnã, gatos pretos eram sacrificados para fazer um suco com o sangue; na Índia, urina de vaca, e, no Brasil, o pastor Valdemiro Santiago vendia sementes de feijão branco por até mil reais, para semear a cura do coronavírus.

Em tempos de pandemia, as pessoas com sintomas devem fazer testes para comprovar a infecção. Idealmente, tanto as publicações leigas quanto as científicas precisariam de teste de veracidade antes da divulgação.

Publicações científicas geralmente passam por vários filtros de qualidade antes de serem publicadas. Pesquisas envolvendo seres humanos têm que ser previamente aprovadas por comitês de ética em pesquisa. As boas revistas contam com um grupo de editores que revisam os textos de seus pares, em busca de vieses de toda sorte.

Só que em tempos de pandemia estes mecanismos foram afrouxados. Nunca se publicou tanto em tão pouco tempo sobre uma doença. Em menos de 6 meses foram publicados mais de 28.000 trabalhos científicos sobre a Covid-19. Em busca da produção de conhecimento rápido, os comitês de ética relaxaram seus critérios de autorização. Artigos científicos de péssima qualidade inundaram até mesmo as revistas médicas de alto impacto. Separar conhecimento de base sólida em meio a essa avalanche de comunicações desnecessárias passou a ser o maior desafio. Isso explica, em parte, o dilema em torno da cloroquina.

Até mesmo a prestigiada revista *Lancet* arranhou sua reputação. Publicou um estudo desfavorável à cloroquina, com número muito grande de pacientes, 96.000. Um dos autores era sócio fundador da empresa de análise de dados, que fez o estudo estatístico do trabalho. Ele negou o repasse dos dados da pesquisa para uma análise independente. O artigo foi colocado sob suspeição até mesmo por dois coautores. Poucos dias depois, a revista se retratou e retirou a publicação, com pedidos de desculpas aos leitores.

Para evitar que o universo da informação seja habitado por desinformados, foram criadas em todo o mundo empresas de jornalismo especializadas em averiguar se determinada notícia é real ou mentirosa. O mercado para esse serviço está só aumentado.

Nesse fogo cruzado, o depoimento de médicos deveria ser porto seguro. Afinal, como dizia Le Breton, "a palavra do especialista é evangelho para o leigo". Mas não é. Um amigo me escreveu, angustiado com a dúvida se tomava preventivamente a receita de um "*kit* Covid-19" distribuído pela Prefeitura de Tucumã, no Pará. No *kit* havia 5 comprimidos de Azitromicina 500mg, 4 comprimidos de Ivermectina 6mg, 20 comprimidos de dipirona 500mg e 18 comprimidos de cloroquina 150mg. Ele é professor universitário, com mestrado e doutorado. Respondi dizendo que ele não deveria se esquecer de dar três pulinhos com a perna direita após cada tomada, para aumentar a absorção dos medicamentos. Ele reclamou de meu sarcasmo, dizendo que sua indagação era séria, pois "estamos submetidos a uma nociva quantidade de teorias antagônicas, conflitantes, de pessoas de credibilidade e também de interesses políticos. Até hoje tenho tentado usar meu bom senso como pessoa e como pesquisador, mas confesso que não consigo equacionar todas as variáveis deste problema".

Ele tem razão. Mesmo entre nós, médicos, não há consenso. Nem todos pautam suas práticas diárias baseados em evidências científicas. Não seria diferente agora. Muitos se comportam como verdadeiros leigos, apregoando e prescrevendo prevenções e tratamentos sobre os quais se sabe pouco ou quase nada. Passa-se a impressão para a sociedade de que estamos todos perdidos, vencidos pela pandemia, sem saber o que fazer.

Essa é, talvez, a maior das inverdades. A ciência médica produziu em poucos meses um corpo de conhecimento sólido sobre o vírus, seu comportamento, como preveni-lo e como tratar a infecção. Do ponto de vista médico, o isolamento social é eficaz para achatar a velocidade da curva ascendente de casos novos, para que o sistema de saúde seja estruturado para tratar os casos mais graves da Covid-19. Oitenta por cento das pessoas se curam da doença sem medicação alguma e sem necessidade de internação. Para os vinte por cento internados, a grande maioria se recupera sem sequelas. Um por cento morre. Esta é a realidade.

Respondi ao meu amigo passando números atualizados do Hospital, as estratégias de gestão. Mandei um informe oficial da Sociedade Brasileira de Infectologia, com recomendações sobre as medicações. Além disso, recomendei a ele que assistisse a uma *live* que promovemos no Teatro Feluma com o Dr. José Carlos Serufo, doutor em doenças infecciosas e diretor técnico do Hospital de Campanha montado pelo Estado. Nesta *live*, Dr. Serufo faz um resumo desapaixonado do conhecimento médico aplicado.

Mesmo assim, após toda a tentativa de amainar a ansiedade do meu amigo, recebi dele o seguinte *zap*: "Obrigado. Achei bem informativo. Mas a angústia continua e o dilema de tomar o *kit*, ou não, também".

Lembrei-me da música "Tô", de Tom Zé:

Eu tô te explicando
pra te confundir
Eu tô te confundindo
Pra te esclarecer
Tô iluminado
Prá poder cegar
Tô ficando cego
Pra poder guiar.

Quando um vírus pandêmico brilha no teatro da vida, as notícias falsas são atores coadjuvantes que trazem emoção ao espetáculo. Em tempos de pandemia, a razão recebe um papel secundário e é colocada à esquerda, no fundo do palco.

Bom mesmo seria se pudéssemos ser educados para reconhecer o que é certo e o que é errado num piscar de olhos, como no título deste texto.

Infelizmente, as notícias falsas são escritas em bom português.

Pandemia ou pandemônio?

Javert Monteiro

Lembram-se do começo da pandemia? Como era lindo? Todos os problemas do mundo seriam resolvidos... Finalmente iríamos pôr a mão na consciência e dar um salto ético, nos dedicando aos grandes temas. Pela 23ª vez em minha existência, desde que comecei a acompanhar política no longínquo 1964, comentaristas marxistas profetizavam a crise definitiva do capitalismo, sua substituição pelo governo mundial.

Depois, tudo degringolou. As grandes expectativas foram substituídas pela desesperança, pela irritabilidade, pela histeria, pela impaciência e pela falta de solidariedade.

Estou cansado. Principalmente de perder tempo discutindo a política cotidiana. Quero me dedicar mais a questões relacionadas à espiritualidade, à transcendência. Mas antes gostaria de falar da gênese do desastre atual.

Antecedentes

Quero começar pela imprensa. O primeiro sinal de alerta foi quando os mesmos jornais, revistas e tv's que eram odiados pelos petistas passaram a sê-lo também pelos bolsonaristas. Os mesmos. Globo, Folha, Veja. Estranho, não? Lembrei-me de Nélson Rodrigues: "Toda unanimidade é burra". É, de fato.

Principalmente quando os extremos se encontram.

Outra coisa. Antigamente, as matérias jornalísticas tentavam apresentar os fatos com alguma isenção. Diziam o que tinha acontecido, entrevistavam o ofendido e o ofensor, as testemunhas, um representante do governo, outro da oposição. Hoje não precisa mais não. Parte-se do princípio de que jornalista e leitor comungam da mesma opinião e vamos que vamos. Quando é na televisão, nem precisa muita coisa. Basta um muxoxo, um piscar de olhos ou um dar de ombros.

A internet também chama a atenção. Apesar de tão recente, a gente nem sabe como conseguia viver sem ela. Cada vez mais rápida, cada vez mais eficiente, pra nos fazer ganhar tempo, pra fazer o quê mesmo?

E os *influencers*? Milhares de pessoas pontificando sobre coisas de que nada sabem para milhões de seguidores.

Além disso, há a transformação de palavras ou expressões que passaram a ter significados distintos do que tinham. Uma delas é o já longínquo "politicamente correto". Daí vieram outras como: "consequencialismo", "cancelamento", "lugar de fala", "racismo estrutural" etc.

Consequencialismo entrou na moda no Brasil graças à infeliz coluna de Hélio Schwartsman, adaptando o utilitarismo de John Stuart Mill aos nossos dias e desejando a morte do presidente que, segundo ele, traria mais ganhos do que perdas. Outra que está no topo das paradas de sucesso mundiais é o cancelamento. O interessante é que o cancelamento não atinge seu colega de trabalho nem seu vizinho de prédio. Só serve pra pessoas conhecidas, "famosos". Ou seja, primeiro você a admira, depois a empurra para o ostracismo. É uma demonstração de completo desconhecimento do processo evolutivo da espécie humana, que pretende avaliar até pessoas de um passado remoto sob o prisma das condições éticas que alcançamos. Não cito exemplos porque todos já sabem. A última que vi é uma filósofa, colaboradora do *New York Times*, que avalia Aristóteles não pela importância que teria na história da Filosofia, mas se deveria ser cancelado ou não. Também nos Estados Unidos, importantes intelectuais dos mais diversos espectros ideológicos publicaram manifesto condenando a prática.

Sodoma e Gomorra

Chego ao que mais temia. Não encontrei título melhor para a política brasileira. Outro adequado seria Babel. De qualquer jeito, é uma zona. E aqui incluo Executivo, Legislativo e Judiciário. Além de Constituição, legislação eleitoral e eleitores. Vamos por partes.

A Constituição foi feita como resposta ao autoritarismo militar. Para garantir a liberdade parlamentar, inventou-se o tal foro privilegiado, que delegou a aproximadamente 30.000 pessoas uma inimputabilidade que torna todas as outras cidadãs de segunda classe.

A transformação das sessões de julgamento no STF em espetáculos midiáticos abriu o circo das vaidades monocráticas.

Frases como "nunca antes na história deste país" ou "pode haver alguém tão honesto quanto eu, mais, não", além da sabotagem sistemática de boas propostas que não partissem dos seus arraiais, construíram cuidadosamente a política petista do "nós contra eles", que o PSDB não soube combater e que o bolsonarismo adotou alegremente, transformando democracia em confronto e substituindo alternância no poder por eliminação do adversário.

A legislação eleitoral inventou siglas de aluguel para oficializar o "toma lá, dá cá", ou, numa versão franciscana, o "é dando que se recebe".

Quanto aos eleitores, entregaram-se ao salvador da pátria de plantão, comprovando que aqui, em matéria de populismo, em se plantando, tudo dá.

A cereja do bolo foi o inquérito do fim do mundo, sem pé, cabeça nem legalidade. Instituído para censurar a revista Crusoé, inventou um monstrengo onde as mesmas pessoas são vítimas, investigadores, acusadores e julgadores, e onde os acusados não têm acesso às acusações nem às provas, sendo, a princípio, repudiado até por integrantes de Supremo. Na medida em que Bolsonaro ia demonstrando sua inapetência administrativa e sua capacidade de ser ele mesmo a oposição ao seu governo, todos se entregaram alegremente à malhação do Judas, perdão, do Messias, cujo poderoso instinto de sobrevivência o fez entender que teria que abandonar suas promessas de campanha. E assim fez, traindo eleitores esperançosos e fanáticos e auxiliares leais e oportunistas. Criou-se assim um quinteto improvável, que congrega, além dele, Toffoli, Maia, Alcolumbre e Aras, todos com interesses distintos, mas convergentes. Delírio meu? Pode ser, mas como a ciência e a análise política e econômica não acertam uma, tudo é permitido.

Finalmentes

Na verdade, a pandemia só aprofundou, destacou, realçou o que já estava em andamento. Tento escrever sobre o que estou pensando e sentindo, mas tudo já foi escrito. Citação que colhi hoje na imprensa diária:

"Mergulhamos num abismo tal que reafirmar o óbvio é o primeiro dever dos homens inteligentes. Se liberdade significa alguma coisa, ela significa o direito de dizer às pessoas o que elas não querem ouvir. Em tempo de engano universal, dizer a verdade será um ato revolucionário."

George Orwell

Para não escapar ao meu passado de livreiro, concluo com a indicação de dois livros. O primeiro já é um clássico. Escrito em 1942, seu autor talvez tenha sido o mais influente escritor de sua época, o inglês C. S. Lewis. O livro é "Cartas de um *diabo* a seu aprendiz". Pelo título, você vê que tem suas raízes num passado remotíssimo. E não perdeu sua atualidade.

O segundo é um livro recente, brilhante, o primeiro livro que vi ser cancelado só pelo título: "Sobre o relativismo pós-moderno e a fantasia fascista da esquerda identitária", de Antonio Risério. Topbooks, 2019.

Faço de sua epígrafe, que é citação de Simone Weil, em *Pela Supressão dos Partidos Políticos*, o fecho da minha participação nesta etapa:

"Quase em todo lugar... a operação de tomar partido, de se posicionar a favor ou contra, substituiu a obrigação de pensar".

Confinado II

José Carlos Serufo

A mãe natureza maquinou
plano de recuperação universal.
Guardar os homens em seus armários de concreto.
Grades de álcool gel.
Limpar o lixo deles.
Lavar o mar das infectas ruas de Veneza.
Semear a vida nos rios e remontar florestas.

Já falta monóxido no ar e papel nas ruas da cidade.
Deixe-nos sair senhor vírus.
Aceito de bom grado a tornozeleira dos mascarados.
Agradecido, exceto pelas mortes.
Entendo,
se não foi por educação...,
havia de ser pelo medo...

O pito

Julio Neto

> *"E eis que sobreveio no mar uma grande tempestade, de sorte que o barco era varrido pelas ondas. Entretanto, Jesus dormia.*
>
> *Mas os discípulos vieram acordá-lo, chamando: Senhor, salva-nos! Perecemos!*
>
> *Perguntou-lhes, então, Jesus: Por que sois tímidos, homens de pequena fé? E, levantando-se, repreendeu os ventos e o mar; e fez-se grande bonança."* (Mateus 8.24-26)

Multidões genuflexas e com olhos súplices voltados para o alto, frontes vincadas pela exaustão coladas aos microscópios, todos procurando no infinito do cosmos e nas profundezas de um mundo invisível, buscando dia e noite algo que venha mitigar o desespero e a dor que permeiam toda a população deste planeta, agarrada à esperança que a fé e a ciência propiciam; este o cenário local neste junho frio em que estamos aprendendo da forma mais cruel o que significa uma pandemia.

Estamos todos no mesmo barco, na mesma tempestade, vergastados pelos mesmos vagalhões. E a Terra? Ela também se deixou ferir e desnuda a gengiva desdentada das covas funerárias impecavelmente alinhadas, aguardando a hora de cumprir a sua missão: devolver o pó ao pó, num rito solitário que proíbe seja honrado pelo último adeus de mães, filhos, pais e amigos queridos.

O infortúnio, contudo, fez com que o distanciamento a que fomos compelidos nos unisse como nunca. O mundo médico, como se tivesse ensaiado mil vezes, se articulou num estalar de dedos e, mesmo desprovido das armas adequadas, ainda na fase de montagem nas pipetas e retortas e que tais, ofereceu a muralha do sacrifício pessoal, numa tentativa de barrar a marcha implacável que avançava invencível ao som cadenciado dos respiradores.

A crise econômica, também mundial, aplainou o terreno para facilitar aos aríetes, disfarçados nos papelotes que cobrem toda superfície daquela esfera bizarra viral, a violação das nossas ainda ingênuas e confusas defesas.

As áreas, aquelas, geralmente demarcadas pelos sulcos dos esgotos a céu aberto, foram onde nossa egoísta imprevisão e oportuna cegueira "acomodaram" a multidão de semelhantes fugitivos da miséria que aceitaram a pobreza como promoção social, ainda que continuassem, pela vulnerabilidade, presas fáceis de toda sorte de perigos.

É deveras intrigante notar que, naquele episódio do barco (que hoje também é nosso barco), Jesus não se limitou a ordenar que o vento e o mar se calassem; muito mais, ele repreendeu a dupla e a bonança de pronto se instalou. Apenas uma reprimenda bastou para fulminar o medo, a aflição e a angústia.

Pai, passa um pito nesse bicho!!!

Há dias em que acordo “meio Drummond”

Larissa Figueiredo Gomes

Chegou. Aquela calmaria de outrora, que fez muita gente baixar a guarda, deu lugar a um novo período de incertezas. Apesar de um cenário bem mais seguro, equipe preparada, a vulnerabilidade de cada um deu as caras. A minha, inclusive. A pandemia, enfim, bateu à nossa porta. Negá-la não pareceu uma estratégia suficiente.

CTI cheio. Inacreditavelmente, ruas também. Números subindo, vagas caindo, colegas adoecendo. E muita gente seguindo a vida normalmente. Inclua colegas da saúde nesse “muita gente”.

Insisto com o mantra “fique em casa, estamos aqui por vocês”. Recebo de volta a afirmação que somos heróis por estar na linha de frente. Isso me provoca sentimentos distintos. Um deles, confesso, vaidade. Mas logo vacilo e constato que isso não necessariamente é um elogio. Muitas vezes a afirmação vem acompanhada de uma pergunta: como você dá conta?

Dou?

Divago sobre esse dar conta e não sei se o meu dar conta passa pelo crivo de excelência de outros. Talvez cause até incômodo e decepção. Há dias em que acordo “meio Drummond”, com o sentimento do mundo nos ombros e perguntando a mim mesma: e agora, José?

Hora de ressignificar um bocado de coisas para tentar seguir. Ajustes familiares, na maternidade que exerço, na vida social, no meu trabalho. Meus olhares já viciados e comportamentos automatizados perderam força e fui obrigada a me observar e reconhecer minhas limitações, que não são poucas. Adoecimento individual em meio ao coletivo?

O remédio? Será que existe vacina?

Esforço-me para estar atenta ao que sinto aqui, manejando uma crise na qual estou incluída. Chega a ser árduo, mas fundamental por me disponibilizar para o cuidar. Reconhecer que em alguns momentos sou eu quem precisa de cuidados trouxe um novo sentido para essa batalha e o dar conta ganhou nova roupagem. Ele se converteu em deixar ir. Lembrei do afeto. Me acolhi como faria com qualquer um sob meus cuidados. Guimarães Rosa prescreveu o amor como saúde, um descanso na loucura. Tenho usado em doses cavalares. Sem nenhuma moderação.

O convite para fazer parte desse trabalho também chegou como uma promessa de acolhida! Escreva! Junte umas letras, forme frases que falem de exaustão, outras de esperança e, de novo, um pouco de amor. Escreva porque a palavra tem o dom de permanecer. Palavra existe para ser abraço, luz, ponte, âncora, barco, até mesmo mar.

Aqui estou, então. Buscando atravessar esse caminho conturbado, liberando algumas coisas que só saem de mim por escrito. Assim espanto o medo, entendo a solidão. Escrevo para acender as luzes, para amansar vendavais. Escrevo porque colocar emoções em palavras provoca redução dos níveis de estresse. Escrevo para ensinar a mente a pensar de forma mais complexa. Escrevo para fingir que nada está acontecendo? Jamais! Escrevo para ter certeza de que, enquanto tudo acontece, meu coração bate.

Travessia na incerteza

Maria Auxiliadora Bahia

> *Aunque la ventana es la misma, no todo los que se asoman ven las mismas cosas. La vista depende de la mirada.*[26]

Muitos são os olhares e muitas são as vozes que no momento ecoam e nos permeiam, em estridências dissonantes que perturbam, interferem e, de alguma forma, silenciam aquelas que poderiam significar a grandeza da pacificação e da ponderação. No momento, para a maioria da população brasileira, a companheira é a insegurança e o sentimento de estar só.

Para onde todos miram, de formas apaixonadas em suas estreitas janelas, é ainda ponto de incerteza e de um não saber sobre o "objeto" que querem conhecer, controlar e defender-se, mas que, infelizmente, por hora, temos dele apenas alguns de seus espectros e muitas são as suas sombras. O vírus covid-19, no momento, se encontra, até certo ponto, para a ciência, no patamar das coisas intangíveis, em um espaço inexprimível, onde a palavra não pisou para lançar luz sobre suas mais importantes verdades, ou seja, aquelas que trariam em si, na forma de uma vacina e de um tratamento, as únicas saídas seguras para o medo e a angústia, que por hora imprime os seus selos no mundo.

Mas sabe-se que "aquilo que se ignora é o que mais se agita".[27]

Assim, em meio à pandemia, o pandemônio se instalou como resposta ao silêncio desse não saber, deixando a céu aberto uma infinidade de interpretações, opiniões, discussões, em um imaginário nefasto recoberto

[26] Anônimo, *In* Miradas ao Exterior. Publicação Monkey Love

[27] Goethe,J.W. *In* Fausto, Vol. 1, pág. 58, Ed. Círculo do Livro, São Paulo

de supostas certezas, propiciando em suas trilhas o sentimento de desproteção. As crises políticas e institucionais que se instalaram roubam a cena da vida brasileira pela politização do vírus, que dividiu o país em defesas apaixonadas, tanto no que diz respeito à sua medicação quanto em suas formas de prevenção.

"É das paixões que brotam as opiniões; a inércia do espírito as fazem enrijecerem na forma de opiniões".[28]

Ministros caíram, os três poderes da república se atacam, numa atribuição de culpas e responsabilidades, os governadores se rebelam contra o poder central, os meios de comunicação, atrelados àqueles que controlam as suas produções, também se transformam em instrumentos partidários e, concomitantemente a isso, várias denúncias de desvios de verbas para a saúde e de participação de governadores em superfaturamentos, pressão para a abertura de centros comerciais e serviços. O que de fato está acontecendo em meio à pandemia é uma grave crise econômica que se avizinha, um governo belicoso e, em último lugar, uma população atônita, que, diante de tantas contradições e embates, tenta acompanhar a proliferação de informações, que chegam a milhares, para fazer um juízo e tentar, de alguma forma, dar alguma direção para sua precária defesa.

No que diz respeito ao tratamento, a cloroquina tornou-se objeto dessas paixões. A ciência não tinha, e ainda não tem, resposta para sua real eficácia, mas o interesse político e uma velha prática médica veio abertamente a público em sua defesa, através de inúmeros depoimentos de experiências bem sucedidas, realizadas em hospitais ou consultórios, com pacientes infectados. Assim, o Conselho Federal de Medicina, mediante pressão, grandes discussões e incertezas, liberou o seu uso, bem como de outros medicamentos, desde que fossem consentidos e a critério dos médicos, que, também divididos, emitiam opiniões inflamadas. Mas essa posição do Conselho Federal de Medicina deixou seu ensinamento, ao perceber que, diante da incerteza e da urgência para a descoberta e a aprovação de um tratamento, nesse hiato entre a verdade, o bem e a certeza, medidas deveriam ser tomadas. Mesmo que fora das condições

[28] Nietzsche,F. *In* : Humano Demasiadamente Humano. Pág. 270, Ed. Companhia das Letras. São Paulo, 2005

ideais e pré-estabelecidas pela ciência, os doentes deveriam sentir o conforto de que alguma coisa fosse buscada e feita, em prol de sua vida.

"Não há harmonia pré-estabelecida entre o progresso da verdade e o bem da humanidade".[29]

Aqueles que se refugiam nos discursos oficiais e pautam sua segurança de tratamento nos pronunciamentos da Organização Mundial de Saúde, seja sobre a cloroquina ou outros medicamentos, no momento também sofrem seus solavancos. Denunciada por omitir em tempo real a pandemia, por motivos de associação política e financeira, como também por uma vacilação quanto aos estudos da cloroquina, sobre os quais primeiro aceitou, depois recusou e agora novamente aceitou, ela se fragilizou por inúmeras especulações e passou a ser vista por muitos como uma instituição politizada e de interesses. Ela deixa, nesse momento, de nos dar a sensação de uma proteção ao lado, de ser um porto seguro, no qual se poderia apoiar e ter uma impressão mais tranquilizadora e confiante em suas palavras. De qualquer forma, se as instituições, que falam em nome da ciência e são por ela respaldadas, forem atravessadas pelo peso da política e das ideologias, sairão inevitavelmente feridas em sua credibilidade. Todas essas especulações – se de fato o forem, pois sabemos que muitas são as causas e os interesses que se invocam em nome da ciência – criaram defesas emocionadas, que, se não cegam, confundem a confiança, a serenidade e a tomada possível de uma direção, em momento tão conturbado. No momento desses conflitos, assistimos, é bom assinalar, a uma espetacularização vaidosa dos que circulam a informação, como também daqueles que, no topo do poder, delas participam, com opiniões e fragmentos de verdades. O homem, de fato, podemos constatar, não abdica de suas indumentárias e insígnias, nem diante do terror e de tanta miséria.

"Ninguém fala com mais paixão de seus direitos do que aquele que no fundo da alma tem dúvida em relação a esses direitos. Levando a paixão para o seu lado, ele quer entorpecer a razão e suas dúvidas: assim adquire uma boa consciência, e com ela faz o sucesso entre os homens."[30]

[29] Nietzsche,F. *In* Humano Demasiadamente Humano. Pág. 254, Ed. Companhia das Letras. São Paulo, 2005.

[30] *Opus cit.*

Mas a maior tragédia está se dando no que diz respeito às medidas protetivas. Abriu-se um campo ainda maior de desolamento, medo e dor, ao nos depararmos com a triste desigualdade brasileira, que já predeterminava o lugar onde a epidemia faria as suas maiores vítimas. Essas medidas, pode-se dizer, negligenciaram, de forma ludibriosa e em silêncio, a verdadeira condição dos pobres diante dela, incluindo-os num discurso global, e não particular, de falsas possibilidades de proteção.

A dura verdade é que todos os mais pobres ficaram e ficam inevitavelmente à margem de todas essas precauções anunciadas e propagadas pela mídia. Suas condições são precárias: falta de água encanada, moradia com pouco espaço, onde se aglomera mais de uma família, sem qualquer condição sanitária, sem alimentação decente e ainda instalados longe do olhar, do cuidado e da boa vontade do poder público, que sempre os negligenciou e deles continua passando ao longe.

Assim, o isolamento e a higienização, tão recomendados para "todos" como as mais importantes medidas de prevenção, não passam de falácia, pela simples razão da existência dessa realidade sub-humana, a que eles, os desprezados, estão circunscritos. Essas medidas só podem contemplar uma classe média, com suas variações, e uma classe alta, tornando-se, enfim, um produto de luxo na prateleira da realidade brasileira. Mas essa verdade nunca foi dita ou revelada nos discursos de nenhuma autoridade pública ou de saúde, nenhuma palavra foi particularizada ou a eles foi endereçada, e então se pode ver, de forma clara, uma negação, um escamoteamento e mesmo um engodo, quando se dirigem à sociedade como um "todo" imaginário, desconhecendo e não se importando com as diferenças a que estamos submetidos.

Mas o vírus, conveniente lembrar, é para todos, a todos impacta e não escolhe classe ou vítima. Se uma política do bem-estar social descuida ou exclui os desfavorecidos, inevitavelmente está descuidando da sociedade como um todo, pois a deixa exposta às mesmas condições de vulnerabilidade daquela que a princípio repudiou e não ousou olhar. Isso se pode bem dizer ser uma resposta natural à desigualdade e à injustiça e, se assim for, que fique como lição ou indicação, se não é sonhar demais, para a construção de uma sociedade mais justa, humana e protetora.

Em meio à pandemia, pode-se dizer no seu pico, com mais de quarenta mil mortos, o Brasil começa a flexibilizar o convívio social, abrindo *shopping*, diga-se de passagem, apenas os populares, comércio, lojas, espaços públicos, feiras etc. Mas nesse encalço de uma situação meio caótica, muitas são as perguntas: pressão política? Pressão econômica? E a pandemia com todo o horror inicialmente deflagrado, onde está? O que mudou? Quais as bases reais para a mudança? Se a Europa está flexibilizando, porque, de fato, a onda passou, o que dizer de nós, aqui no Brasil, tomando as mesmas medidas, em meio ao perigo crescente? Onde estão as vozes inflamadas a favor do isolamento social? Seria *fake* essa pandemia, como muitos preconizam? Impotência do poder público? Descaso com a população? Todas essas perguntas surgem e as medidas adotadas confundem. Pode-se perceber e sentir, mesmo que quase inaudível, um "salve-se quem puder", "arranja-se quem pode", tacitamente aprovados pelos governantes e gestores da saúde e claramente sentidos pela população, que, estando só e sem suportes, se aprisiona no medo e na desconfiança e se lança na defesa de sua própria sorte. Essa falta de proteção e cuidado e do "cada um por si" institui no outro, nosso semelhante, um perigo em potencial, um inimigo que pode trazer a morte e do qual tenho que me defender. Goethe bem descreve esse comportamento humano, que irrompe, diante da vida ameaçada:

"Um gafanhoto que salta sobre a relva, a si mesmo exalta e fica exultante se não é esmagado pelo pé do caminhante."[31]

Em face desse momento de real perigo, associado à falta de posição, de um norte claro; de negligência, de um não querer saber para com a sociedade como um todo, e da não resposta da ciência, nossa última guardiã e protetora, muitos caminhos podem ser tomados, trazendo reais consequências, pois o perigo altera e redireciona as pessoas, mostrando as múltiplas facetas de sua humanidade. O abalo da autoconfiança que veste o homem, mesmo que imaginariamente, lhe dando conforto, segurança e certo sentimento de invulnerabilidade, se quebra e, ao se quebrar, deixa a céu aberto as infinitas possibilidades de ações e formas de expressão, como a solidariedade, a compaixão, a ajuda, nas suas mais diversas formas, como a financeira, para a compra de equipamentos pelas empresas, doação de cestas básicas pelo comércio e pessoas físicas, para asilos, escolas, enfim, uma posição ativa e altiva diante do horror, um enfrentamento do medo que pode assim ser formulado: – eu o tenho, mas ele não me tem.

[31] Goethe,J.W. *In*: Fausto, Pág. 58

Mas há o reverso. Esse horror tem o poder de dominar, desencadear e revelar lados obscuros do homem, a sua não tão boa humanidade, que fica guardada como segredo, nos mais secretos lugares. No momento, podemos ver, viver ou ter notícias de medos exacerbados, transformados e atuados em nome desse pavor, como, por exemplo, enfermeiras atacadas em ônibus, vizinhos que se agridem ao apontar o outro como perigo iminente, médicos intimidados em seus edifícios, famílias discriminadas pelos vizinhos, desconfiança de todos contra todos, competição por quem se protege melhor, pessoas trancadas em casa, usando máscara e não querendo ver ninguém, enfim, reações agressivas, de ataque ou defesa, vindas de pessoas, lugares e formas inesperadas e impensáveis. Algo nesse momento se assemelha ao que Giovanni Boccaccio escreveu em seu livro Decameron, sobre a chamada peste negra, que se abateu sobre Florença em 1346:

"De tais coisas e de muitas outras semelhantes ou piores originaram-se diferentes medos e imaginações nos que continuavam vivos, e quase todos tendiam a um extremo de crueldade, que era esquivar-se e fugir dos doentes às suas coisas; e, assim agindo, todos acreditavam obter saúde."[32]

No entanto, em meio a esse perigo real e iminente da morte, há aqueles que desconhecem esse medo e estão vivendo como se nada estivesse acontecendo, tanto na classe média quanto na alta, que têm meios de se cuidar, como nas periferias, onde os bailes *funk* acontecem normalmente, as aglomerações em torno de festas e comemorações são realizadas sem o uso de máscaras e onde a vida segue em normalidade aparente. Estariam essas realidades submetidas às mesmas condições de negação da morte, sobre a qual nos fala Baudelaire[33], no seu livro Meu Coração Desnudado?

"Ora, a minha existência tem um fim. Qual fim? Ignoro-o."

Em meu primeiro escrito sobre o início da pandemia, "A morte em perspectiva", tomei uma citação de Freud, na qual ele diz da impossibilidade de olharmos de frente nossa própria morte, e que, mesmo em nossas próprias fantasias, somos dela expectadores. Naquele momento,

[32] Boccaccio,G. *In*: Decameron, L&PM editores, 2013

[33] Baudelaire,C. *In*: Meu Coração Desnudado, Pág. 55, Editora Nova Fronteira, RJ, 1981

essa citação bem se adequava às ações de todos nós. Quando falo "nós", refiro-me a um imaginário criado, de que havia um TODO no Brasil, que tudo se aplicava a todos, principalmente os criados nas classes média e alta, que, aprisionadas em suas bolhas, se preparavam para uma defesa efetiva diante de uma "guerra" que se enunciava, com seu real perigo de letalidade. Observando agora, em meio à pandemia, essas mesmas defesas de proteções prevalecem, e muitos são os que nelas se alienam, negando as diferenças gritantes que agora se expõem, se encastelando em suas garantias de alcance real de recursos a eles disponibilizados, como medicamentos, possibilidade de isolamento em casas, sítios, carros etc. É certo que o perigo permeia, o medo prepondera, mas como há meios de muitas defesas, é possível recuar e, desta forma, também o olhar para a morte pode se tornar mais distante, pode ser suavizado, há tempo de negligenciá-la e descansar da angústia que ela impõe. Há muitas capas envoltas de proteção.

Em contrapartida, todo o aparato acessível para alguns ressaltou de forma inexorável a face crua e cruel da desigualdade social, na qual a proposição freudiana de que diante da morte todos recuamos, se relativiza, pois há aqueles a quem, diante dela, não havendo recuo possível, resta encará-la na sua real possibilidade. Assim, para aqueles que vivem sob a condição indigna da pobreza e mesmo de miséria, na qual a morte se apresenta amiúde como consequência dessa realidade, certo saber sobre a morte se impõe, bruta, pois não há meio de defesa, e, se há, é precário. Parece-me factível supor que a consciência dessa realidade, imposta pelo descaso, lhes confere um abrir os olhos forçosamente para a possibilidade da morte, já que foram lançados abertamente a uma espécie de jogo de azar, no qual devem contar com a sorte como o prêmio de continuarem vivos. Ouvi trabalhadores dizerem: "o que podemos fazer? Só continuar vivendo e esperando que nada aconteça." Aqui não se pode dizer que há um ignorar, um fechar de olhos para o real da morte. O que se escancara é o desamparo. Essa fala, eivada de humildade, mostra, em certo plano silencioso, a coragem de olhar a vida como ela é, incluída nela a morte, o que lhe confere, com certeza, maior dignidade, expressa muitas vezes em complacência, conformismo e tristeza. Mas a possibilidade de ver não quer dizer, contudo, que o medo esteja excluído, que a vontade de vida não esteja pautada e que os sonhos não continuem a serem sonhados... e que um heroísmo também não esteja aí colocado, na medida em que o herói se define pela coragem de combater aquilo que diante dele pode ser aniquilação.

Todos querem viver, isso é uma premissa universal. Defender-se da morte também. Mas para aqueles frágeis e desprovidos, com total falta de recurso, resta apenas o olhar para detectar o perigo. Há que fitar a morte, incansavelmente, todos os dias, todas as horas, sem descanso, como sua única defesa possível para a vida.

Pandemia: segundo tempo

Maria Ida Fontenelle

... e um mês se passou. Continuamos acompanhados por muita impotência, muito desconhecimento e violentas angústias, que passeiam entre muitas fantasias.

Continuamos todos a nos dar conta de cruéis e injustas realidades existentes e contra as quais, muitas vezes, mesmo tendo consciência delas, lutamos de maneira insuficiente. A desigualdade desse país escancarou-nos a verdade que, apesar de ninguém estar imune a esse vírus, quem está sofrendo mais amargamente todas as suas consequências são os mais vulneráveis, os mais frágeis, os sem-casa e sem-saneamento, os que não podem fugir de morar amontoados, os que não podem nem mesmo cumprir um isolamento.

Não sabemos o que vamos ser capazes de fazer depois dessa pandemia, mas penso que não poderemos mais não lutar pela saúde do mundo em que vivemos e não só pela nossa, individualmente. Não podemos mais deixar de ser eficazes, desapegados e responsáveis na escolha de governantes que possam verdadeiramente assumir o lugar de representantes de um governo, do estado, que lutem com unhas e dentes pelo bem-estar e segurança dos brasileiros.

Nunca acabará a desigualdade entre humanos. Somos diferentes, desejamos e conseguimos coisas diferentes, perseguimos sentidos diversos na vida. Mas não podemos mais tolerar que a falta do básico, da educação que orienta nossas escolhas, da saúde, do direito de morar decentemente, determine as diferenças. Essa pandemia que nos isolou deveria poder, no futuro, nos voltar para uma vida mais cooperativa, para as conquistas coletivas, para um maior respeito com a coisa pública.

No privado, está sendo interessante observar que, apesar de toda a angústia ou talvez até mesmo por causa dela, cada um está procurando construir-se nessa realidade, criando suas rotinas e, mesmo dentro do espaço de casa, experimentando fazer, pensar e praticar coisas nunca antes experimentadas. Isso tem sido estruturante e diminuído o custo psíquico.

Penso poder afirmar, com bastante segurança, que o que tem sido comum a todos nós – e tomara que tenha vindo para ficar –, é uma revalorização dos laços afetivos, o valor incomensurável dos nossos afetos. Foi o primeiro sintoma que apareceu em todo mundo: queríamos falar com todos, re-olhar, re-ver as pessoas que amamos e que, por correria, excesso de demandas a responder, desleixo ou preguiça, achávamos que podíamos relaxar no cuidar verdadeiramente.

A comunicação desmesurada que nos assolou no início da pandemia, o excesso de e-mails, *zaps*, *memes*, textos, notícias, já deram lugar a alguma coisa mais serena, a expressões mais pessoais e verdadeiras ao outro, do nosso amor, do sofrimento, da dor pela falta dos abraços e carinhos e da nossa disponibilidade.

Temos a sorte de viver nessa época em que podemos diminuir algumas dores pelas tecnologias, ver a carinha dos netos, dos filhos, dos amigos. A comunicação *on-line* nos ajuda, mas não é suficiente, não nos basta. Todos precisamos do toque (agora com certeza já modificado!), das cores, dos movimentos e dos cheiros dos corpos ao vivo. Todos nós sabemos como é precioso receber um sorriso (de preferência sem máscara) e ter a garantia (mesmo que ilusória) de sermos seres acompanhados.

Estamos esgarçados, tristes e ainda muito perdidos, mas com brotinhos insipientes nascendo aqui e ali entre as frestas e buracos trazidos por um vírus. Vivemos uma angústia descomunal se materializando em medos, insônias, apatias, dores e muitos sintomas novos, mas também servindo de lubrificante para a articulação de ideias novas ou esquecidas, de lembranças nunca usadas, de percepções insuspeitadas.

Algumas coisas estão irremediavelmente perdidas. O Corona tem nos obrigado a vários lutos. Não só de amigos, conhecidos, parentes, pessoas que admirávamos, mas de nós mesmos, como nos supúnhamos. O processo do luto dificulta a esperança e a suposição do futuro. Isso é angustiante, mas também pode nos convidar a abrir os olhos e tentar inventar, criar e recriar. Numa demolição, sempre existem as coisas que continuam mantendo um belo sentido, o pinho-de-riga, as madeiras de lei, os vitrais, as lindas maçanetas, que vão fazer parte de novas construções.

Não consigo achar que vamos sair maiores e melhores dessa pandemia. No ser humano vai sempre existir a pluralidade: fraquezas, possibilidades, maldade, generosidade, ignorância, beleza, riquezas e misérias, tudo! Mas gosto muito de pensar ou desejar mesmo que sejamos mais capazes, depois dessa rasteira que levamos, de nos olhar e ao outro com mais sabedoria, com mais tolerância, mais respeito e mais humor! Solidariedade, carinho e generosidade podem fazer frente às asperezas do mercado e do poder desmedido.

P.S.: Não nos bastassem todas as dores e sofrimentos para conviver e viver nessa pandemia, nesse mês que passou nosso presidente 1+3 conseguiu aumentar sua coleção de ignorâncias, maldades, limitações, pequenezas, pobreza intelectual, pirraças, boçalidades, deboches, paranoias e perversão. Por não admitir não ser o único dono, o único que manda, o mais importante, o messias, tem colocado nosso país em riscos inimagináveis, em caminhos que tememos ser sem volta e, apostando na pandemia, aposta também covardemente que não podemos sair às ruas para gritar contra tudo isto!

Histórias da Cloroqhinha (em tempos melhores, o trocadilho não existiria)

Miguel Gontijo

No dia seguinte àquele em que duas bestas, o capitão e juiz, resolveram se digladiar em praça pública, tive a sensação de que tudo estava resolvido e os vírus tinham ido embora. Não sei deduzir o que mais me faz mal nesse confinamento. As coisas estão emboladas e cruas.

Creio que não há nenhum indício de que a vida possa ser real. Nem no presente, nem no passado recente, nem no futuro. Estamos sendo inventados. Agora, estou apenas respirando. Ao longo dos séculos que me sucederão, serei reinventado inúmeras vezes e não serei eu que desaguarei no futuro. Creio que nem uma sombra sequer fará jus ao que sou e estou agora. Hoje não passo de uma colagem dos migueis que já vivi, desencadeando tempestades verborrágicas, assim que tenho oportunidade.

"eles passarão, eu passarinho"

(esse parágrafo é *fake*)

Com a precisão de um estenógrafo, com a bunda pregada nessa cadeira, há dois meses, equilibro uma caneta Bic na testa, a procurar saídas para enfrentar esse novo dia que começa. Meu avesso é vasto e mais perplexo com o mundo do que eu. Atrás dessa mesa, tenho muitas motivações para escrever o óbvio. Qualquer coisa que ajuntarmos dá qualquer coisa. Creio que os profetas escreveram assim e, por isso, as profecias são um fracasso. Subjetivo ou objetivo é uma questão de interpretação.

Como um santo, vou associar ideias e nuvens e o milagre aparecerá em forma de delirantes advérbios. Mais argumentos fundamentais terei se

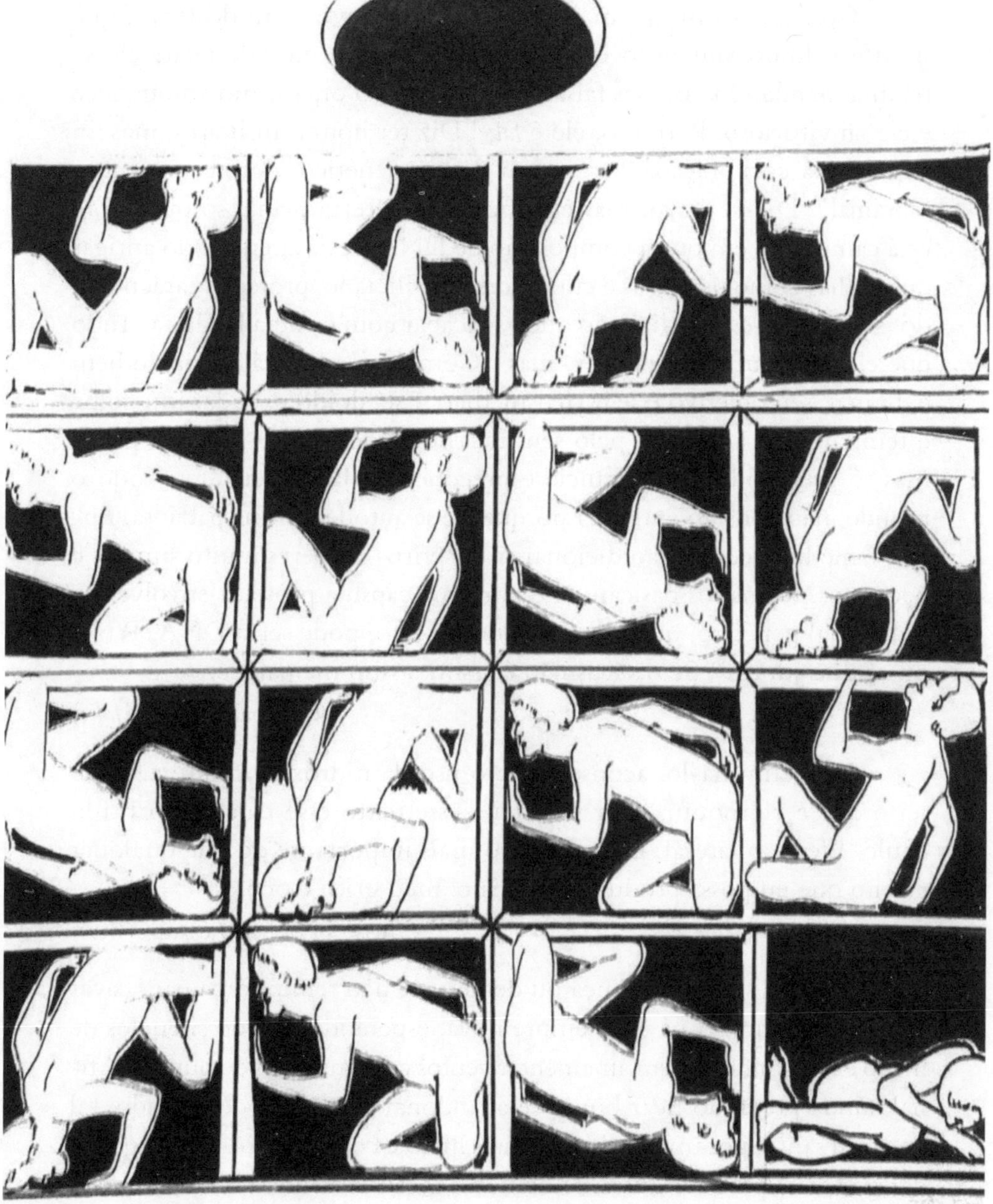

conectar meus pensamentos com a conjunção "e". Porém, o meu desejo agora é um ponto final.

(esse parágrafo é *live*)

Começo assim: quem é esse vírus? A palavra vem do latim, que significa fluído venenoso ou toxina. Um amigo me falou que ele se triunfa mandando notícias falsas, até que todo o organismo enlouquece e ele sai vitorioso. Portanto, ele é *fake*! Diz ter honras militares, mas foi expulso da corporação. Por ser um desvio genético, floresceu-se num "laranjal". Diz-se novo, mas é velho como a terra plana, só que agora está camuflado em outra composição de DNA e está agenciando antigas quadrilhas como parceiras e cúmplices. É miliciano, protege maracutaias dos seus iguais e vive dizendo que vai acabar com o toma lá, dá cá. Tudo que ele diz é sucedido de um "mas". Como crê que está acima do bem e do mal, seu objetivo é se tornar médico. Está doido para dar um golpe e tem culpado a política pelo seu fracasso. Proclama-se filho de Deus, mas só prega ódio, intolerância e preconceito. Já que ele afeta todo o mundo, não consigo entender porque ele se autodenomina patriota. Então, é melhor recorrer ao dicionário: "os vírus são seres muito simples e pequenos, formados basicamente por uma cápsula proteica envolvendo o material genético, que, dependendo do tipo, pode ser o DNA, RNA ou os dois juntos". Se o vírus não é assim, assim me parece.

(esse parágrafo é *fake*)

Para eliminá-lo, aconselha-se o uso da hidroxicloroquina. Nem sei o que é cloroquina, por isso dei a esse texto esse trocadilho/título chulo. Efeito colateral. E ela é muito mais importante do que qualquer escrito que eu possa produzir. Sei disso: meu grito é oco.

(esse parágrafo é supérfluo)

Não sei se por preguiça ou desânimo, não tenho força para cavar minha sepultura. A pá está sempre nova, esperando. Povoo silêncios de medo e me conformo em amamentar ventos com mingaus de nuvens. Afinal, ainda pretendo ficar bonito e abandonar esse rosto deformado, tal qual um santo, por um semblante mais hirto e convincente. Ainda quero dar gestos às palavras antes de começar a cavar. Ainda quero ser forte, altivo, belo, louro, falastrão, rico, 1,90, 30 centímetros de caralho.

Invejado canastrão!

Enxugo o suor do semblante e apoio o cansaço no cabo da pá. Ainda continuo amando sacolas de plástico e desviando a rota das tartaruguinhas, que teimam em ir ao encontro do mar. Penso que, por minha vontade, Deus não tem muitas possibilidades, assim como eu não tenho de cavar essa cova.

(esse parágrafo é *fake*)

Meu neto fez um ano e eu sou um avô virtual. Todos nós fingimos uma felicidade em entoar o Parabéns em torno da tela do computador. Ficamos como nossos ancestrais, trocando informações em torno da "fogueira" eletrônica.

(esse parágrafo é *live*. Tocar o Parabéns novamente, em coro.)

Tédio.

Fico a rodar as estantes à procura do que fazer. Platão: é muito chato! Um andar em torno, nauseante. Fico ali, à cata de uma ou outra citaçãozinha e transformando a obra enfadonha em aforismos. Não mais o merecemos, nem merecemos Shakespeare, Santo Agostinho, Camus. Lusíadas não passa de uma obra grande, eloquente. Até D. Quixote é chato. Vejo as ilustrações e quero constatar que elas são muito mais convincentes que o texto. Besteiras! Puxo sardinhas para minha lata, sabotagem. Saramago só é bom na sinopse; Chico Buarque, só cantando; Grandes Sertões, só se for lido a conta-gotas; Augusto de Campos é entediante e parece só se preocupar em ser vanguarda. Hélio Oiticica é um inteligente e grandioso palhaço a balançar paninhos; Ligia Clark é uma mulher de princípios: só foi legal quando iniciou, depois virou psicóloga frustrada. Ver Tarsila pra quê? Só pintou meia dúzia de quadros, o resto é bobagem. Os modernistas brasileiros apenas têm importância dentro do ralo contexto de 22. Morreram na praia. Enfim: vou ler Fayga, já que gosto dela apenas escrevendo.

Chega!

Construo, passo a passo, a traição das coisas que amo.

A mão do mundo subscrita cartas derradeiras, sem destinatários. Há um árduo trabalho a ser feito e um território limitado pela repetição de assunto.

Arre!

Nesse texto, há pretensões autobiográficas sobrepondo pretensões autobiográficas e escravizando querubins para catar uvas em meus sonhos.

Há um cativeiro de palavras e uma inércia ineficaz, que se rebela a fim de tornar-se oráculo.

Onde me faço evasivo, crio um mundo,
político
temeroso
trôpego e trivial.

Os mortos que vejo nessa pandemia não têm sangue. Porém, o corpo tem em média cinco litros. Cinco litros para esbracejar ou afogar. Os mortos estão todos limpos e maquiados, embalsamados a álcool e detergente.

Tanto sangue pra quê?

Talvez eu tivesse mais medo dessa peste se a cara do mundo estivesse lambuzada de vermelho.

"Se tens um coração de ferro, bom proveito.
O meu fizeram-no de carne e sangra todo dia."
(me sopra Saramago)

Devo me interrogar se o vermelho não seria mais uma desculpa para vulgarizar, ainda mais, esse vírus, chamando-o de comunista.

É!... Comunismo virou palavrão.

(que saudade de um F E D A P U T A! bem pronunciado.)

Tudo em volta são segredos e isso sustenta o vazio.

Há um intricado trabalho a ser alcançado e um território ilimitado de efeitos cinematográficos especiais.

Há, também, um laborioso trabalho a ser feito para que eu alcance os fundamentos da levitação xamânica.

(eu sou *fake* ou *live*?)

Distanciamento social: eu ainda sinto muito

Nathan Gabriel de A. Azevedo Amaral

> *"Julgavam-se livres, e nunca alguém será livre enquanto houver flagelos."*
> ("A peste", Albert Camus)

Hoje demorei a me levantar. Encarei perplexo o teto que parecia me responder, uma tela branca onde o filme da minha vida era projetado.

Revivendo o que passou, relembrei de uma passada proximidade que preenche, por breves, mas sonoros instantes, o espaço vazio que se coloca na presente distância entre nós.

Mas esses pensamentos vêm e vão, provocativamente, como a brisa que beija nossa face e a resfria quando estamos no calor, e, por mais que a procuremos e fechemos nossos olhos esperando seu toque, ela já foi embora, tocar outras faces, refrescar outros lábios.

Assim, aquelas memórias revividas me refrescaram, mas já foram. Bem como você também já foi, embora ainda esteja me acostumando com essa distância, afinal, de tempos em tempos sou acometido por essas recordações que geram em mim sentimentos tão repentinos que não saberia dizer de onde vêm ou o porquê de terem surgido. E, por não saber a causa, não sei ao certo se essas memórias doem porque me recordam dessa sua ausência ou se apenas portam o incômodo de notar que sua falta não parece mais ser sentida como um vazio em mim – ao menos não como antes.

Afinal, muitas vezes, nestes dias, em que me sento e recordo, vivo estes momentos que, embora sejam meus, não os sinto mais assim por lhes faltarem o gosto do "já vivido", tamanha a distância que se interpõe, hoje, entre nós dois.

Por isso, não sei se sinto sua ausência ou sinto a ausência de senti-la como minha.

Na verdade, o que talvez mais sinta falta seja aquele modo visceral, comum em nossa geração, de vivenciar tudo em uma vibração maior.

Mas como poderia experimentar a vida em seu êxtase se devo condensar tudo em uma mensagem de 140 caracteres ou como poderia ver aquelas memórias como minhas se faltam a elas a intensidade do toque e o calor da presença?

Essa intensidade nos é familiar, você a conhece. Ela estava na voracidade com que meu olhar te devorou quando nos cruzamos pela primeira vez.

Lembro daquela faísca acesa que reluzia em seu olho que não tardou em se transformar em chama que incendiaria cada parte de meu corpo.

O problema é que, não importa o tamanho deste incêndio, um dia, no final, a chama pode se reduzir a um rastro de cinzas. Entretanto, este é só um dos finais possíveis, comum a muitos, mas nem por isso o único. O banquete pode ir além do instante da avidez dos olhos e durar longas horas, dias ou anos, e, diante de uma ceia tão vasta, sem que o percebamos, às vezes somos mais consumidos do que consumimos.

Há casos em que o apetite cede o lugar à constância, em que o fogo não cessa de imediato e sim se ameniza, perpetuando-se ali, presente e necessário. São os banquetes mais longos, onde, mesmo saciados, não queremos nos levantar de nossas cadeiras. A este banquete denominamos "amor" – que se traduz na caridade, na disposição, na solidariedade e na devoção – e o diferenciamos da refeição mais rápida, instintiva e egoica, a qual denominamos "paixão".

No amor, diferente da paixão, não restam, no final, apenas cinzas, mas ficam sempre resquícios de brasas que, quando cultivados, renovarão sempre a chama.

Como homens, somos conduzidos a dois caminhos: um, ativo e egoísta, onde se devoram rapidamente e vorazmente; outro, passivo e altruísta, onde acabam se alongando tanto no banquete que, no final, transformam-se no outro, em uma só carne; afinal, somos o que comemos.

A questão é que é comum ao homem moderno (como eu), em suas relações líquidas e fugazes, se ater unicamente ao consumo intenso da chama e ao apetite insaciável do início do banquete, pois este é o caminho que lhe diz respeito unicamente.

Raramente interessa o apetite alheio a quem já está saciado, afinal é penoso o fugir de si e ir até o outro, assim como é difícil sair de nosso egoísmo e nos devotarmos ao outro, às necessidades e aos desejos alheios.

Dessa forma, é pesarosa para mim a quarentena que priva meus desejos de sua autonomia em prol do bem coletivo; e é ainda mais pesarosa, pois ela reflete em mim a dificuldade de se cumprir o imperativo mandamental "ama ao próximo" com a mesma força de como ama a si mesmo.

Assim, o egoísmo criou um abismo colossal entre nós e os outros e fez com que vivêssemos isolados voluntariamente e muito antes que o vírus nos obrigasse.

A realidade é que sempre fomos adeptos do banquete pronto, do PF rápido e do macarrão instantâneo porque sempre gritamos pelos *nossos* direitos e bradamos pela perpetuação de *nossos* privilégios. Nunca estendemos o convite do banquete ao outro, pois acreditamos que não temos obrigação com ele, afinal os problemas que o fazem padecer não poderiam nos atingir. Não acreditamos no flagelo até que ele se abata contra nós porque eu sou eu e eles? Bem, eles são os outros.

Mas o flagelo é comum e o flagelo da peste nos coagiu a perceber que *minha* miséria é mais *nossa* do que imaginávamos e este entendimento é o primeiro passo.

O segundo passo é o amor que é passado ao outro e que na miséria se manifesta nitidamente; afinal, o amor é o momento em que o instinto natural de preservação do consumo cede lugar à caridade da partilha do pão, na esperança de dias melhores.

Meu medo, minha querida, é que ignoremos esse entendimento e que não demos o segundo passo e que sempre prefiramos a intensidade à constância ou que não busquemos a intensidade na constância. O meu medo é que nos acostumemos, mais uma vez, a nossa miséria a ponto de não mais percebê-la. Meu medo é que entremos novamente em estado de renúncia e nos recusemos a encará-la e, assim, deixemos de senti-la, pois é só experimentando-a que nos preservaremos e lutaremos contra a paranoia que disfarça como alheio o sofrimento que nos é comum. Meu medo é o retorno ao primeiro caminho do meu/seu e à displicência com o nosso. Meu medo é a indolência e, por isso, para mim já é muito dizer-lhe o que já havia dito no início: que, independentemente de não saber ao certo nem a intensidade nem o objeto do sentir, eu ainda sinto muito.

Sentir é a única maneira de reduzir o espaço entre nós e me aproximar de você para não mais viver sua ausência (ou, imerso em mim, deixar de percebê-la), mas sentir perenemente o amor a ti e ao outro.

Espero que você também sinta, pois o bacilo do vírus do egoísmo continuará em nossos sofás, nos espreitando oportunisticamente nos escombros de um mundo que se promete novo ou ao menos diferente, pronto para nos contaminar, uma vez mais.

Em busca da ficção perdida

Paulo César Bicalho

(Esta crônica é uma homenagem a Clarice Lispector, na minha experiência a mais sutil e sensível investigadora do vazio que permeia o cotidiano.)

, eu viera de uma noite estranha, em que acordara repetindo um ritual, o corpo a exigir nova posição e pronto para urinar; percebera o pau em plena ereção; "como assim!?", pensara; voltara, em resposta, vivamente, o corpo de Claire Fraser me traindo duzentos anos atrás, para onde ela escorregara no túnel do tempo da série Outlander, invadida pelo musculoso Sam Heughan – "desculpe se te machuquei, você é tão *pequena",* ele dissera; nas coxas apareceram milhares de miúdos vulcões em erupção e me dobrara a agitação do intestino como num terremoto privado: não fora uma boa ideia o bolo de maçã, a empada de camarão, o queijo com goiabada cascão, as doses de vodca, o salmão ao molho de ervas; levantara da cama, mijara, esperara a convulsão se resolver; da cueca arregaçada viera um cheiro particular – houvera mais de uma semana que não tomara banho; me lembrara momento pessoal que vivera anos atrás, quando Claire Fraser tivera corpo e hálito presenciando a cigarro, e a saliva temperara minha língua; e conseguira dormir novamente, virara sobre o ombro esquerdo, e

preparara uma fatia de pão integral encimado por fina tira de queijo e depositara dentro de uma frigideira que fantasiara de forno com uma tampa; não precisara ligar o *timer* – enquanto aquecera, vertera água no vaso de antúrio de flor branca e no de samambaia na sala de visita, caminhara para o corredor da lavanderia e fora a vez do manjericão, da suculenta e do coentro –, o leite chegara ao ponto, já estourara pequenas bolhas à sua volta, uma fumacinha invisível varrera a superfície branca e já era tempo de desligar a frigideira que se vestira de forno, e

subira a escada até o quarto andar, não vira ninguém, não filtrara som pela porta fechada do gabinete dentário; desistira de anunciar a chegada ou de sentar na poltrona de couro *plastificado*, deixara-me ficar em pé junto à janela ventilada sem tocar nela; pensara que bastaria o dentista tocar a luva num segundo de distração em superfície contaminada e o tratamento desembestaria para execução sem notificação e sem as testemunhas de hábito; o ar de confiança e a voz casual como se fora segunda-feira sendo segunda-feira quando o dentista finalmente aparecera devolveram a confiança; não notara até a última costura do último dente arrancado meu punho fechado ao lado do corpo entregue e ele mandara ficar em pé aos poucos por causa de alguma tonteira, e

agora me sentei à frente do computador um aviso luminoso botando a pressão além das medidas "Hoje vamos voltar a escrever!". Tinha caído num vendaval particular dentro do furacão, não saio do quarto de dormir a não ser para o banheiro, de máscara. O procedimento *arrancar dente* consumirá 14 dias de isolamento. A concentração não é mais ser contaminado, mas contaminar. Um alívio. Viverei agora o ponto de vista do leproso com a confiança marota de que não possuo lepra. Já experimentei caminhar pelo quarto, roçando a parede para ter mais espaço, estender um tapete e fazer ginástica, ficar nu à frente da janela para aproveitar o sol enviesado durante 15 minutos enquanto observo o desenho das casinhas da favela do Cafezal que se veem à direita. Ah! Usar novamente o *mas*, o *contudo*, o *entretanto* – o *entretanto*!, o *porquê*!, o *talvez*!, o *ponto final*!. Cassandra, a jovem traficante negra da Comunidade do Cafezal, onde acontece a série que estava escrevendo antes de explodir a pandemia, tem novo objetivo – eleger-se vereadora! Ela é estudante do último ano de Direito, financiada pelo Paizão, traficante mor da favela, para protegê-lo. Ela, também, traficante. É isso! As encomendas de maconha competem com a venda de papel higiênico. Isso permite expandir seu poder na comunidade. *Portanto* vai incendiar os acontecimentos. Seus primeiros rompantes neste sentido, a primeira cena. Começo a escrever: Cassandra dirige por uma rua da Comunidade. Nesse *entretanto,* um transeunte preto, de 65 anos, começa a tossir no passeio à frente. Dobra-se sobre si mesmo, e caminha desorientado para a rua. Cassandra freia o carro, *apesar* de distraída, conseguindo pará-lo bem em cima dele. Sem deixar de tossir, transeunte apoia-se no capô do carro, dá uma olhada em Cassandra, espirrando a farinha do pão que estava comendo na direção dela, e desaba no chão, o pão caído ao lado. Cassandra fica estática um tempo, o para-brisa do carro esfarinhado. *Porque* vê pessoas andando apressadas na direção do transeunte para lhe dar socorro, abre a porta

Algo deixou a ficção no vácuo. O olho! E meus 81 anos... A degeneração macular pegara bonitinha o olho direito – quando o cérebro descuidava, ela se fazia presente de novo, com seus estragos, entortando as linhas, brincando de montanha russa, algumas letras se deformam como se recusassem o realismo na escrita e quisessem imitar o expressionismo alemão no palco. Não pudera fazer a tomografia de coerência ótica monocular porque participava do grupo de risco, a conselho do próprio médico. Adotei providências caseiras no princípio, colando um tapa-olho nos óculos com fita isolante. Mas o cérebro, acostumado a usar os dois olhos, ficava aflito. O olho ruim pulsava uma dor, pulsava uma dor, pulsava uma dor, pulsava uma dor – não era bem dor, mas incomodava. Quando retirava os óculos, o cérebro só deixava ver com o olho ruim, escurecendo completamente o outro; no seu esforço de fazê-lo funcionar confundia-se por certo tempo. Desisti do tapa-olho. Mas, depois de alguns dias, o cérebro se conformou e passou a privilegiar o olho ainda bom. O ambiente deixou de se contorcer aqui e ali, seguidamente. Foi como se injetasse uma dose de dopamina com seringa gigante para vacinar gado. Botei música e passeei de máscara pela casa, numa dança contorcida. Era como se o livre arbítrio tivesse voltado, e

, me despregara das recordações, caminhara até a janela; as casinhas da Comunidade, sem reboco para não pagar IPTU, mostraram os tijolos vermelho-escurecidos porque chovera durante a noite e os encharcara; lembrara que o novo coronavírus se sente mais desembaraçado na umidade; um ardor que endurece o estômago e o intestino retornara; decidira:

2º ato: Coronavírus X Vírus do Ipiranga (ou Espirro e eu em *terra brasilis*)

Ronald Claver

O Corona chegou antes de nós, antes da folia. As terras brasileiras não são estranhas. Espirro e eu estivemos com os lusos quando da invasão, em 1500. Os patrícios trouxeram prendas, espelhos, quinquilharias. Em troca, levaram o pau-brasil, o ouro e só não levaram a paisagem porque não cabia nas naus. Deixaram um vírus letal para os vermelhos. Era a gripe, a gripezinha de nada, conforme o Vírus do Ipiranga. Esse inofensivo vírus dizimou as nações dos tupis e dos guaranis, dos tupiniquins, dos tamoios, dos pataxós, timbiras e outras e outras. Não havia vacina, hospitais, médicos. O jeito foi espirrar e morrer. Não precisaram da pólvora, nem do Caramuru.

A segunda vez que aqui estivemos foi no século XIX. Viemos da Europa para sentir uma nação que lutava agora contra o *spleen* e a escravatura. Em Minas, quase houve uma insurreição, mas uma delação premiada jogou por terra os sonhos insurgentes.

Quando aqui aportamos, Santos Dumont ainda era embrião em Palmira, tivemos notícias que um vírus voraz devorava os pulmões tropicais. Esse vírus tinha uma predileção pelos amantes das letras e da poesia. Na Europa, Emily Brontë foi sua noiva e Lord Byron foi seu companheiro.

E meus doces poetas românticos e simbolistas não foram poupados; Castro Alves, o poeta do povo, da praça, do condor, bateu asas e voou. Álvares de Azevedo, tão moço, tão triste, abraçou a irmã morte e também foi embora. Casimiro de Abreu e seus oitos anos não resistiram à volúpia do vírus, nem Cruz e Sousa, com suas aliterações e nuvens, escaparam das garras do vírus. Manuel Bandeira, que se dizia um tísico profissional, foi para os Alpes, respirou ares montanhosos e foi resistindo; aí apareceu Alexander Fleming com a penicilina e abortou a ação funesta do vírus.

Chegamos em pleno Carnaval, Espirro, que vivia infiltrado na corte do Corona, me confidenciou. O Corona adorou os trópicos, falou que fará uma festa. Chegou aqui em dezembro, como bom mineiro, não alardeou sua presença. Respeitou as festas natalinas, mas foi entrosando, infiltrando. A cidade começou a se preparar para a festa do Momo. Mil ensaios, bailes e ele lá, despercebido, matreiro, esperando a hora do bote. E o batuque começou, muita cerveja, muito desfile, bumbuns, aglomeração, era tudo o que o Corona queria. E ficou feliz quando alguém comentou: Uma coisa vocês não podem negar, o Carnaval é contagiante.

O Corona adorou também uma marchinha do Pedro Caetano que diz:

É com esse que eu vou/Sambar até cair no chão/
É com esse que eu vou/Desabafar na multidão/
Se ninguém se animar/Eu vou quebrar meu tamborim/
Mas se a turma gostar/Vai ser pra mim

E foi com esse, com aquele, com a cabrocha, com gente rica, pobre, senador e mais um mundão de gente. Estava à vontade. Pensou de início que o Vírus do Ipiranga seria um opositor ferrenho. Qual nada. Tornou-se um aliado. E o Corona cantarolou esta música do Adoniran Barbosa, trocou o título; em vez de Tiro ao Álvaro, passou a chamar Meu Vírus Mata Mais; ficou assim:

Meu olhar mata mais do que bala de carabina/
Que veneno estricnina/Que peixeira de baiano/
Meu espirro mata mais que atropelamento de automóvel/
Mata mais que bala de revólver

O cenário estava montado. E quando percebemos a "coisa", ela já estava atuando... A coisa ficou feia a partir de 17 de março. A prefeitura local tomou as rédeas. As escolas fecharam, a universidade fechou, os *shoppings* fecharam, os bares e o futebol (pasmem) também saíram do ar.

Havia alguma coisa no ar, não era avião, nuvens, foguetes. Era o Espirro, também apelidado de Atchim, atchim, atchim, atchim...

Regra geral, não saia, fique em casa. Fazer o quê? Lave as mãos, use máscaras, passe álcool gel sempre que pegar em algum objeto, evite aglomerações. Fazer o quê? Criaram um mote:

> *BundanosofáOlhonatevêBundanacadeiraOlhonolivroOUcotovelo najanelaeOlhonarua... a rua?*

Como é bom bater perna, beber uma cerveja no boteco, ir ao estádio, enquanto o tempo passa na janela de Carolina.

E meu médico? E o dentista? E a viagem para a Bahia? Passagem comprada, mala pronta? E o meu aniversário?

Na internet, os papos rolam; como não temos botecos nem salões de beleza, as piadinhas vêm pelo WhatsApp, uma amiga diz para outra:

Olha, querida, sinceramente NÃO aguento ficar em casa. Eu quero é bater pernas. Ver pessoas, prosear, fofocar.

A amiga argumentou:

Por que você não aproveita essa quarentena para se conhecer melhor? Faça uma autoanálise, que tal?

Olha, minha querida, já me conheço de outros carnavais. Sou insuportável.

E tem aquela de dois bebuns caseiros ao telefone:

Se alguém ainda está em dúvida com relação à gravidade do surto do Covid-19, pense no seguinte: as igrejas e os puteiros estão fechados. Quando o céu e o inferno chegam num acordo é porque o bicho está pegando mesmo.

E tem aquela de dois *brothers* numa esquina qualquer do país:

Nem nos meus sonhos mais loucos imaginei um dia entrar no banco com máscara para sacar dinheiro.

A gente vai levando de acordo com o que temos. E ter, neste momento, não significa muito. Não pode é faltar abrigo, teto, comida, afeto, água, carinho, dignidade e moradia para os marginalizados, os invisíveis...

> BundanosofáOlhonatevêBundanacadeiraOlhonolivroOU cotovelonajanelaeOlhonarua.

Vontade de cantar, fazer serenata, acordar a lua, brincadeira de roda ao som do Villa-Lobos: *Se essa rua/Se essa rua fosse minha/Eu mandava/Eu mandava ladrilhar...*

Tempo, tempo, tempo... O Corona esfregava as mãos. O Ipiranga se vangloriava, seremos recordistas de mortes. Atchim e eu contemplávamos a paisagem. Deserto nas avenidas, desertos nas almas, o silêncio fazendo morada.

Agora temos a dimensão de como os animais se sentem nos jardins zoológicos. Os pais entram em pânico: como é difícil ensinar uma criança ou adolescente, professores neles.

Mas cadê os professores? Ah, professores...

Foi aí que dei pra conversar com os bichos. Lembrei-me da Arca de Noé, ali desenvolvi a minha linguagem animal. Bati longos papos com os mamíferos, com os anfíbios e répteis. Aprendi alguma coisa; eles, os bichos, são reservados e não gostam de alardear coisas. Antes de Jung discutir o amor, lá na Arca descobri que o amor é uma característica dos mamíferos. Daí o nosso amor por cachorros, gatos e algumas aves. Com os bichos da casa, bastava um olhar, um sorriso e tudo se resolvia. Dei para competir com o bem-te-vi no assobio e espreguiçar com o calango que aparecia com o sol batendo no muro. Dormindo com as galinhas e acordando com os galos.

Em vez de

> *BundanosofáOlhonatevêBundanacadeiraOlhonolivroOUcotovelonajanelaeOlhonarua...*

Resolvi viajar. Fui á estante e entrei no *Once upon a time, Era uma vez um país em um país doente...*

Peguei o primeiro trem para a terra do encantamento, mas em vez de beijar a Bela Adormecida, de encontrar a dona do sapato de cristal, de salvar a Chapeuzinho, de namorar a Branca de Neve, de ser o bigode do gato no espelho de Alice, de tomar chá das cinco com a rainha do País das Maravilhas, abortei-me nos anos 20 do século vinte em Itabira do Mato Dentro. Reunidos, tomávamos sopa de macarrão. O menino Carlos sonhava, escrevia o secreto nome da amada com letras de macarrão, mas faltava uma letra, quando Dona Julieta interveio: Está sonhando de novo, menino? Olhe que a sopa esfria. O menino concorda com a mãe: ***Estou sonhando, sonhando, e vejo em todas as consciências um cartaz amarelo. Neste país é proibido sonhar.***

Acordo, somos apenas grãos a girar nas imensidões das ruas, nas nuvens da desigualdade, nos abismos da intolerância. Indefesos e frágeis somos. Resistir ao cotidiano é preciso, estender as mãos visíveis aos invisíveis é preciso. Nada será como antes, nada. *Eu já estou com o pé nessa estrada/Qualquer dia a gente se vê/Sei que nada será como antes amanhã/Que notícias me dão dos amigos? Que notícias me dão de você?/Sei que nada será como está, amanhã ou depois de amanhã.* Como uma onda. Nada do que foi, será/Tudo passa, tudo sempre passará.

Referências:

Nada será como antes - Milton Nascimento e Ronaldo Bastos

Como uma onda - Lulu Santos e Nelson Motta

Sentimental - Carlos Drummond de Andrade. in Alguma Poesia

Ato 2

Wagner Eduardo Ferreira

Nos últimos dois meses e meio, nós, da área da saúde, e o povo passamos a enfrentar a realidade do que é estar vivendo uma pandemia. A sensação de aprisionamento e o distanciamento social de todas as pessoas com quem estávamos acostumados na nossa rotina diária, além do medo quanto ao iminente risco do encontro com o vírus em qualquer local, e o que isso poderia ocasionar em nossa própria existência, criou um caos aparentemente controlado nas relações humanas e institucionais. Além disso, a politização em todas as relações e situações humanas ficou evidente e os aproveitadores de plantão mostraram a profundidade da ganância e da falta de honestidade a que o ser humano pode chegar sem se incomodar com o momento ansioso que vivemos.

As falas confusas e atravessadas, as colocações ditas científicas, as receitas populares ou as posturas observacionais de saídas para minimizar o medo da doença, como o uso de vitaminas e de drogas conhecidas e defendidas por muitos e recusadas por outros, com seus pontos de vista e argumentações conflitantes, foram fatores que ficaram evidentes.

Nas ultimas semanas, as expectativas de 3 ou 4 vacinas em fase final de teste criou uma sensação de alívio, como se estivéssemos em um naufrágio, porém perto de uma praia. O ser humano mostrou agora o que sempre mostrou em todas as pandemias e outras situações de risco de morte: o medo e a luta insana e sem equilíbrio para evitar a potencial morte. Se uma analogia pudesse ser feita, as últimas 10 a 12 semanas seriam o reflexo de uma Torre de Babel com uma pitada de um Inferno de Dante e algumas luzes no fim do túnel.

Sinto-me impotente e descobri que o ser humano é completamente inconsistente. O pessimismo está imperando e a esperança, ainda que viva, está mais no campo da dúvida. Dessa forma, devemos seguir em frente e torcer para que a normalidade, mesmo que diferente do que realmente era normal até então, aconteça.

TERCEIRO PERÍODO

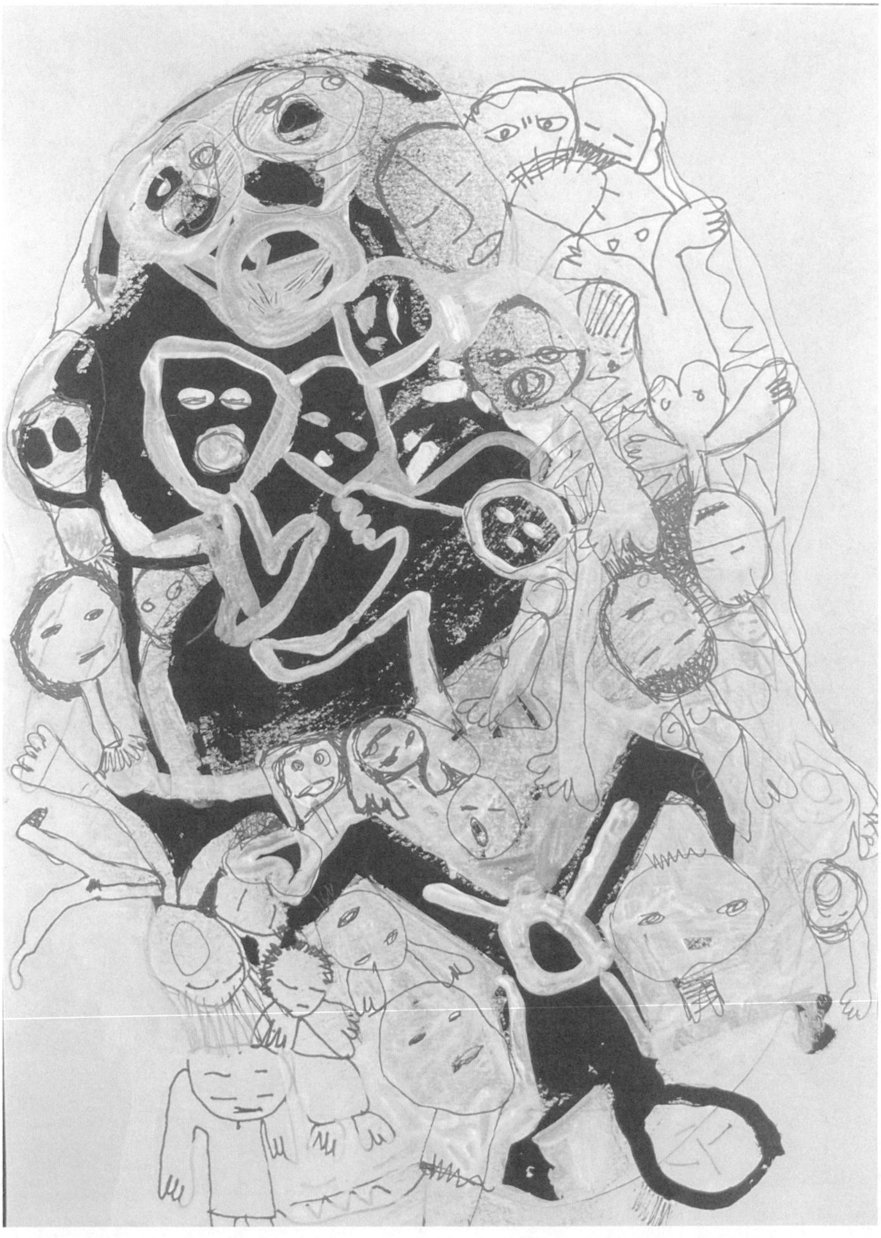

TERCEIRO PERÍODO

Julho-Outubro de 2020

No planejamento dessa nossa trilogia, pensávamos que no Brasil, em agosto ou setembro, viveríamos o terceiro e último ciclo da pandemia que adoeceu o mundo.

Acreditávamos que a pandemia teria a duração de cerca de 16 a 20 semanas, como aconteceu em alguns países.

Estamos no final do ano e a pandemia no Brasil está longe do fim.

Todos andamos por aí, mascarados, com o risco de nos infectar ou transmitir o vírus para alguém. A nossa máscara desvela a ignorância que ainda nos assola em relação a essa doença.

Mas esse fato não enfraquece nossa proposta de registrar nossas impressões no calor da hora.

No final de outubro de 2020, o mundo já somava 45.428.731 casos de Covid, com mais de um milhão de mortos. O Brasil, no mesmo período, acumulava 5.535.605 casos, com 160 mil mortos. Minas Gerais tinha 358.971 casos confirmados e 9.015 óbitos. Em Belo Horizonte, os números também eram expressivos: 46.471 casos, com 1.471 mortes.

Com o tempo, os médicos e demais profissionais da saúde foram aprendendo a lidar com a Covid e alguns tratamentos mostraram-se eficazes, não para eliminar o vírus, mas para combater a infecção por ele causada.

É consenso que somente uma vacina eficaz terá a chance de virar de vez a página dessa tragédia.

Felizmente, algumas vacinas já despontam no horizonte. É muito provável que nós, aqui no Brasil, já tenhamos no início de 2021 uma vacina disponível.

Um feito extraordinário da ciência médica: em menos de um ano diagnosticar uma doença nova, pesquisar e disponibilizar uma vacina eficaz.

Ao encerrarmos essa trilogia, estamos convivendo com esse sentimento dúbio: de frustração por ainda estarmos mergulhados nessa crise sanitária, mas de real esperança pelo anúncio da chegada da vacina.

Covid-19: momento de concluir

Ana Lúcia Bahia

É chegado o momento de concluir. Para que seja tão rápido quanto o instante de ver, não podemos articulá-lo à pandemia, pois esta, segundo as redes sociais, não terminou, não começou e não terminará! É dessa forma que as falas são ouvidas por toda parte. Incongruentes, sem/com sentido e garantias.

Mas não é imaginação o fato de que pessoas ficaram e algumas ainda permanecem em total isolamento. Isso deixou marcas com as quais tentamos lidar de alguma maneira. Vírus de opiniões! Assim o Covid-19 deveria ser chamado. Repasso aqui um texto veiculado nas redes sociais, de autor desconhecido. "O vírus *influenza*, caso não tivessem promovido vacinações em massa, atingindo principalmente idosos, estaria, em virtude de mutações que parecem ter aumentado seus efeitos, matando muito mais que a Covid. Este coronavírus realmente não é um vírus comum, pois ele vem sendo utilizado para políticas epidemiológicas e sanitárias totalmente politizadas, manipuladas por outros interesses. Portanto, sua virulência foi acrescida deste elemento, talvez mais patogênico que ele."

Assim, para que possamos ter nessa desorganização um momento de concluir, fica claro que não é no Outro (conceito que, em psicanálise, diz respeito ao lugar onde o ser humano se constitui) que se deve pautar. De que forma então poderia isso advir? Para caminharmos com a construção de uma possibilidade de conclusão, gostaria aqui de estabelecer um paralelo entre a forma que o sujeito se constitui na psicanálise e a possibilidade de uma conclusão sobre as falas pandêmicas. O poema

"Cântico Negro", de José Régio, aponta para uma possível forma de saída sobre a questão abordada, ou seja, esse não saber que perpassa a discussão sobre a Covid-19, a dessintonia das falas sobre o vírus.

"Não, não vou por aí! Só vou por onde
Me levam meus próprios passos...
Se ao que busco saber nenhum de vós responde
Por que me repetis: "vem por aqui"?
Prefiro escorregar nos becos lamacentos,
Redemoinhar aos ventos,
Como farrapos, arrastar os pés sangrentos,
A ir por aí..."[34]

Sabemos, com a psicanálise, que a criança, por sua prematuridade, é absolutamente dependente de um outro que lhe ampare. Essa pessoa vai lhe nomear, "libidinizar" e ser para ela o espelho para que se constitua. Isso deixa uma marca na maneira de agir de cada um, pois, ao se pautar sempre em alguém para sobreviver, esse movimento, na vida, tende a continuar. Não é raro, na relação das pessoas, esperar do outro aquilo que se gostaria e não o que é possível, ou seja, que o outro lhe sirva como espelho, como reflexo do que se almeja. Esta é a marca de funcionamento de cada um: buscar no Outro respostas que possam conter seus anseios, dúvidas, desejos e tudo que comporta a complexidade do psíquico que nos habita. Para que a criança saia dessa relação aprisionadora, algo da ordem de uma lei deve aí intervir. Basta! Diz a lei. É preciso caminhar, seguir adiante. Essa forma de relação só é possível na imaginação e a vida traz muitos pontos cegos, que não refletem. Cada um vai lidar com esses percalços de uma determinada forma, mas sempre numa tentativa de reestabelecer aquela posição que outrora esteve em relação ao Outro, tentando se fazer completo. Foi nessas pregressas relações que as marcas que dizem de cada um se fizeram e com elas o próprio sujeito. Marcou-se um tempo! E a possibilidade de construir um saber pautado nessas marcas.

As falas desse outro deram um norte, uma direção. Mas aquelas que dizem respeito à pandemia se apresentam desconexas. Esse Outro,

[34] Régio, José; Cântico Negro

que foi um norte, apresenta-se, nos dias atuais, esfacelado, pluralizado e descontínuo. Não há como percorrer um fio de coerência a não ser por uma identificação maciça e feroz com aquilo que dizem. Há pandemia! Não saio de casa até chegar a vacina! Outras: não tem pandemia, não é bem assim! Acabou o isolamento! Mas há aqueles que tentam ouvir a razão de ambos os lados.

Essa perspectiva nos remete muito à clínica de psicanálise, na forma como cada um chega e busca um tratamento. Algumas pessoas, com horror daquilo que tira suas garantias e as torna inseguras, chegam com muros de certezas e verdades absolutas. Outras, já mais tocadas e amaciadas pela dureza da vida, chegam imersas em sofrimento e reclamações, o que não deixa de ser uma forma de resposta que têm diante de um desencontro, mas também um apelo. Seu sintoma responde, porém, não de uma maneira satisfatória.

Essa forma de relação com o Outro, Guimarães Rosa, em seu livro "Grande Sertão: Veredas", já nos anuncia. "O senhor é de fora, meu amigo mas meu estranho. Mas, talvez por isto mesmo. Falar com o estranho assim, que bem ouve e logo longe se vai embora, é um segundo proveito: faz do jeito que eu falasse mais mesmo comigo. Mire veja: o que é ruim, dentro da gente, a gente perverte sempre por arredar mais de si. Para isso é que muito se fala?"[35]

Falando com, da, sobre a pandemia, nos dias de hoje, não temos uma forma de concluir a não ser via o próprio sujeito. Resgatar as falas (que marcaram um tempo) e fazer delas uma direção. "O tempo é essa palavra única em que se depositam as experiências mais diferentes."[36] Não tomá-las numa tentativa de restauração de algo para sempre perdido, mas fazer dessas marcas, que constituíram cada um, formas outras de rearranjo. Arranjo, permutação e combinação; a matemática já nos dá uma saída. Saída pela palavra, onde a imaginação pode se decantar, sendo possível fazer com que algo se inscreva. Uma conclusão só é possível na experiência, pois esta implica um fazer, uma inscrição na vida. O ficar ou sair de casa deveria ser pautado naquilo que diz do particular, da relação

[35] Rosa, Guimarães; Grande Sertão: Veredas

[36] Poulichet, Sylvie; tradução, Lucy Magalhães, O Tempo na Psicanálise, pág.14, Jorge Zahar Editor - Rio de Janeiro, 1996.

com o entorno, levando em consideração dados concretos e científicos, não especulares. Retomo José Régio, que, como já foi dito, nos aponta uma saída possível. Ele pode ser interpretado como um contraponto eterno, já que o poeta nunca vai por onde o outro diz. Mas há ali um átomo que vibra pulsante e traz, na própria escrita desse belo poema, a saída possível.

> Ah, que ninguém me dê piedosas intenções,
> Ninguém me peça definições!
> Ninguém me diga: "vem por aqui"!
> A minha vida é um vendaval que se soltou.
> É uma onda que se alevantou.
> É um átomo a mais que se animou...
> Não sei por onde vou,
> Não sei para onde vou
> - Sei que não vou por aí![37]

A relação do sujeito com o Outro, esse paradoxo que dirige e permeia as relações humanas, pode nela mesma conter uma saída. Mas apenas se o sujeito aí se incluir. O átomo deve se animar, aquilo que pulsa deve ser reconhecido, pois somente quando ele consegue fazer a inscrição do seu desejo que um desembaraço dessa relação tão imaginada pode acontecer. Que tenhamos, nesse tempo de pausa que nos foi imposto, conseguido não apenas buscar um tempo perdido, mas fazer novos trilhamentos, e que estes nos permitam percorrer novos caminhos.

[37] Régio, José; Cântico Negro

Estamos em setembro, do ano em que não haverá Natal

Andréa Raso

Estamos em setembro de 2020. Final de semana de sol e céu azul, estradas congestionadas pelo país. Os bares e restaurantes lotados, vê-se muita conversa, largos sorrisos, mesas na calçada e bebidas geladas sobre a mesa. Praias abarrotadas. Nas redes sociais, vemos os registros de viagens, compras e diversão. Máscaras? Não parecem mais necessárias. O clima é de comemoração! Afinal, estamos no feriado da Independência. Não apenas do país, mas das pessoas em relação à pandemia. Sim, decretaram o fim da pandemia! Esse decreto foi assinado por boa parte da população brasileira.

Mas, se a pandemia acabou, por qual razão permaneço em casa, não vou aos restaurantes? Por que não faço festas para receber amigos e familiares em casa? Por que motivo me privo de viajar e visitar quem eu amo? Por que sinto profunda tristeza por aqueles que estão enfrentando a dor do luto, e aos quais não posso nem abraçar?

Os governos, por sua parte, apenas avançaram na reabertura, com orientações bem específicas sobre a obrigatoriedade do uso de máscaras e do distanciamento social. Os números começam a se reduzir, mas se estabilizaram num patamar muito alto. Nos chegam, a cada dia, mais notícias de mortos e de doentes internados pela Covid. Notícias muito próximas, entremeadas de afeto e que dilaceram o coração. São mães, pais, irmãs, filhas, companheiros de vida que se vão. São amores de alguém. Algumas tragédias assolam mais de um membro da mesma família. Já ultrapassamos 125.000 mortes por Covid-19.

Se eu pudesse pediria agora a você, leitor, para fazer um minuto de silêncio. Ou gritar...

Há um estranhamento ao ler esse texto, não é? Espero, sinceramente, que sim. Nossa sociedade está muito adoecida. Vivemos realidades paralelas. Há uma parcela expressiva da população que nega veementemente a realidade, que parece fazer uma cisão entre a própria experiência e a do outro. Que leva a vida de forma delirante, ao difundir informações falsas e claramente nocivas à vida.

Se antes o vírus não existia, agora o que se vê são movimentos de ataques às vacinas. Há criação de uma para-realidade, repleta de elementos persecutórios. Chego a pensar que há uma grave mobilização dos impulsos e das defesas psíquicas mais arcaicas que existem, como descritos na psicanálise. E isso não é inédito. Já vivemos antes momentos assim na história da humanidade. Basta pensar no holocausto e suas vítimas, em parte pela negação e cisão da realidade, pela perseguição àqueles identificados como objeto ameaçador. Porém, nem todo objeto ameaçador ou vivência persecutória é fruto de fantasias. Para os judeus isso foi absoluta e mortalmente real.

Muito se tem falado sobre o "novo morar", sobre a importância de converter a casa no lar seguro e acolhedor. Mas, quando se mora num território invadido e tomado pela mineração, as ameaças passam a fazer parte de um cotidiano perverso. É o meu caso. Moro em Macacos, e paira sobre mim a contínua violência da possibilidade de ser retirada de casa. Uma barragem, em nível 3 de emergência, pode se romper a qualquer momento. Ou não. A mineração irresponsável, sem compromisso com a segurança ambiental e das comunidades em seu entorno, se transforma numa espada de Dâmocles.

Não sei como enfrentar isso, por mais que eu pense. Afinal, são mais de 19 meses convivendo com boatos e incertezas. Isso significa ser lançado a uma posição de dependência, sujeitado ao poder, vontade e critérios de outro, que, sem pedir licença, invade a vida e coloca-a em suspensão. Usurpa nossos planos e propósitos.

Minha paz de espírito já se foi há muito tempo e eu tento não sucumbir a tudo isso. Uma agressão sem precedentes. Temo por minha saúde, apesar de me cuidar muito e tentar manter a consciência em relação aos sintomas que tais vivências deflagram no meu organismo.

Literalmente, tento manter certo controle na ação do cortisol em mim. Falo de mim para dizer do outro também. De milhares de outros. Dependência e morte.

Sinto que essa destruição do entorno, da cultura, da escolha por modos de morar que preservam a vida junto à natureza, é um verdadeiro atentado à existência. A mineração é uma atividade exemplar! Exemplo de desumanização, especializou-se em genocídios. A morte está entremeada em sua política. Autorizada por governos e aplaudida pelo capital. Nada é pior do que o profundo sentimento de impotência, de estar à margem de qualquer proteção.

Independência e Morte! Estamos vivendo um tempo em que ressoa o seguinte recado, por parte da sociedade descomprometida com a realidade: "minha independência, garantida pela sua morte." É claro...

Estamos em meados de novembro, do ano em que não haverá Natal. Contabilizamos 165.000 mortes. A decoração e os produtos típicos já estão disponíveis. Mas que Natal será esse? Para muitas famílias, não será possível realizar a tradição. Sem festas, sem encontros, abraços ou trocas de presentes "ao vivo". Será o tempo de comemorações virtuais, como nos acostumamos a fazer nos últimos meses, nos quais o afeto e a alegria serão antídotos contra a distância física.

Para outras tantas famílias, será o Natal da ausência, dos assentos vazios, da dor descomunal que converte o amor em imagens num porta-retratos sobre a mesa. Já para aqueles que teimam em desafiar o poder do vírus, em atacar de modo torrencial, com *fake news* e pronunciamentos delirantes, a única esperança que nos resta, a vacina, poderá ser o tempo de correr o risco, celebrar... e terminar a ceia, uns 14 dias depois, em um cemitério qualquer, sob as chuvas de verão de 2021.

Chuva é fenômeno da natureza que não atende às ordenações humanas. Se falta, mata pela seca e destruição. Se excede, mata pela enxurrada e destruição. Chuvas nos ensinam sobre modulações. Sobre limites e necessidade de buscar o equilíbrio em tudo o que há.

Vivemos o tempo do extremo, da polarização, da fragilidade da tolerância. A humanidade tem atravessado enxurradas de ódio, de usura, de discriminação. E, por outro lado, uma verdadeira estiagem de solidariedade, respeito e gratidão. Mas não é de hoje que caminhamos na direção avessa à civilidade. Sim, estamos nos afastando da condição de civilizados. Estamos caminhando de volta para a posição de atirar pedras ao invés de impropérios. Na política não faltam exemplos de situações vexatórias para a maioria de nós.

Estou sem fala. Cansei de dizer o que penso, sinto e vejo. Minha esperança e palavras foram carregas por uma tromba d'água qualquer, quer seja de ódio, intolerância, lama ou arrogância.

Escrever a partir da própria experiência é uma forma de despir-se. E foi assim que escolhi compartilhar com você, leitor, as reflexões sobre esse tempo de pandemia. Sem as roupagens de teorias, que me são muito caras, por certo, mas que me protegeriam de falar sobre o que vivo. Essa escolha não se dá sem razão. Ao escancarar a dor de viver aqui em Macacos, expresso simbolicamente a experiência de milhares de pessoas que têm enfrentado a dureza de viver em territórios dominados pela mineração. De atravessar a crise, na crise. Eu não poderia falar disso, com a necessária crueza, com vestes de teorização.

Mas com a arte, a nudez se transmuta em linha, cor e forma. E assim sigo pintando o tempo. Não um tempo qualquer, mas esse tempo pandêmico. Registro em traços e cor a passagem do tempo. O resultado são imagens fluidas, que parecem dançar entre si, num movimento suave. Capturas feitas a partir de objetos maciços, de sombras do tempo, que deixam vestígios, apenas se você for capaz de percebê-los. Esses são momentos de certa paz, meditativos, em atenção plena aos movimentos dos pincéis. *Mindfulness* e Arte.

A pandemia me fez olhar as sombras refletidas da humanidade. Não se trata de ser pessimista, mas reconhecer sua existência, cada vez mais potente. Sigo cultivando a luz em mim e em quem eu amo. Por sorte, temos muito mais luz ao redor.

Jair,
Na vida, escolha alguém que te faça feliz,
até em momentos de quarentena.
Te amo,
Andréa

O vinte

Clara Arreguy

Diante de tudo que está acontecendo nesta janela de tempo-espaço que estamos vivendo, impossível não resgatar referências literárias e cinematográficas que nos formaram como gente ao longo da vida. Nem preciso falar de "A peste", de Camus, ou da profecia de Nostradamus (de 1.000 passará, de 2.000 não passará, descontado aí o *delay*, compreensível, de vinte anos). Me vejo mais em Rachel de Queiroz, no romance "O quinze", escrito exatos noventa anos atrás, em 1930, e que trata de um ano marcado por seca histórica e decisiva, senão nas transformações sociais, econômicas e políticas da época, pelo menos na vida de milhões de famílias, assoladas pela fome, pela miséria e pela morte.

Do cinema, pra uma amante de ficção científica como eu, a mais forte lembrança vem de um filme de 1973, auge da minha adolescência, "No ano de 2020", que se passa em 2022 e traz Charlton Heston como um detetive que, ao investigar a morte de um milionário, descobre o maior segredo da sociedade de então: de que é feito o "*soilent green*", espécie de biscoito que se tornou a base da alimentação dos milhões de habitantes daquele mundo em desencanto. Alerta de *spoiler*: era de carne humana. A cultura naquele futuro incentivava as pessoas a se deixarem morrer em centros especializados, cercados por flores e música clássica, mas os cadáveres, descobre nosso herói, eram conduzidos pra onde? Pra fábrica de "*soilent green*"!

Apesar de o filme não ser um clássico do gênero, tudo era chocante nele, sua visão apocalíptica, um pré-"*Blade Runner*" em Nova York em vez de Los Angeles. Com o tempo, o heroico detetive de "No ano de 2020" e do primeiro "Planeta dos Macacos", apesar de todo o charme e empatia ao descobrir o segredo do mundo dominado pelos símios, se revelou grande defensor das armas e lobista da indústria armamentista, numa reversão de expectativas para aquela jovem apaixonada que fui um dia.

O quinze, hoje, é o vinte. O mundo de 2020 já entrou para a história como um *turning point*, e não somente pela pandemia, com sua imprevisibilidade cada vez mais imprevisível – vide a falta de perspectivas de um fim, que não veio em agosto, não veio em setembro, e a curva descendente em outubro não sinaliza que terminará em dezembro –, mas também pela maneira como a humanidade está reagindo a ela.

Perdeu quem apostou numa breve mudança radical do ser humano em direção a um animal mais solidário e empático, cônscio de que apenas unido e disciplinado conseguiria superar o inimigo poderoso e quase invisível. Pelo que se tem visto nas ruas, bares, praças, templos, comícios, a coisa vai de mal a pior. Se desde o início o Brasil teria melhores condições de enfrentar o perigo devido ao consolidado Sistema Único de Saúde, a política de devastação do Estado segue firme seu empenho em destruir também esse recurso. Basta ver o que foi feito da equipe de primeira que dava robustez ao trabalho do Ministério da Saúde, hoje ocupado por uma brigada de militares despreparados para tal desafio – o detalhe de o ministro desconhecer o que fosse o SUS é apenas um enfeite entre tantas piadas prontas das quais não dá pra rir.

Este foi (é) o ano em que, enquanto morriam mil brasileiros por dia, governantes, empresários e seguidores de uma seita que adora um mito de pés de barro clamavam pelo retorno à "normalidade". Normalidade era a vida descartável da massa, contanto que a produção, o consumo e as exportações voltassem a patamares lucrativos. O ano em que se comemorou porque, após seis meses, em vez de caírem quatro aviões por dia, passaram a cair apenas dois. A boa notícia é que, em vez de mil mortes em média, agora temos apenas 500. Na minha boca e na minha pena, isso é ironia. Na deles, ato falho.

Os tons apocalípticos, no entanto, vão muito além da pandemia, como se pudesse haver algo ainda mais trágico. Há. A queima total. Enquanto a pandemia atinge milhões e elimina centenas de milhares, novos carbonários tomam o país de assalto e literalmente, com a ajuda da natureza maltratada, tocam fogo no país. Círculo vicioso: não chove, vêm a seca, a queimada, a fumaça, o desmatamento, aí não chove. Só que há provas incontestes de incêndios criminosos dando uma mãozinha pro fenômeno meteorológico. Não é papai do céu que está brabo e resolveu punir a humanidade. São ações humanas, intencionais, a provocar desmatamento, fogo, emissão de gases, aumento da temperatura, aquecimento global, derretimento de calotas polares, enchentes, devastação.

Isso ocorre no mundo inteiro. Aqui no Brasil, o fogo varre de norte a sul, de leste a oeste, todos os biomas: Amazônia, Pantanal, Cerrado, Mata Atlântica, Caatinga. Que morram os biomas e os pobres que nele habitam, inclusive os povos (moradores) originários. Só empatam o progresso, mesmo. E daí que a paisagem da ficção distópica chegue antes ou depois? Esse raciocínio, além de cruel, é burro, pois sabota o futuro inclusive de quem pensa e age assim.

Então voltamos ao literal que se contrapõe ao literário acima citado. Terra arrasada, aqui, não é metáfora da indústria esvaziada, da agricultura familiar inviabilizada, do patrimônio natural, cultural e histórico destruído, das riquezas do país alienadas, da soberania nacional cedida aos vizinhos ricos. É tudo isso e muito mais. A metáfora se fez realidade. Onde se lia política de terra arrasada, leia-se a literalidade.

Do literário ao literal, lá vem o Brasil descendo a ladeira. Não que o mundo seja muito diferente. A destruição proposital do planeta, por meio de exploração econômica alheia à sustentabilidade, concomitante com o avanço das forças reacionárias em diversos países de todos os continentes, não é mera coincidência. É a mesma mentalidade. A mesma política, a mesma cultura, o mesmo desprezo pela vida, pela alteridade, pela saúde pública, desde que eu tenha meu *bunker* superprotegido.

Mas aqui em nosso país temos mania de grandeza. Se Trump é uma ameaça à humanidade, Bolsonaro é o lambe-botas do Trump. O amigo chato do cocô do cavalo do bandido. É mais feio, mais bobo, mais burro e mais resistente ao vírus. O Brasil de Bolsonaro e dos bolsonaristas espalha perdigotos e acusações à China com a mesma luxúria com que difunde *fake news*. A máscara salva-vidas, obrigatória em praticamente qualquer recinto, é meticulosamente baixada até o pescoço pra que cada um deles dê a sua contribuição à disseminação do vírus, dar ou receber, tanto faz. Importa é desmoralizar o esforço das pessoas de bem, sem aspas, que se cuidam e que cuidam das outras.

Como é burra a elite incendiária do Brasil! Ao queimar a galinha dos ovos de ouro quando destrói as reservas naturais, ao aceitar a morte dos mais vulneráveis quando não combate a pandemia, não percebe que joga contra o futuro até de seus meritórios herdeiros. O que eles vão comer, seus energúmenos? *Soilent green*? Haverá *soilent green* que chegue para todos? Não temem que a carne putrefata de nós, as buchas de canhão, venha contaminada por um novo "vírus chinês" fabricado no deserto acabado de nascer no coração da América do Sul?

Literatura e pandemia

Eduardo Tomaz Froes

Sou um aficionado por livro. Sempre gostei de ler muito. Tem alguma coisa de vício nisso. Se vício é um defeito, considero um bom defeito. As pessoas sempre me veem lendo muito e até para a academia levo um livro junto. Por isso muitas pessoas perguntavam quantos eu lia por ano. E nunca sabia dizer. De uns tempos para cá comecei a anotar todos os que leio durante o ano e tem dado uma média de 2,5 a 3 livros mensais.

Também tenho a mania de ler dois ao mesmo tempo e não mais que isso. Hoje em dia leio um no *kindle* e outro tradicional no papel. Apesar das vantagens e facilidades do *kindle*, ainda prefiro o cheiro e a textura do papel, além do efeito de passar as páginas. Leio e gosto de praticamente todos os gêneros: romances, biografias, técnicos, autoajuda, espiritualizados etc.

Resolvi, assim, escrever este texto acerca da pandemia sobre livros que abordavam o tema de epidemias. Escolhi dois.

O primeiro deles, O livro de San Michele[38], havia lido há cerca de uns 33 anos. Na época, estudante de medicina. Era já um livro antigo, um romance de aventuras de um médico na Europa e que, na minha imaginação e memória afetiva, se tratava de um médico e suas aventuras durante uma epidemia. Gostei tanto do livro na época que o guardei

[38] O livro de San Michele – Axel Munthe; tradução de Jayme Cortezão – 15ª ed. – Porto Alegre. Rio de Janeiro: Globo, 1984.

para reler posteriormente e ele sempre ficou guardado todos estes anos esperando para ser relido.

Então, agora, para fazer este texto, reli o livro mesmo. Para minha surpresa, não se tratava de uma epidemia, que, na minha memória, como disse, tinha assim ficado gravada, porque as aventuras que ele vivencia são muitas e em vários países e diferentes cidades da Europa. Mas há, sim, episódios em que ele enfrenta uma epidemia. O livro é um romance autobiográfico e conta a história do personagem Dr. Munthe, médico sueco formado em Paris e que conviveu com o famoso médico do Hospital Salpêtrière, Dr. Charcot, e vários personagens importantes da época.

Em uma parte do livro em que está enfrentando uma epidemia em Nápoles, ele descreve: *"O meu colega parecia comprazer-se em conversar comigo; dizia-me que tinha amigos em Nápoles, e, como todos os seus conterrâneos, desprezava e detestava os napolitanos. O que havia visto depois da aparição da cólera fazia com que os detestasse mais que nunca. Era difícil não acreditar que Deus castigava a cidade corrompida. Sodoma e Gomorra não eram nada comparadas a Nápoles. Não via o que se passava nos bairros pobres, nas ruas, nas casas, contaminadas, até nas igrejas, enquanto rezavam a um santo e amaldiçoavam a outro? Um frenesi de Luxúria apoderara-se de Nápoles inteira; imoralidade e vício por toda parte, mesmo sob os olhos da morte. As violências contra as mulheres haviam-se tornados tão frequentes que nenhuma mulher séria se atrevia a sair de casa."*

O artista conhece a realidade para descrever tão bem? Ou ele inventa? Interessante notarmos que tem sido descrito durante o isolamento aumento dos casos de violência contra a mulher. O ser humano, então, é isso? Num momento de calamidade afloram nele os instintos mais selvagens? Se pensarmos em nossos políticos e nos desvios de dinheiro, vemos que estes instintos estão mesmo presentes. Superfaturamento nas compras de material médico e hospitais de campanha superfaturados, essa é uma realidade!

O segundo livro que escolhi foi "A Peste", de Albert Camus[39], e note o que ele descreve em certo momento de desalento: *"A peste, é preciso que se diga, tirara a todos o poder do amor e até mesmo da amizade. Porque o amor exige um pouco de futuro e para nós só havia instantes."*

[39] A peste (Novo projeto) (Português) Capa comum – 8 agosto 2017 por Albert Camus (Autor), Valerie Rumjanek (Tradutor)

O texto e a sensibilidade do artista são magníficos e combinam com o que está descrito no outro livro sobre o comportamento humano nestes momentos. Para mim, é claro que nem todos agem assim, mas explica bem o que algumas pessoas ou grupos podem sentir pela falta do amor e pela falta de um futuro.

No Livro de Axel Munthe, o autor, ao enfrentar a morte, assim reflete: *"A princípio, quando a morte se encontra vitoriosa dum lado da cama e eu permanecia impotente, do outro lado, pouca atenção lhe dava. A vida então era tudo para mim; sabia que minha missão acabava quando a sua começava, e limitava-me a apartar o olhar da sinistra colega, contristado com a minha derrota. Mas à medida que me fui familiarizando com Ela, pus-me a observá-la com crescente atenção, e, quanto mais a via, mais desejava conhecê-la e compreendê-la. Comecei a dar-me conta que tinha a sua parte do trabalho como eu, e, como eu, uma missão a cumprir; que afinal éramos companheiros e que quando o combate por uma existência estava terminado e que Ela saía vitoriosa, era preferível olhá-la de frente sem temor e ficarmos amigos. Mais tarde chegou o momento de pensar que era Ela a minha única amiga, desejei-a e quase a amei, ainda que não desse mostras de importar-se comigo. Quantas coisas poderia ter me ensinado, se eu tivesse conseguido ler no seu rosto impenetrável! Quantas lacunas da minha mísera ciência sobre o sofrimento humano Ela podia ter preenchido. Ela que é a única a ler o último capítulo de meu livro de medicina, onde tudo se explica, todos os enigmas apresentados são resolvidos e toda a pergunta feita tem resposta.*

Mas como podia ser tão cruel, quem sabia também ser tão doce? Como podia cortar com uma das mãos, juventude, vida, e com a outra dar tanta felicidade e paz? Por que motivo a pressão de seus dedos era tão lenta ao redor da garganta de uma das suas vítimas e tão rápido o golpe de outra?

Por que razão lutava tanto com a vida de uma criança, e permitia que a de um velho se apagasse num plácido sonho? A sua missão era castigar e matar? Era Juiz e Verdugo? Que fazia dos que matava? Haviam deixado de existir ou estariam apenas adormecidos? Para onde os levava? Era Ela a suprema regente do reino da morte ou apenas um vassalo, simples instrumento nas mãos de um soberano mais poderoso, o rei da vida? Hoje vencia, mas seu triunfo era definitivo? Quem seria o verdadeiro vencedor? Ela ou a Vida?

Mas, terminava, em verdade, a minha missão, quando a sua começava? Deveria eu assistir, espectador impassível, a última e desigual batalha? E permanecer impotente e insensível enquanto ela cumpria a sua obra de destruição? Deveria eu apartar as minhas faces dos olhos que ainda imploravam socorro quando a força para falar havia muito se esgotara? Devia soltar a mão daqueles dedos que convulsivamente apertavam os meus do mesmo modo que se agarra a uma tábua o homem que se afoga? Ela tinha seu eterno narcótico, mas eu também tinha o meu, que me confiava a benévola Mãe natureza. A minha missão não era ajudar a morrer os que não tinha podido ajudar a viver?"

Reparem que ele respeitosamente trata a morte como Ela, em letra maiúscula. Assim como fala da Vida e da Mãe natureza também com respeito, em letras maiúsculas. Nesse momento, ele traça o uso da morfina com poder narcótico e de alívio para os pacientes terminais, hoje tão utilizada nos tratamentos paliativos. A bela reflexão que ele faz em relação à morte é maravilhosa. Todo estudante e residente deveria guardar isso em sua cabeceira.

No Livro de Camus, o Dr. Rieux, lutando contra a morte de uma criança, tem o seguinte diálogo com o padre Paneloux: "*Mas talvez devamos amar o que não conseguimos compreender. Rieux endireitou-se bruscamente. Olhava para Paneloux com toda a força e toda a paixão de que era capaz e balançava a cabeça. — Não, padre — disse ele. — Tenho outra ideia a respeito do amor. E vou recusar, até a morte, amar esta criação em que as crianças são torturadas. No rosto de Paneloux passou uma sombra de perturbação. — Ah, doutor — exclamou, com tristeza —, acabo de compreender aquilo a que se chama a graça."*

Sábia filosofia: amar aquilo que não podemos compreender!

Outra discussão que ocorreu nas redes sociais foi sobre a quantidade de mortes que aconteceu e vem ocorrendo no dia a dia durante a pandemia. Há inclusive uma discussão de que, comparando-se os registros da transparência civil, a mortalidade de 2020 foi a mesma em relação ao mesmo período de 2019. Afinal, nunca nos preocupamos com a quantidade de pessoas que morrem dia a dia na população, seja em nível municipal, estadual ou federal. Aliás, não temos menor noção disso. E Camus coloca em seu livro: "*... quantas pessoas morriam por semana em tempos normais. A cidade tinha 200 mil habitantes. Ignorava-se se essa proporção de óbitos era normal. É esse o gênero de detalhes com que nunca nos preocupamos, apesar do interesse evidente que apresentam. Ao público faltavam, de algum modo, pontos de referência. Foi só com o tempo, ao constatar o aumento das mortes, que a opinião pública tomou consciência da verdade. Com efeito, a quinta semana deixou 321 mortos e a sexta, 345."*

Outro tópico interessante descrito poeticamente pelo autor em "A peste" é a sensação de que o futuro acabou e só nos resta o passado:

"Chegava sempre um momento em que nos dávamos conta claramente de que os trens não chegavam. Sabíamos, então, que a nossa separação estava destinada a durar e que devíamos tentar entender-nos com o tempo. A partir de então, reintegrávamo-nos, afinal, à nossa condição de prisioneiros, estávamos reduzidos ao nosso passado e, ainda que alguém fosse tentado a viver no futuro, logo renunciava, ao experimentar as feridas que a imaginação finalmente inflige aos que nela confiam."

Outro ponto de discussão nos dias atuais é sobre a medicação para combater o vírus. Hidroxicloroquina, ivermectina, vitamina D, zinco etc. O que não falta são pessoas leigas passando receitas e "protocolos". O autor constata: *"O mal que existe no mundo provém quase sempre da ignorância, e a boa vontade, se não for esclarecida, pode causar tantos danos quanto a maldade. Os homens são mais bons que maus, e na verdade a questão não é essa. Mas ignoram mais ou menos, e é a isso que se chama virtude ou vício, sendo o vício mais desesperado o da ignorância, que julga saber tudo e se autoriza, então, a matar. A alma do assassino é cega, e não há verdadeira bondade nem belo amor sem toda a clarividência possível."*

Além disso, o autor reflete no seu livro: *"O médico ergueu os olhos para a estátua da República e esclareceu que não sabia se falava a linguagem da razão, mas que falava a linguagem da evidência, o que não era obrigatoriamente a mesma coisa."*

Outra reflexão profunda ele faz no trecho: *"Está certo. Mas não se cumprimenta um professor por ensinar que dois e dois são quatro. Talvez o felicitemos por ter escolhido essa bela profissão. Digamos, pois, que era louvável que Tarrou e outros tivessem escolhido demonstrar que dois e dois eram quatro e não o contrário, mas digamos também que essa boa vontade lhes era comum à do professor, à de todos aqueles que têm o coração igual ao do professor, que, para honra do homem, são mais numerosos do que se pensa, ou pelo menos esta é a convicção do narrador. Aliás, este compreende muito bem a objeção que lhe poderia ser feita, ou seja, que esses homens arriscavam a vida. Mas chega sempre uma hora na história em que aquele que ousa dizer que dois e dois são quatro é punido com a morte. O professor sabe muito bem disso. E a questão não é saber qual é a recompensa ou o castigo que espera esse raciocínio. A questão é saber se dois e dois são ou não quatro."*

Outro ponto é a discussão sobre o uso de bebidas alcoólicas, que aumentou na epidemia. Mesmo com bares fechados, os indícios do uso de bebidas alcóolicas aumentaram, segundo reportagens em jornais. O que o autor diz? "*Finalmente os cafés, graças ao considerável estoque acumulado numa cidade onde o comércio de vinhos e álcool ocupa o primeiro lugar, puderam igualmente servir os clientes. A bem da verdade, bebia-se muito. Como um café tivesse anunciado que "quem vinho bebe, mata a febre", a ideia, já natural no público, de que o álcool evitava doenças infecciosas reforçou-se na opinião geral. Todas as noites, por volta das dez horas, um número considerável de bêbados expulsos dos cafés enchia as ruas, espalhando afirmações."*

Outro aspecto interessante é a nossa insegurança de saber quanto tempo isso vai durar. Hoje, 12/07/2020, dia em que escrevo, já temos, desde 26/02/2020 (primeiro caso detectado no Brasil), quase 5 meses e nada de perspectiva de terminar este pesadelo. O autor, em "A peste", relata: *"Em particular, todos os nossos concidadãos se privaram muito depressa, mesmo em público, do hábito que porventura tivessem adquirido de calcular o prazo de sua separação. Por quê? É que, quando os mais pessimistas o tinham avaliado, por exemplo, em seis meses, quando haviam esgotado antecipadamente toda a amargura dos meses vindouros e erguido com grande esforço a sua coragem ao nível dessa prova, reunindo as últimas forças para continuarem sem vacilar à altura desse sofrimento estirado numa tão longa sequência de dias, então, às vezes, um conhecido, um anúncio de jornal, uma suspeita fugaz ou uma brusca clarividência despertavam a ideia de que, afinal, não havia razão para que a doença não durasse mais de seis meses, talvez um ano, ou mais."*

E os profissionais de saúde, trabalhando muito no momento de pico, que agora chegou! Afastados de família, longas jornadas de trabalho, todos os serviços precisando de mais horas dedicadas. E muitos adoecendo e tendo de se afastar 14 dias, no mínimo, o que, claro e evidente, acarreta mais trabalho aos que lá permanecem. Além disso, a aceitação dos familiares de ter que se separar do ente querido, porque os protocolos hospitalares indicam que não pode ocorrer visita e nem tampouco acompanhante. Para amenizar este distanciamento, vários hospitais instituíram a visita virtual.

"... por toda parte poderia tê-lo tornado sentimental. Mas quando só se dorme quatro horas, não se é sentimental. Veem-se as coisas como elas são, isto é, veem-se segundo a justiça, a horrenda e irrisória justiça. E os outros, os condenados, também eles o sentiam bem. Antes da peste, recebiam-no como um salvador. Ele ia consertar tudo com três pílulas e uma seringa, e apertavam-lhe o braço ao conduzi-lo pelos corredores. Era lisonjeiro, mas perigoso. Agora, pelo contrário, apresentava-se acompanhado de soldados, era necessário dar coronhadas para que a família se decidisse a abrir a porta. Teriam desejado arrastá-lo e arrastar

toda a humanidade com eles para a morte. Ah! Era bem verdade que os homens não podiam dispensar os homens, que ele se achava tão despojado quanto esses desgraçados e que merecia esse mesmo tremor de piedade que sentia crescer em si depois de deixá-los."

Um dos aspectos mais tristes da pandemia é a separação do doente e a morte sozinho. A dificuldade e impossibilidade do enterro tradicional e de poder prantear o familiar ou amigo. Tudo isso em sacrifício à eficácia!

"Um padre acolhia o corpo, pois os serviços fúnebres tinham sido suprimidos na igreja. Tiravam o caixão para as preces, passavam-lhe uma corda, ele era arrastado, deslizava, batia no fundo, o padre agitava o seu hissope e já a primeira pá de terra caía sobre o esquife. A ambulância partira um pouco antes para se submeter a uma desinfecção e, enquanto as pás de terra ressoavam cada vez mais surdas, a família metia-se no táxi. Quinze minutos depois chegava em casa. Assim, tudo se passava na verdade com o máximo de rapidez e o mínimo de riscos. E, sem dúvida, no princípio, pelo menos, é evidente que o sentimento natural das famílias se ofendia. Em tempo de peste, porém, não é possível levar em conta semelhantes considerações: tinha-se sacrificado tudo à eficácia."

Fica um questionamento: podem o autor e a literatura antecipar a realidade?

Novo normal – Falando de utopias e sonhando com uma nova humanidade

Elizabeth Costa Dias

Chegamos ao final do exercício proposto pelo genial médico e artista Jair Raso, para que registrássemos nossas vivências na pandemia de Covid-19. Apesar de estarmos longe do fim da odisseia provocada pela invasão do SARS-CoV-2 em nossas vidas, uma vez que, se seguirmos a experiência europeia, em breve enfrentaremos a *segunda onda* sem que, de fato, tenhamos superado a primeira, a vida prossegue e este texto encerra a trilogia e nos leva a pensar no pós ou na *nova normalidade*.

Vivemos intensamente o ano de 2020, que se aproxima do final. Conhecemos a Covid-19 em janeiro, a partir dos primeiros casos relatados na China, em meio a sentimentos e sensações de surpresa, incredulidade, negação, confusão e medo. Começamos o isolamento social em março e chegamos a novembro com transformações na vida cotidiana e muitas aprendizagens. Enfrentamos o medo e nos recolhemos em casa. Aprendemos, ou não, a lidar com o confinamento e suas consequências, a lavar as mãos com frequência e a usar máscaras. As novas tecnologias de comunicação nos ajudaram a trabalhar e a manter os contatos sociais. Acompanhamos emocionados a valorização dos trabalhadores da saúde e de outros tantos, ignorados ou invisíveis, que permitiram que a vida prosseguisse seu curso. A ciência e a tecnologia foram capazes de produzir respostas rápidas para o enfrentamento da doença desconhecida. O reconhecimento do SUS como um patrimônio social a ser cuidado emocionou e os gestos solidários, as pequenas ajudas e as gentilezas tornaram nosso cotidiano mais leve. Também foi impactante descobrir como precisamos de menos e de como pode ser interessante uma vida mais simples. Sentimos na pele a experiência da *planetaridade,* a aldeia global anunciada por McLuhan nos anos 60. Vivenciamos uma experiência comum de vida e morte.

As relações da Covid-19 com as questões ambientais, os modelos de desenvolvimento e os efeitos das mudanças climáticas ocuparam fóruns acadêmicos e sociais. No Brasil, essa questão não é nova. Estudos do começo deste século na região amazônica, desenvolvidos por pesquisadores da Coppe (Instituto Alberto Luiz Coimbra de Pós-Graduação e Pesquisa de Engenharia, da Universidade Federal do Rio de Janeiro) sobre os efeitos da inundação da floresta para a construção da hidroelétrica de Tucuruvi já mostravam o grande aumento da população de *Anopheles,* mosquito responsável pela transmissão da malária. De 9.652 insetos coletados antes do preenchimento do reservatório, o número saltou para 68.532, depois que as águas inundaram a floresta, lembrando uma peste bíblica. As famílias moradoras à margem do lago tiveram que ser deslocadas, pois não tinham condições de lidar com os ataques diários[40]. Pedro Vasconcelos e colaboradores, no estudo intitulado "Gestão Imprópria do Ecossistema Natural na Amazônia Brasileira Resulta na Emergência e Reemergência de Arbovírus", relatam que, no período de construção da represa de Tucuruvi, foram isolados 27 novos arbovírus com potencial patogênico. A catástrofe acendeu um alerta para as consequências de grandes obras, quando interesses econômicos são priorizados em detrimento da saúde pública. As notícias sobre os impactos da Covid-19 sobre os povos tradicionais da Amazônia mereceram destaque na mídia e foram objeto de discussão no âmbito de instituições e movimentos sociais, brasileiros e estrangeiros. Nesse sentido, por ocasião do surgimento da Covid-19, tendo em vista a possibilidade de novas catástrofes desencadeadas por agentes biológicos desconhecidos ou mutantes, o empresário Bill Gates comunicou estar fazendo grandes investimentos para prevenir e enfrentar tais eventos.

Em Minas Gerais, ainda não superamos as consequências das tragédias decorrentes da ruptura das barragens na mineração em

[40] O elefante negro: que doenças a floresta esconde? Revista Piaui de 30/10/2020 https://piaui.folha.uol.com.br/materia/o-elefante-negro/# 4/25

Mariana e Brumadinho. A ocorrência de catástrofes ambientais decorrentes da forma irresponsável de apropriar e utilizar os recursos naturais, entre as quais se poderia incluir o surgimento da Covid-19, prenuncia outras.

Mergulhados em uma crise sanitária, política e econômica severa, temos muitas perguntas e inquietações, dentre elas: quando teremos uma vacina eficaz, que nos liberte da ameaça do vírus SARS-CoV-2? Estará disponível para todos? Como será este *novo mundo* que coloca em cheque muitas de nossas crenças e valores?

Em meio às incertezas do retorno ao que tem sido chamado de *novo normal*, uma das poucas certezas é a de que o mundo não será o mesmo, pós-SARS-CoV-2. Vivemos tempos que Edgar Morin denomina de *experiência das irrupções do inesperado na história*, que nos permitiria criar o novo e uma nova sociedade. A história humana costuma registrar avanços tecnológicos e civilizatórios após guerras, pandemias e grandes desastres.

Para isto, é interessante olhar o passado pré-crise, identificar os aprendizados individuais e coletivos para desenvolver ideias e caminhos apropriados à nossa realidade complexa e desigual. Os erros e acertos sinalizam as mudanças necessárias ou possíveis.

No âmbito da saúde, o papel cumprido pelo SUS e seus trabalhadores que *vestem a camisa,* apesar das fragilidades conhecidas e do sucateamento a que vem sendo submetido, sinalizam sua importância enquanto patrimônio social e a necessidade de investimentos, para que possa cumprir seu papel de cuidar da saúde individual e coletiva de 230 milhões de brasileiros, respeitando os princípios de universalidade, integralidade, equidade e participação social. Uma utopia? Certamente, porém uma necessidade revelada nesse momento histórico.

A desigualdade social desvelada pela pandemia de Covid-19 apresenta-se dramática no Brasil, e certamente com piores perspectivas, dado o número de pessoas ou populações historicamente vulneráveis. As condições precárias ou a falta de acesso à educação de qualidade, saúde, moradia e renda se traduziram em maiores taxas de incidência e gravidade da doença. As iniciativas e estratégias de enfretamento, de caráter emergencial, desenvolvidas pelas autoridades e pela sociedade em geral precisam se transformar em mudanças estruturais e sustentáveis, uma vez que mostram sinais de esgotamento. Outra chaga inaceitável que se perpetua no país continuou nos assombrando no período: a corrupção e os desvios de recursos públicos destinados ao combate da epidemia.

O que acontece/acontecerá com a educação? Os custos e benefícios das práticas do ensino exclusivo à distância, amplamente utilizadas durante a epidemia, não foram ainda avaliados, mas se observa a tendência de que vieram para ficar. Seria impensável a adoção da exclusividade desse sistema em situação normal. Como ficam a socialização e as trocas subjetivas que também são essenciais no processo pedagógico?

No campo do trabalho, as perguntas são instigantes. O que já acontece ou acontecerá ao final dessa epidemia? Que transformações permanecerão? O que é essencial e o que será considerado inadequado ou supérfluo? Como faremos a passagem para o anunciado mundo em que nem todos trabalham? Como resolver a situação de alta informalidade e a precarização do trabalho associada à desproteção social de grande contingente da força de trabalho?

Como incluir trabalhadores sem educação formal, analfabetos funcionais, capacitados apenas às atividades braçais, em dissintonia com as exigências do novo trabalho? A experiência recente mostrou que muitos cidadãos não tiveram acesso aos benefícios emergenciais proporcionados pelo governo federal, em decorrência da incapacidade e ou do despreparo para acessar os meios previstos de solicitação e de recebimento.

O trabalho remoto ou *home office* parece que veio para ficar pós-pandemia. Os estudiosos do trabalho e suas relações com a saúde dos trabalhadores têm muitas perguntas ainda sem resposta. A experiência da pandemia mostrou ganhos e economia para os empregadores, traduzidos, inclusive, no aumento da produtividade. O alívio inicial dos trabalhadores, que se sentiram mais seguros e tiveram reduzido o tempo de deslocamento para o trabalho, penoso nos grandes centros, foi rapidamente seguido pelas queixas, em especial das mulheres, quanto às dificuldades para conciliar as jornadas de trabalho duplas e triplas. Indiscutivelmente há um aumento da produtividade, mas a intensificação do trabalho e a dificuldade para separar os tempos de trabalho, lazer e cuidado pessoal e família são preocupantes.

Interessante o depoimento que ouvi de uma menina de cinco anos, filha de uma colega, que disse à mãe que gostava mais do tempo em que ela trabalhava fora de casa e depois a buscava na escola, brincava com ela, levava para passear e tomar sorvete. Apesar da pouca idade, a criança percebeu claramente a invasão e a superposição dos tempos de trabalho e não trabalho na vida da mãe trabalhadora.

Outra dimensão desconhecida do trabalho remoto se refere às dificuldades para a garantia do suporte social, reconhecido como protetor da saúde. Além de reforçar o individualismo, ele dificulta ou elimina a possiblidade de interação social, a sensação do fazer parte de um coletivo e receber pequenos gestos de solidariedade, essenciais para o bem-estar do trabalhador.

Quais serão os impactos, a longo prazo, desse modo de trabalhar sobre a vida e a saúde dos trabalhadores? Que estratégias estes utilizarão para fazer face às novas exigências? Sem dúvida, um grande desafio!

Para apaziguar a angústia gerada por tantas perguntas sem respostas, busco inspiração na força dos movimentos sociais que se multiplicam, na experiência dos trabalhadores e trabalhadoras marginalizados e excluídos sociais que enfrentam as adversidades e nos ensinam a resiliência. Quem poderia prever a organização dos motociclistas profissionais, duramente atingidos pela precarização do trabalho, que se tornaram pessoas-chaves na quarentena e foram responsáveis por um dos recentes exemplos de luta por condições de trabalho? O sofrimento, a dor e as mortes precoces precisam tornar-se oportunidades de reflexão e mudanças na vida pessoal e social.

Mesmo correndo o risco de parecer ingênua, alienada, desinformada, opto pela ousadia de buscar ver esse momento com outras lentes, buscando saídas, novas conexões e parcerias para continuar perseguindo utopias. Qual seria nosso papel e/ou nossa contribuição para a criação de um novo mundo? Pertenço ao grupo que acredita em um *novo mundo possível,* mais justo e fraterno.

Como será esse "novo normal"? Qual a nossa capacidade de antecipação e criação do diferente em benefício da humanidade? Que outro mundo é possível? Como construir instituições governamentais e um modelo econômico que dê suporte a esse novo?

É necessário vencer o medo e sonhar com mudanças radicais a partir da experiência com o vírus e a Covid-19[41].

[41] Opus Magnum: Como a pandemia está mudando o mundo. Opus Magnum: How the Pandemic is Changing the World. t11editor / July 6, 2020. https://thesiseleven.com/2020/07/06/opus-magnum-how-the-pandemic-is-changing-the-world/

Segundo o filósofo Noah Harari[42], os tempos de Covid-19 podem trazer uma virada significativa na história. A partir de uma ameaça clara e iminente, precisamos aprender a conviver com as incertezas e com os desafios da complexidade, para confrontar e organizar os conhecimentos e conectá-los em rede, integrando a totalidade, e a fazer escolhas que facilitem o exercício da cidadania solidária. Somos parte da incrível construção da humanidade. Olhemos mais longe: de onde viemos, aonde chegamos e para onde vamos, sem nos ater à estabilidade conhecida. Este é o convite e nosso grande desafio.

[42] Yuval Noah Harari: o mundo após o coronavírus. *Carta Maior de 24 de março de 2020.*

De suspeita a cobaia

Érika de Oliveira Santos

De caso suspeito de Covid-19 a participante da pesquisa que testa a vacina: foi exatamente assim que vivi e sobrevivi aos dias que serão contados nas próximas páginas desta trilogia.

Em nosso último momento juntos aqui nas páginas deste livro, eu vivia a angústia de aguardar o resultado do teste para Covid-19. A sensação de morte era iminente, estremecia muito a minha expectativa de que poderia realmente não sair bem daquele momento.

Embora estivesse bem clinicamente, a luta não era contra o corpo físico, a mente já não acompanhava as evidências clínicas e se sentir bem já não era o bastante. Enfim, tinha ou não Covid? Essa era minha fixação.

Os relatos anteriores mostravam minha louca e insana realidade de cobertura de muitas horas de plantão para conseguir treinar os profissionais que estavam sob minha responsabilidade e capacitá-los para o atendimento aos casos de Covid-19. Foram mais de 1.000 profissionais capacitados e esta marca levarei para a vida, não como um troféu, mas como vidas que ajudei a serem preservadas!

O drama que criei em torno de mim naquele momento significava admitir como possibilidade a morte ou mesmo a finitude de uma vida, mesmo diante de tantas expectativas.

Meu maior desejo – eu só gostaria de continuar a viver! Mas me percebi tão atuante no papel de vítima que por hora me permiti sair de lá e buscar uma outra expressão.

Meu objetivo, viver um pouco mais para dizer às pessoas que amo o quanto são importantes; ao meu esposo, o quanto o amava e fazia falta naquele momento; aos meus pais, agradecer por me tornarem quem sou; e até mesmo àqueles que efetivamente não fazem parte do grupo de pessoas que considero, gostaria de poder dizer-lhes que, naquele momento, nada mais fazia tanto sentido quanto viver e viver intensamente.

Nos dias que antecederam ao resultado da suspeita de Covid-19, minha rotina foi bruscamente alterada e as noites de sono já não mais eram bastantes para descansar a mente, que insistia em lutar para estar em alerta e atenta a todas as informações relacionadas à pandemia.

A história tem nos mostrado que as pandemias têm o poder de mudar de maneira definitiva a forma como as sociedades se estruturam e como pensamos nossa própria vida e nossa própria história.

As notícias mostravam a cada dia um número alarmante de pessoas infectadas e, em minha categoria profissional, enfermagem, nosso país alcançou o maior patamar no mundo em número de mortes de profissionais.

Assim, me debrucei intensamente em dois pilares: fortalecer minha fé e buscar uma ressignificação de atos, pensamentos e condutas até então rotineiras e pouco expressivas, mas que poderiam me trazer algo de muito precioso, a consciência crítica.

Não se trata de saber onde se está, mas de poder, a partir de um julgamento justo, real e compassivo, entender as virtudes da vida que me trouxeram até aqui, até o dia de hoje, até esta vida.

Nesta etapa, conheci uma autora que me levou a grandes reflexões naquele momento de tantas incertezas. O livro "A morte é um dia que vale a pena viver", da autora Ana Claudia Quintana Arantes, me trouxe um sentimento pleno de que a vida precisa ser vista de outra perspectiva e que a singularidade trazida pelo olhar viciado no dia a dia acaba reduzindo nossa percepção do que na vida é realmente importante.

Na parte final do livro, no entanto, a autora chama a atenção para os cinco tipos de arrependimento mais comuns entre pacientes no final da vida. A origem desta citação se encontra, acreditem, na obra de outra grande autora, Bronnie Ware, também enfermeira.

A obra como um todo nos possibilita uma imersão suave e ao mesmo tempo densa, uma oportunidade única e propícia à reflexão sobre a vida, sua relatividade e suas possibilidades.

Neste período, me recordo de ler uma reportagem que tratava de uma pesquisa norte americana que me chamou muito a atenção. Em janeiro de 2020, a Associação Nacional de Marketing Americano, em uma de suas publicações, realizou uma previsão de que o mercado digital iria ocupar um lugar expressivo, algo próximo de 12% do varejo.

Em avaliação pouco mais de um quadrimestre após, o que se verificou é que a expectativa de aumento havia triplicado e no Brasil havia se registrado um aumento de mais de 50% em compras por meio digital. Em última instância, eu não estava ali realizando uma análise do mercado, mas compreendendo a mudança rápida de comportamento da população, da qual mais de 32% já começavam a manifestar a praticidade de manter hábitos de consumo dentro da própria casa.

Enfim, diante de tantas inquietudes, tomei coragem e resolvi consultar o resultado do exame pela internet e, para minha surpresa e gratidão a Deus, era negativo.

Não se espantem, pois, menos de um minuto depois que a gratidão trasbordava em meu coração, me veio a seguinte indagação: – "Não seria melhor ter me contaminado de uma vez e adquirir uma imunidade a esta doença enquanto ainda temos vagas em UTI's para atendimento?" Depois deste momento, descobri que muitos profissionais acabavam por também represar este pensamento – "seria melhor pegar isso logo e ficar livre disso?"

Após a detecção do teste negativo, retornei às atividades laborativas com mais fé, força e vigor. Eu sabia que poderia entregar mais ao universo. A consciência de realidade que me inundava era absurdamente incomparável a tudo o que havia vivido até então, uma genuína vontade de viver.

Neste período, comecei a acompanhar a evolução dos trabalhos relacionados à disponibilização da vacina. As discussões eram primárias, delineando como seriam sua eficácia, desenvolvimento, composição e em que grupos seriam testados.

E foi acompanhando este processo que acabei me tornando uma voluntária do ensaio clínico duplo-cego randomizado controlado com placebo para avaliação de eficácia e segurança em profissionais da saúde da vacina adsorvida Covid-19 (inativada) produzida pela SINOVAC; resumindo, faço parte do grupo que testa em humanos a vacina.

Na atualidade, me encontro no acompanhamento da fase III do estudo, tenho um registro diário de sintomas e condições clínicas, além de receber contatos telefônicos da equipe que acompanha a pesquisa para registro de situações adversas. Realizo acompanhamento médico com os pesquisadores, no qual temos, além da avaliação clínica, coleta de sangue, *swab* nasal, dentre outros procedimentos.

Cabe aqui o registro que, por ocasião de um óbito de participante desta pesquisa no grupo que faço parte, ela encontra-se suspensa pela ANVISA e é alvo de uma guerra que atingiu patamares políticos com intervenção da Presidência da República.

Enfim, embora a história esteja registrada em tão poucas páginas, trago gravados na pele e na alma os efeitos desta pandemia, que ainda não nos deixou e caminha lado a lado conosco.

Neste ponto, me despeço de cada um que me acompanhou em meio a esta trilogia, em meio a tantos momentos de lucidez e alucinações conscientes e amantes das minhas verdades, minhas histórias e que, com certeza, colaborou em forjar uma Érika que jamais e em tempo algum será a mesma pessoa.

O pós

Flávia Pinheiro Machado

Já se passaram quatro meses da minha alta hospitalar, sete meses do início do distanciamento social e não vislumbro nenhuma possibilidade de ter minha vida pré-pandêmica de volta.

Estava preparada para um tiro de 100 metros e não para correr uma maratona. A essa altura, já foi embora toda minha paciência e resiliência.

Evoluí muito bem. Fiz fisioterapia respiratória por algumas semanas e não me sinto cansada, nem mesmo quando faço atividade física mais intensa. Meu olfato ainda não voltou totalmente e não sinto o gosto de doces, o que é uma pena. Instintivamente, os infectados sobreviventes formaram uma comunidade via WhatsApp e sempre nos comunicamos sobre as sequelas tardias, sobre como cada um está evoluindo e retomando a vida. Essa doença deixa um "ranço" muito estranho na gente. Uma amiga está com os cabelos caindo, outra sentiu dores terríveis pelo corpo e outra conhecida está reclamando de perda de memória. O apoio é mútuo, rico e fortaleceu nossos laços.

Assim que voltei ao trabalho, também percebi dificuldade de memória e fala embolada durante a conversação, que melhorou após pouco mais de uma semana. No meu caso, o sintoma mais persistente e evidente foi irritabilidade. *Pitbull* de batom é pouco! Não posso afirmar que foi apenas uma manifestação tardia da Covid, mas me deu total impaciência para "Cloroquiners" e companhia. Essa discussão sobre tratamentos comprovadamente ineficazes e outros tratamentos me levaram à exaustão. Cheguei à conclusão de que a burrice é mais veloz, pois ela vai via WhatsApp e a capilaridade é muito grande. Além disso, vem de uma forma mais palatável ao preguiçoso, que não se dá ao trabalho nem de checar o que lê e repassa.

Em contrapartida, a ciência é morosa, restrita, de difícil acesso e normalmente divulgada em uma língua que a maior parte da população não domina. Duas coisas me tiravam ainda mais do sério: pessoas que me falavam que estavam doidas para serem infectadas. Como assim? É uma roleta russa! Tanto pode evoluir bem, como foram os casos do meu marido e do meu filho caçula, como pode "dar muito ruim", como foi meu caso. Agora, a voadora mortal (depois de tanta Yoga, meu Deus!) eu reservei para os que me culparam por ter sido infectada (não se cuidou? Como diz minha mãe: não fui eu que peguei o vírus, ele que me pegou!) e ainda mais para aqueles que me responsabilizaram pelas complicações do meu quadro por pura teimosia; afinal, não usei vermífugos e nem cloroquina. Para esses, reservei o desprezo e cortei da lista de contatos e do convívio. Sem mais!

Na história da humanidade, muito se falou da ignorância e da burrice. De Nelson Rodrigues ("Os idiotas vão tomar conta do mundo; não pela capacidade, mas pela quantidade. Eles são muitos.") ao escritor e romancista austríaco Robert Musil ("Não há nenhum pensamento importante que a burrice não saiba usar, ela é móvel para todos os lados e pode vestir todos os trajes da verdade."), mas ninguém expressou melhor meu sentimento atual do que a pergunta do dramaturgo e poeta alemão Bertolt Brecht: "Que tempos são estes, em que precisamos defender o óbvio?"

Como sou neuropsicóloga, é da natureza do meu trabalho identificar déficits cognitivos. Para além da atual intolerância, claro que continuo muito grata pela minha cura e pelas pessoas que me cercaram e me ofereceram mimos e conforto espiritual e emocional. Não raramente encontro pessoas que mal conheço e que me dizem que rezaram por mim. Isso, por si, é uma bênção. Assim como Mujica, não vou cultivar o ódio em meu jardim.

Enquanto isso, acho que vou intensificar a Yoga, a meditação e acender uma vela para Maria Santíssima, pois a maior das virtudes, a paciência, anda me faltando. Perceberam?

O valor e o sentido da vida

Gisèle de Mattos Brito

Após todos esses meses de distanciamento social, de convivência familiar mais próxima e, especialmente, de ameaça à vida, fica-nos uma constatação muito importante: o valor da vida.

Não por coincidência, esse foi o título dado a uma preciosa entrevista com Freud, em que ele abordou pontos que, em sua opinião, são importantes na vida. Entrevista eivada de sabedoria, experiência e conhecimentos sobre o ser humano, sobre sua humanidade e capacidades, tanto amorosa como de destruição. Destaco alguns pontos: "Setenta anos de idade me ensinaram a aceitar a vida com alegre humildade." "Estou muito mais interessado nestas flores do que no que possa acontecer comigo depois que eu morrer." "Só que eu não permito que nenhuma reflexão filosófica me tire a alegria das coisas simples da vida."

Freud me parece ter encontrado em si força suficiente para viver, dentro do possível, enfrentando toda a sorte de sofrimentos físicos, como um câncer e as dores constantes no maxilar, além de sofrimentos emocionais. Perdeu todas as suas irmãs em campos de concentração e uma filha de 26 anos por ocasião da gripe espanhola. Entre tantas perdas, foram-se também as economias e o patrimônio que adquiriu ao longo da vida, roubados pelos nazistas. Assim como nós, também ficou em quarentena, por ocasião da gripe espanhola, não podendo velar a filha morta, em função de uma pneumonia pela gripe.

Com tudo isso, encontrava alegria nas coisas simples, como admirar seu jardim, suas flores. Vivia o dia de hoje, o convívio com a família.

Penso que essa é uma grande lição de vida e que, neste momento de pandemia, podemos aprender.

Sim! Temos a grande oportunidade de fazermos um resgate da simplicidade, de nos alegrarmos com coisas simples, como aproveitar a convivência com a família, com os amigos, mesmo *on-line*, com a natureza, com o trabalho.

É um prazer e uma realização imensa acompanhar o crescimento de nossos filhos, nossos pacientes e crescermos juntos. Aprendi, desde muito cedo, que, se há crescimento, é sempre para ambos.

Vivendo esse momento de reflexão precioso, pensando no que é importante, no que é essencial para mim, para meus filhos, meus pacientes, lembrei-me de uma emocionante carta que Wilfred Bion escreveu para seus filhos. Nela, ele basicamente ressalta que desejava que cada um deles pudesse ser feliz, descobrindo a pessoa que eles eram e o caminho na vida em que pudessem, a cada dia, ser eles mesmos. Destaco alguns pontos: "A única coisa que deveria nos interessar, e que sempre me interessou, é que possam ter um conhecimento de si mesmos e dos outros, que nos torne capazes de tirar o máximo proveito daquilo que a vida nos reserva. Eu sempre me dei conta de que, para conseguir isso, é preciso experimentar e aprender por si mesmo". "Eu não desejo *nada* para vocês, a não ser que vocês encontrem a si mesmos e a *sua* própria vida."

E neste caminho de encontro com nós mesmos, há que se lidar com dificuldades e, como também aponta Bion, com depressão e insucessos. Não há como escaparmos deles, se procuramos viver uma vida verdadeira. Faz parte do crescimento e do desenvolvimento de todos nós enfrentarmos essas dificuldades.

Entretanto, a beleza e a grandeza estão em conseguirmos harmonizar o que sentimos com a nossa capacidade de pensar. Nesse sentido, a Psicanálise é um precioso instrumento que nos ajuda a alcançar o que sentimos e nos auxilia no desenvolvimento de instrumentos para pensar.

Simples assim! Encontrarmos a nós mesmos e nossa própria vida, e eu acrescentaria, sem culpa, sentindo-nos no direito de tê-la e vivê-la com alegria.

Todos nós sabemos o quão difícil é, para cada um, alcançar essa possibilidade na vida prática. Ainda que não consigamos plenamente, vale o esforço de buscar alcançar a pessoa que somos.

Neste processo, de busca de nos encontrar, estamos tendo que lidar com limitações que desconhecíamos, como o isolamento social prolongado, novas formas de comunicação por meios virtuais e o enfrentamento de uma nova ameaça a nossas vidas que nunca supúnhamos que viria a existir: esta pandemia avassaladora.

Antes a vida era incerta... Agora, tornou-se ainda mais incerta...

Chego a esta terceira reflexão com a profunda compreensão sobre o valor da vida e o sentido de vivê-la, e com a gratidão por estar tendo a chance de escrever estas palavras e poder compartilhá-las com vocês.

Se correr o bicho pega, se ficar o bicho come

Jair Raso

Tornou-se lugar comum dizer que a pandemia iria criar um novo normal, após seu fim, previsto para agosto ou setembro de 2020. Chegamos ao final do ano e a pandemia não acabou. A gradual volta de atividades, com restrições, desenha um cenário que é novo, mas está longe de ser normal.

Para nós, profissionais da saúde, enfrentar um vírus que pode ser fatal para o paciente é tarefa para a qual estamos talhados. Em relação ao coronavírus há uma grande diferença: o simples ato de cuidar ameaça a vida do cuidador.

No início da pandemia, até mesmo os pacientes entenderam que buscar ajuda médica para tratar os males da saúde era arriscado. As cirurgias e procedimentos eletivos foram suspensos e o número de atendimentos caiu drasticamente. Em Minas Gerais e alguns outros Estados, a infraestrutura hospitalar conseguiu passar pelo pior da crise sem entrar em colapso.

Mas chegamos ao final do ano e o vírus e sua ameaça não nos deixaram. Não adianta mais ficar em casa. Percebemos o novo cenário e trocamos o figurino. De máscaras, voltamos ao baile da vida. Considero esse novo enredo como o nosso novo anormal: todos convivemos com o espectro do Covid sobre nossas cabeças.

Nos hospitais, o ritmo de trabalho vai retomando os patamares de antes da pandemia. Entretanto, agendar uma cirurgia eletiva em que o paciente necessite de CTI no pós-operatório passou a ser bem difícil. Há leitos nos hospitais isolados para tratamento do Covid-19 e, na prática, isso significa menos leitos disponíveis para pacientes com outras doenças.

No início do ano, antes da pandemia, havia agendado um paciente jovem, portador de neurofibromatose, para retirada de mais um tumor em seu crânio. Seria sua sexta cirurgia. Programamos para março, mas, como ele estava bem, adiamos em virtude da pandemia.

Pensando que o pior da pandemia já havia passado, ele retorna querendo ser operado em suas férias. Fizemos todo o preparo e agendamos sua cirurgia para uma sexta-feira. Três dias antes, sua mãe começou a apresentar sintomas gripais. À véspera da cirurgia, mesmo assintomático, ele fez um teste para Covid-19, que foi negativo. No dia da cirurgia, ele aguardava na recepção do hospital em jejum para ser encaminhado para o bloco cirúrgico. Entretanto, naquele momento, um paciente com Covid deu entrada no pronto-atendimento do hospital, sendo necessária sua entubação e internação, justamente na vaga do CTI que seria destinada para meu paciente.

Adiamos a cirurgia para o dia seguinte, um sábado. Tudo correu bem e ele foi para o CTI, recebendo alta de lá no dia seguinte. Entretanto, neste período, sua mãe testou positivo para Covid. Seguindo o protocolo, foi solicitado um novo exame para ele também, que desta vez foi positivo. Apesar disso, ele continuava assintomático e com boa recuperação de sua cirurgia. Recebeu alta para casa.

Durante uma semana, toda a equipe que participou desse procedimento, incluindo eu, é claro, ficou apreensiva. Afinal, tivemos contato físico muito próximo com um portador assintomático do vírus e poderíamos ter sido contaminados.

No início da pandemia, um colega de equipe passou pela mesma experiência. Operou um paciente com um problema na coluna. Entre seus exames pré-operatórios, havia um teste negativo para Covid-19. O procedimento cirúrgico foi tranquilo. Entretanto, no pós-operatório, o paciente começou a apresentar sintomas gripais. Foi piorando, com insuficiência respiratória, sendo necessária sua transferência para o CTI. O quadro pulmonar sugeria infecção por coronavírus e novo teste confirmou a suspeita. Infelizmente, apesar de jovem, o paciente morreu.

Entendo e convivo com essa nova realidade: o risco aumentou tanto para nós quanto para nossos pacientes. Mas deixar de tratar outras doenças graves para se evitar a contaminação pelo Covid-19 não é mais opção. Lembro do velho ditado popular: se correr o bicho pega, se ficar o bicho come. Disso não tenho medo.

Tenho medo de voltar para casa e contaminar minha mulher. Ser casada com um médico é para ela hoje um risco a mais. Justamente para ela, que vive dizendo que se casou com o dramaturgo e não com o médico. Sei que ela não teme tanto o adoecer, mas sofre muito com a possibilidade de transmitir o vírus para seu pai. Aos 90 anos, lúcido, seu Julio está recluso desde março, aguardando a visita das filhas no próximo dia de ação de graças.

Mas o que mais me entristece nessa pandemia não é o transtorno de conviver diariamente com o perigo claro e presente de contrair ou transmitir essa infecção. Sofremos todos com a atitude irresponsável de tantas pessoas frente à pandemia, seja negando, espalhando notícias falsas ou advogando panaceias.

Para além da pandemia, sofremos com a *infodemia,* que abarca não só as *fake news,* mas também a enxurrada de publicações científicas de peso irrelevante. Sem falar no universo de especialistas de última hora, bradando títulos para sustentar argumentos frágeis. No vastíssimo universo da informação, somos um bando de mal informados.

Sofremos também com o negacionismo, a pseudociência e as teorias de conspiração. Para entender o que parece incompreensível, por sugestão do Dr. Marco Antônio Vitória, médico brasileiro que trabalha na OMS, recorro à matriz de Carl Sagan.

O cientista astrofísico Carl Sagan (1934-1996) foi um dos maiores divulgadores científicos da história, por sua rara capacidade de transmitir informação científica de qualidade para o público não especializado.

De forma simples e clara, ele elaborou sua matriz, que agrupa as diversas posturas das pessoas em relação às evidências construídas pelas ciências em quaisquer de seus ramos. A partir do conceito de uma mente aberta ou fechada às novidades e evidências científicas e uma atitude cética ou crédula, Sagan coloca em quadrantes o comportamento das pessoas.

Pensamento	Cético	Crédulo
Aberto	Ciência	Pseudociência
Fechado	Negacionismo	Teoria conspiratória

Um cientista claramente tem a mente aberta e é cético, ou seja, nunca tem certeza que sabe e está sempre se questionando. Inspirado no *cogito* cartesiano, o cientista diria: duvido, logo existo.

Quando o ceticismo se associa a um pensamento fechado, aquele que tem dificuldades para mudar de opinião à luz de novas evidências, nasce o negacionismo, demonstrado no quadrante inferior esquerdo da matriz de Sagan. O comportamento negacionista geralmente está associado a convicções políticas, econômicas ou religiosas. A pandemia se mostrou uma oportunidade para que negacionistas de variados matizes saíssem do armário.

Ter a mente aberta a novidades não é por si só uma boa qualidade. Há um grande número de pessoas que acreditam em tudo, ao largo de qualquer evidência. Elas ocupam o quadrante superior direito da matriz de Sagan, dando corpo e voz à pseudociência, semente de panaceias para enfrentar o coronavírus.

Finalmente, temos aqueles que possuem a mente fechada e são crédulos demais, a ponto de elaborarem teorias conspiratórias que explicariam os males do mundo, entre eles a pandemia.

O espetáculo macabro de hospitais superlotados, pacientes morrendo por falta de infraestrutura e sendo sepultados em vala comum parece ter sido esquecido. O número de mortos já não causa espanto. A morte de um ou outro conhecido não provoca mais tristeza. Autoridades não mais se envergonham de expressar ignorância.

O corona adoeceu o mundo. Contra o vírus há ainda a esperança de uma vacina. Já para a ignorância...

Apocalypse Now

Javert Monteiro

O eterno retorno

Atrasado como sempre, concluo este texto no dia em que é anunciada a vitória de Joe Biden, a última comoção que agita a humanidade. Que se segue à comoção causada, pelo menos em arraiais cristãos, pelo discurso do Papa Francisco à Assembleia Geral da ONU e por sua encíclica "*Fratelli Tutti*". E que precede a próxima, que nem consigo imaginar qual será. Mas que tenho certeza que acontecerá. E assim caminha a humanidade, de espasmo em espasmo.

Na introdução da segunda parte da minha contribuição a esta coletânea, disse que estava cansado de perder meu tempo discutindo a política cotidiana e queria dedicá-lo a questões relacionadas à espiritualidade, à transcendência. Tolinho! Como escapar destes espasmos cíclicos? Ainda não sei. Também não sei nadar. Mas adoro o mar. Brincar com as ondas. Quando estou numa praia brava, a onda vem e me dá um caixote. Ao ficar em pé, lá vem outra! Vem outra mais... mais outra... enfim, dezenas de ondas vêm dos... onde é que eu estava mesmo?

Caindo e levantando. Este é o roteiro das minhas boas intenções. Quero me elevar aos céus, mas vem a política e me joga no chão do cotidiano. E meu cotidiano tem sido ler e dizer, ou escrever, sobre o que li. Alguém disse que somos o que comemos. Eu sou o que li. Ou assisti.

O assistido tem uma capacidade de síntese que em geral o lido não tem. O lido tem que ser digerido, o assistido captura corações e mentes.

Sic transit gloria mundi

É o nome de um grupo de WhatsApp que criamos pra nos ajudar a deglutir questões ligadas à religiosidade. O engraçado é que chegamos a este tema pelo caminho da filosofia política ou da história das ideias. E esta gênese foi também seu pecado original. Queremos transcender, mas ter provado do fruto da árvore do conhecimento acaba nos expulsando do paraíso. Temos algumas unanimidades. A certeza da nossa pequenez e imperfeição é uma delas. Outra é que a junção de filosofia grega, teologia judaica, advento do cristianismo e ascensão e queda do império romano resultaram numa coisa que primeiro se chamou Europa, hoje é conhecida como civilização ocidental cristã. E como sou o que leio, deixo agora minha primeira indicação de leitura: "Deus e a filosofia" de Étienne Gilson, Edições 70, Portugal.

Esta civilização deu muitos frutos. Entre eles, um processo econômico conhecido como capitalismo e uma forma de governo conhecida como democracia. Esta foi definida por Churchill, um dos seus maiores defensores, como "a pior forma de governo imaginável, à exceção de todas as outras que foram experimentadas". E aqui indico não uma obra, mas um autor, Alexis de Tocqueville, um clássico! Obsessivo. Ele não estuda a democracia, ele a disseca. Busca sua essência, suas qualidades e perigos e as formas como se apresenta em cada cultura. Se existe uma ciência política, isso se deve a ele. Profético! Para o caso brasileiro, o clássico é Raymundo Faoro. Quando você lê "Os donos do poder" percebe que o arranjo institucional não mudou nada desde a chegada dos portugueses.

Nem tanto ao céu, nem tanto à terra

Pois é, esse pecado original... voltando aos espasmos cíclicos. Quando começaram os debates sobre o discurso e a encíclica do Papa Francisco, o pau quebrou lá no grupo. Fiquei tentando pôr panos quentes, mas o incêndio se alastrou. Repercutimos os debates, recebemos diversas contribuições e acabei levando pra lá mais um veterano pra ajudar a esfriar os ânimos. Foi nesta altura que assisti a um filme na televisão, "Dúvida". Com magníficos atores. A mais conhecida, Meryl Streep. Fiz dele a seguinte indicação: o filme mostra todos os temas que temos discutido aqui, direta ou tangencialmente, tradição e renovação, disciplina e liberdade, compaixão e responsabilidade, o século e o divino, os vieses ideológicos etc.

E o que tudo que disse até aqui tem a ver com o nosso tema, a pandemia? Ah... Este é o meu mantra nas três partes que escrevi. Nos campos da vida cotidiana, do pensamento, da política e da espiritualidade, o Covid-19 só fez agravar males que já estavam presentes: o consumismo, a falta de solidariedade, a corrupção da linguagem e o comportamento de manada. A melhor piada, do tempo em que ainda se faziam piadas com a doença, é a do pobre que liga pro outro e diz: "Ô Zé, nóis num vamos pegar isso não, é qui nem celular. A gente tá sempre com um modelo antigo, até chegar no 19 eles já tão no 23".

Mas a pior trapalhada que fizeram foi a confusão da política com a religião. Os líderes de partidos viraram arautos da salvação, seus liderados tornaram-se uma seita. Seus sacerdotes são as redes sociais, o debate político transformou-se numa guerra religiosa. Personagens como Lula, Trump e Bolsonaro são objeto de idolatria. A teoria das revoluções, que denunciava a religião como o ópio do povo e prometia o paraíso na Terra e o fim da História após a ditadura do proletariado, é substituída por heresias sectárias, cujos ídolos são como os santinhos de pau oco do período colonial, servem apenas para transportar o ouro contrabandeado. E seus mandamentos são os mesmos dos sistemas totalitários do século XX. E aqui sou obrigado a indicar mais um livro. Publicado em 2016 pela Record, "A imaginação totalitária", de Francisco Razzo, já nasceu clássico. Com um subtítulo que diz tudo: "os perigos da política como esperança". E um capítulo que indica o lugar da esperança: "Nosso reino não é deste mundo".

Se na utopia marxista o amor pelo indivíduo concreto era substituído pelo amor à humanidade abstrata, nesta distopia pós-moderna o indivíduo se desliga das relações sociais e do exercício da cidadania e dirige o olhar para seu próprio umbigo, tornado agora centro do universo e razão de ser de sua existência. E isto nos traz de volta à terra. Sem a reforma da cidade dos homens não alcançaremos a Cidade de Deus.

A saída, onde está a saída?

De volta ao mundo, de volta à política e à filosofia. E ao que chamei de civilização ocidental cristã. Vou me ater apenas a um dos componentes da sua receita, a filosofia grega. Num primeiro momento, o grego olha para fora e vê a natureza, procura nela a origem de todas as coisas. Uma hora é a água, outra o fogo, ou então o ar. E percebe nela uma harmonia, um cosmos, que substitui o caos que havia antes da criação. E quer emulá-la, integrar-se a ela, tomá-la como modelo. Num segundo momento ele volta os olhos para dentro. Mas não para si, mero indivíduo, mas para o ser social que é, o cidadão da pólis. Quando o filósofo grego fala em vida boa não se refere a uma vida de prazeres, de orgias, de liberdade sem limites, mas a uma vida ética, uma vida com sentido, uma vida de compromisso com as gerações passadas, presentes e futuras, com a sociedade em torno e as instituições que nos formam, a família, o ensino, os ritos, a religião, os amigos, a cultura. O Belo e o Bom. A saída é por aí, viver uma vida significativa, acordar a cada dia e agradecer a algo superior a você por ter o privilégio de ver o sol nascer mais uma vez.

A *pólis*

Está nela a origem da palavra política, a conciliação entre os interesses dos diversos cidadãos, a arte de negociação. Que hoje se transformou na arte da dissimulação, do engodo, do interesse, da corrupção, da transformação do adversário em inimigo, expressa na fórmula "nós contra eles". Temos que tirar a política dos palácios e devolvê-la à *pólis*.

E o livro a ser lido agora é "Por que o liberalismo fracassou?" de Patrick J. Deneen. Publicado nos *States* em 2018 e aqui em 2020, Editora Âyiné. Mais um nascido clássico. O único *spoiler* que dou é que trata o liberalismo como mais uma ideologia, como foram o nazismo, o fascismo e o comunismo. Ao longe, Tocqueville e Edmund Burke nos contemplam.

E a pandemia?

Ah, sim. Eu a tratei como um catalisador de maus hábitos. Sobre o mundo anterior a ela, consegui fazer minha leitura do século XX. Sobre o mundo como se apresenta hoje, de uns quatro anos pra cá, é meu tema principal. Sobre como o mundo será depois da pandemia, não faço a mínima ideia. Nem sei se haverá um pós-pandemia, ou uma segunda onda, ou, como na piada, uma sucessão de Covid's. O futuro a Deus pertence.

A academia e a quintessência do pandemônio

José Carlos Serufo

O amanhecer do ano de 2020 encontrou a humanidade festiva, como esperado, e os festivos brasileiros estendidos ao carnaval, como sempre, não sabiam, porém, que, nas caladas do foguetório, um plano universal implementava o espalhamento invisível de uma nova arma mutante filtrável, tudo facilitado pela autofagia dos humanos, que breve pagariam com corpos inertes, quebra de elos sociais e a quintessência do sofrimento.

O mundo não estava preparado para desfrutar da tecnologia que criou e ser cliente do que viria a ser a primeira pandemia em tempo real, com contagem diária de mortos e infectados.

Os países observaram apreensivos a evolução da doença covid-19 – há cem anos seria rotulada de "peste chinesa" –, provocada por um vírus mutante, que saltou dos morcegos para a goela de chineses frequentadores de um estranho mercado de alimentos e de animais, na localidade de Wuhan. Nisso, somos diferentes. Permanecemos dois meses focados na realização do melhor carnaval do mundo.

Serpenteando a verdade no possível das incertezas, a ciência médica construiu sua espinha dorsal ao longo de séculos de extenuante observação de inusitados sucessos, especialmente, de sofridos insucessos nas salas de necrópsia de mentes brilhantes, verdadeiros presentes divinos, e de pesquisadores abnegados.

A ciência básica, aquela que muitas vezes produz por produzir, foi a que primeiro mostrou sua cara e sua valia, surpreendendo com excelência e robusta tecnologia, construída longe dos holofotes da prática. O genoma do coronavírus mutante foi sequenciado em horas que sequer completaram semana. Virologistas, quase extintos do estafe da saúde, ressurgiram e mostraram valor. Utilizando os resultados de modernas técnicas, revelaram as propriedades do vírus, registrado às pressas no cartório da OMS com o emblemático nome de Sars-Cov-2, e, com isso, permitiram o entendimento do processo de replicação viral, passo inicial para se entender seu potencial patogênico.

Esse conhecimento básico, das proteínas estruturais e não estruturais determinantes das propriedades dos coronavírus, permitiu contestar a maldosa notícia da cronicidade e da infecção recorrente, mesmo antes de os resultados científicos afastarem tais factoides.

Geneticistas entraram no processo e, mediante análise do genoma viral, concluíram que a mutação ocorreu em novembro de 2019, o que veio a ser reforçado por observações posteriores da ocorrência de um caso em 17 de novembro daquele ano.

Infelizmente, nem tudo foi assim. Na epidemiologia, tradicionais epidemiologistas, tomados de surpresa e embaçados pelas lentes do pânico, erraram na dose da catástrofe, a exemplo do *Imperial College*, que calculou a imunidade de rebanho em 80% e estimou três milhões de mortes nos USA e na Grã-Bretanha. A observação das curvas epidêmicas por mentes independentes mostrou que a imunidade de rebanho é bem menor, da ordem de 25%, o que descolou alguns brilhantes da coroa imperial e mudou a percepção da catástrofe. Infelizmente, parte da população já havia ultrapassado os umbrais do pânico, e a imobilidade cognitiva dificultará o retorno à normalidade social.

John Snow, indignado, revirou seus ossos, enquanto inúmeros especialistas, formados no tropel da cavalgada, teceram gráficos e análises fantasmagóricas do futuro, confinados em suas masmorras com grades de álcool gel.

Por fim, para embaralhar leigaços e incautos, epidemiocartomantes alinharam-se ao poder e à imprensa covidária no cálculo do pico da epidemia, fomentando o imaginário popular de mortos, ultrapassando as covas abertas e as imagens de apavorantes tratores, quebrando de vez o rito do funeral, já que a linhagem dos bravos coveiros da gripe espanhola não mais existe. Antes de se afetar, certifique-se de que seu prefeito predileto abriu uma cova individual para cada um.

Acostumados às novelas e ao futebol, agora passam horas à frente de covidiciários até vomitarem pavores, intoxicados pela sensação de morte iminente. Uma pergunta frequente: "Doutor, será que eu vou morrer?". "Não tenha dúvida, com certeza você vai morrer" – respondo de pronto. Logo, o medo dominou a razão e congelou a inteligência humana. O povo virou massa, aguardando o fermento das *fake news*.

Surpreendentemente, foi na outrora sólida clínica médica, enfraquecida pela vasta fornalha de novos e pela escravidão dos protocolos, que a pseudociência brotou exuberante, exibindo ferramentas sofisticadas de desconstrução da verdade ou de imposição de falsidades, travestidas com as roupas compradas/roubadas da credibilidade.

No rol dessa ideociência oblonga, caíram do pedestal gigantes da publicação científica. Revistas médicas ilibadas, que conquistaram credibilidade ao longo de gerações, diante do duro trabalho de editores e conselho científico, desnudaram processos e interesses econômicos. A bem da verdade, estes já vinham afetando em menor escala o método científico, até então sacerdócio, e, agora, fora de controle, revelaram a face submersa da pseudociência, causando tremores aos mais crédulos e pondo tensão extra em nossos estudos.

O ensaio clínico, estudo randomizado, cego e multicêntrico, a mais poderosa ferramenta para se avaliar a eficácia ou não de um tratamento médico, agora exige neurônios extras na leitura em virtude do potencial engodo, da torpeza de "renomados" cientistas, registrados em órgãos de pesquisa, até o momento ocultos em polpudas folhas de financiamento macroeconômico.

Os sucedâneos do secular quinino, cloroquina e hidroxicloroquina, sofrem impiedoso ataque das forças do mal, agrupadas em times formados pelos mais abjetos integrantes dos esgotos da sociedade do século XXI. No contraponto, defensores munidos com as balas da emoção batem bola nos gramados da ignorância, aplaudidos por apaniguados, crédulos e incautos. Uma verdade de fácil solução, do interesse da humanidade, virou bola de chumbo num jogo de caneladas.

Revistas de renome científico tornaram-se veículos de estudos falsos e viram-se obrigadas a *despublicar* trabalhos, em que pese serem incapazes de resgatar mentes contaminadas pela perversão do conteúdo. Tais revistas deveriam manter o estudo e assinalar em vermelho no texto todos os erros que ele traz, publicar nota corretiva em cinco outras revistas durante um ano, além de distribuir o texto com as correções assinaladas em vermelho a todos os participantes de todos os congressos médicos.

A pandemia tem seu próprio rumo e sua meta, que é atingir a imunidade de massa de forma natural ou mitigada. Nenhuma medida de contenção poderá reduzir o número final de casos. As medidas de contenção reduzem a letalidade pelo aperfeiçoamento dos recursos de saúde e pelo aprendizado na lida com as complicações e, talvez, pela atenuação da virulência.

A epidemia tem uma única solução: a imunidade populacional, obtida pela doença ou, melhor, pela vacinação. A pandemia fomentada nos extremos da democracia e nos porões da *desciência* virou um pandemônio, cuja solução ultrapassa o dístico doença, não-doença. A covid19 pode ser grave e pode matar. Irremediavelmente, as outras doenças também!

Mais uma vez, a área básica da ciência mostrou seus dotes, apresentando-nos plataformas de vacinas em desenvolvimento, algumas nunca utilizadas e a segurança ainda não testada em humanos. Até então, tudo certo, é o que se espera da ciência. Lamentavelmente, o rito protocolar sofre ataque da veemência industrial, e os defensores da ética reescrevem conceitos, furtando etapas do método científico consagrado, sob a premissa humanitária. Grandes negócios! Bilhões de dólares e de braços inocentes...

Estamos em guerra mundial. Não por territórios, mas por nuvens de informação. As grandes economias baterão no trigo humano até separar o joio sangrento da morte.

> "Ninguém sabe que coisa quer.
> Ninguém conhece que alma tem,
> Nem o que é mal nem o que é bem."
> (Nevoeiro, F. Pessoa, 1934)

Onde vamos parar? Talvez, no teto da imunidade de rebanho, quando vamos contar os mortos, os definitivamente afetados, e resgatar os elos esgarçados da fraternidade, quiçá antes do suicídio do abraço. Um abraço...

Lave as mãos!

Julio Neto

Esta ordem vocalizada em tom de quem não admitia qualquer tipo, ecoou incessante desde os rincões do Tibete até as planícies remotas da Sibéria e da Patagônia, sem esquecer da Oceania. Alguma coisa estava acontecendo ou para acontecer. O quê? No alvorecer deste ano que já agoniza, um monstro invisível, silencioso, feroz, oportunista e de crudelíssima eficácia para consumar seus desígnios, como que rompeu as tiras das revistas infantis e, como numa batida policial, prensou todos os habitantes deste planeta contra a muralha porosa do seu arsenal científico e principalmente na hierarquização de seus valores.

Difícil explicar o cenário que a princípio se instalou em todo o orbe, mas que seria mais ou menos assim: acomodaram num mesmo palco e numa mesma hora duas orquestras. Simultaneamente, enquanto uma executava uma solene área de Bach, a outra bufava uma agitadíssima polca e, ao fundo, um jogral composto por curandeiros, futurólogos, quiromantes declamava, emocionado, o I-Juca-Pirama.

Avultaram, então, as primeiras reações baseadas no bom senso e nos sólidos fragmentos científicos disponíveis sobre o assunto; isto tudo depois que o *Spalla* de uma das orquestras foi expulso por haver recusado a proposta de trocar seu violino (um Guarneri) por uma matraca amarela.

O capítulo seguinte foi escrito pela classe médica e demais servidores da saúde, que pagaram com milhares de vidas (única moeda aceita pelas circunstâncias) a ousadia de tornar vulnerável um inimigo até agora usufruindo o conforto da invisibilidade.

Os retângulos brancos dos hospitais de campanha alongaram-se pelos países e foram guarnecidos por heróis até então anônimos, que por amor, simplesmente por amor, a um compromisso e a uma causa, defenderam ferozmente as vidas colocadas aos seus cuidados. Lutaram no início desarmados, sem ainda sequer ver o que ocultavam as entranhas do inimigo.

"O que promete a esperança não pode cumprir a onipotência (...). A fé e a caridade são afectos muito fidalgos, e muito bons de contentar. A fé para crer, basta-lhe uma profecia, e fica satisfeita: a caridade para amar, quando não tenha benefícios, basta-lhe agravos, que o amor até de ofensas se sustenta." (Obras completas do Padre Antônio Vieira, Sermões, volume II, tomo V, Lello & Irmão, editores, 144, Rua das Carmelitas, Porto, 1959, p. 213).

Suspeito ter sido esse amor que fez despontar no horizonte uma nuvem branca que, tocada por um Midas divino, polvilhou *aurum*, que costumeiramente brilha na alma e nas vestes dos bravos, dos indômitos, dos impávidos. Estes, mesmo desprovidos de armas condizentes, não hesitaram em enfrentar de peito aberto o adversário ainda parcialmente intangível.

O Brasil se surpreendeu com... o Brasil; o exemplo acima citado fez com que a humanidade experimentasse uma onda de fraternidade e compaixão jamais sentida. Teria nascido um novo Brasil, um novo brasileiro?

Agora, que a solução desponta nítida e robusta das retortas, pipetas e centrífugas dos laboratórios, um terrível e milenar complicador começa a tomar forma e consistência: a exploração financeira e política da vacina salvadora.

"Aquela idade dourada, tão célebre nos primeiros tempos, quem a fez? Parece que a havia de fazer o ouro, e não a fez o ouro que havia, senão o ouro que não havia; porque ainda se não tinha descoberto. Enquanto no mundo não houve ouro, então foi a idade de ouro; depois que apareceu o ouro no mundo, então começou a idade de ferro... O que era necessário e útil para a vida e conservação dos homens, notou Séneca, Demócrito, e ainda o mesmo Epicuro, que o pôs a natureza muito perto de nós, e muito descoberto e patente, como são as plantas, os frutos, os animais: pelo contrário, o que não só era inútil, mas pernicioso, pô-lo muito longe de nós... Houve-se em tudo a natureza como mãe. A mãe dá a maçã ao filhinho, e esconde-lhe a faca. Por quê? Porque quer que coma, mas não quer que se fira: e se o menino chora pelo que há-de ferir, não é justo que os homens de razão e de juízo tenham sentimento de menino." (Obras completas do Padre Antônio Vieira, Sermões, volume II, tomo V, Lello & Irmão, editores, 144, Rua das Carmelitas, Porto, 1959, p. 234 e 235).

E agora, Brasil tão querido. *Quo vadis*? Para onde vais, para onde vamos? As coisas começam a se aquietar; a horrenda e híbrida zoada da polifonia que deu origem a esse texto, numa metamorfose deslumbrante, conformou-se pouco a pouco com os fatos e, do estertor de seu pentagrama, restou apenas a canção dolente com suas colcheias dedilhando os ciprestes dos cemitérios, numa tentativa de balbuciar a nossa gratidão aos irmãos tombados.

O sol se foi.

Mas a canção ficou.

Angústia sem final

Larissa Figueiredo Gomes

Lá no começo a aposta era que agora estaríamos falando sobre algo que ficou para trás. Fomos otimistas, o Corona foi além. Mais uma vez, aquela sensação de ausência de controle, mais uma vez, recalcular a rota.

Foi assim desde o começo.

Em março/abril nos preparamos para o pior. O pior veio, mas foi em pequenas doses até junho/julho, quando chegou mostrando quem ditava as regras. Foram dias de hospital lotado, de pacientes e famílias aflitas, de medo da morte. Foram dias de trabalho árduo, de curva em ascensão, da temida zona vermelha. Dias em que foi preciso, algumas vezes, ligar o piloto automático para conseguir chegar ao final.

Agora a tempestade começou a passar ou, pelo menos, ficar mais amena.

Posso dizer que vivi, ou melhor, vivo intensamente a pandemia. Não adoeci (ainda), mas me coloquei a serviço do que acredito, a ciência, de formas distintas. Trabalhei em hospital, voluntariei-me no estudo para desenvolvimento da vacina.

Aprendi muito ao longo do percurso e, mesmo sem ter ainda chegado ao fim, já consigo olhar para um passado bem próximo e enxergar algumas coisas.

Vejo algo que me acompanhou em todo o percurso dessa trilogia: angústia. Angústia por não ter o tempo nas mãos. Esperamos começar, adiamos. Esperamos terminar, adiamos. Angústia por não ter quase nada nas mãos durante essa pandemia. Angústia ao aprender a lidar com a sensação incômoda de correr atrás do rabo, de não sair do lugar. Angústia com a sensação de não estar fazendo nada, como se sobreviver a certos momentos não fosse exatamente a única coisa a fazer.

E como lidar com tanta angústia?

Tento lembrar que o bom, o ruim, o intenso, o sofrido e até mesmo o feliz, são temporários. Temporalidade essa que tem me dado a chance de encarar esse tempo de vida com mais generosidade e sabedoria.

Não sei o final dessa história e, mesmo com todo esforço, vou me angustiando e tentando transformar todo esse mal estar em aliado. É ele que me obriga a renovar meus horizontes e a inventar o futuro. Sigamos!

Melancólico fim...

Maria Auxiliadora Bahia

O fim da pandemia será decretado pela ciência, com a chegada da vacina, que se espera para o final desse inesquecível ano de 2020!

Enquanto isso vivemos a estranha ambiguidade de estarmos em meio à pandemia, submetidos aos mesmos alardes quanto às precauções e ao medo, enquanto as curvas estatísticas sobre o número de contaminação e mortes indicam um caminho para uma estabilização, o que dá também a sensação de um fim. Mas sabemos que o controle do vírus é precário e incerto e neste momento há um grande número de contaminações.

O isolamento social, como única forma de prevenção, até certo ponto mostrou-se eficaz para os hospitais que não tiveram superlotação, como também para os mais favorecidos, que ainda continuam em isolamento, amedrontados! Ressaltou também, de forma contundente, a enorme desigualdade social a que estamos submetidos, pela qual os menos favorecidos continuam a preencher as estatísticas com o maior número de mortes contabilizadas. Mas o mundo, já cansado e mais pobre, abriu-se de forma institucionalizada para o restabelecimento da economia e de uma vida mais partilhada, na qual a maioria da população não demonstra mais preocupação com o vírus e suas defesas: praias superlotadas, bailes, festas, maior permissividade de encontros familiares e de amigos e, destaque claramente observável, para uma zombaria e descrédito para aqueles que se apossam de um discurso em nome do bem social.

No rastro dessa intensa experiência, muitas aprendizagens, constatações e incertezas ficaram pelo caminho. Gostaria de ressaltar alguns aspectos relevantes que me parecem contribuir de modo inequívoco para **a mudança de percepção e comportamento da população** quanto ao medo, à prevenção, às restrições de atividades e mesmo ao saber científico atravessado pelos seus porta-vozes. Pôde-se observar que essas mudanças foram se dando de modo espontâneo e independente de qualquer orientação, restrição ou recomendações pelo que chamo discurso "oficial", ou seja, aquele veiculado pelos meios de comunicação em nome da ciência, no qual a indicação do certo e do errado cria normas de comportamentos que devem ser aceitas e não aceitas. Muitas são as variáveis que se podem levantar como implicadas na determinação dessa mudança de comportamento. Comentarei apenas algumas que, a meu ver, sobrepujaram as demais.

Em primeiro lugar, pode-se ressaltar o que chamarei **as contradições dos discursos oficiais**, que excluíam de seu contexto a realidade vivida no país. Esse fator, que pode ser considerado o mais relevante, foi claramente percebido pela maioria da população, que passou a não mais se interessar pelas "boas recomendações", que traziam no seu bojo um quadro de sua exclusão e um discurso vazio, que não fazia sentido dentro de sua realidade. Ao perceber que o discurso sobre o isolamento social não lhe pertencia e que ela, população, estava entregue à sua sorte, a "desobediência" e a "transgressão" dessas medidas tornaram-nas próprias, normas naturais que deviam ser seguidas, em nome de suas vidas. As suas duras condições materiais e a premência de trabalho para subsistência determinavam a forma de suas condutas, ou seja, enfrentar metrô, ônibus, aglomerações, filas etc. Tudo isso estava na direção contrária a tudo que era proposto como proteção, mas, como a vida urge, as respostas e defesas precisam ser tomadas, mesmo que contrárias a qualquer proposição em nome de um bem!

Pode-se também dizer que essa incongruência contida nos discursos pautados num imaginário de segurança de TODA uma população, possibilitou uma revolta muda e a consciência mais clara de suas vidas à margem. Diante de uma realidade imutável e da impossibilidade de qualquer ação efetiva a favor de suas defesas, restava como saída não só a continuação de seus trabalhos e atividades como também o desprezo, e uma denúncia pelo sarcasmo e pelo humor, através de anedotas, piadas e muitos depoimentos pessoais, críticos e picantes.

Penso que não é muito dizer que a percepção da impossibilidade de cumprimento da norma estava intrínseca à própria norma, que desconsiderou a sua aplicabilidade, gerou **certo saber,** que possibilita a um olhar atento detectá-lo através dessa grande produção de conteúdos, ideias e análises independentes, prescindidas de uma contaminação política e eivada do saber das próprias vivências. Esse anedotário criou um discurso à parte, feito por vozes desconhecidas, produzidas em um mundo paralelo, subterrâneo, diria mesmo subversivo, que entrou claramente em contraposição ao discurso "oficial", que, ao repetir de forma sistemática o mesmo refrão, tornou-se, ele próprio o objeto e a fonte da comédia ou tragédia! Essa produção, que pode ser considerada um discurso, deveria merecer, com certeza, a atenção da sociologia ou da psicologia social, cujo objeto é a mudança e a criação de movimentos em uma sociedade. A análise do conteúdo dessas falas aponta com clareza para o enfraquecimento e o descrédito de um discurso protecionista e também dos meios que o propagam.

Recorto aqui alguns exemplos desse discurso à margem, que pode ser ouvido e visto pela internet, esse admirável instrumento democrático, no qual as vozes dos invisíveis e perdidos ganham visibilidade e mostram-se as contradições sentidas e vividas pela maioria anônima.

"Esse vírus é muito louco! Não entra e detesta padarias, farmácias, supermercados, respeita as ordens dos prefeitos e governadores, não contamina jogares de futebol, nem o carnaval de 2020 e as comidas *delivery*, e parece também não gostar das favelas, dos *shoppings* e dos comércios populares, com suas aglomerações... mas, em oposição, é mortal para pequenos negócios, para os enclausurados, para comidas caseiras, praças, igrejas e aglomerações da zona sul. Sair sem máscara é simplesmente mortal, principalmente para quem está sozinho em seu carro! A hidroxicloroquina só funciona para políticos e planos de saúde, mas mata o cidadão comum..." e por aí vão outras pérolas que tecem essa visão das contradições e das diferenças...

Viver no corpo essas contradições pode deixar suas marcas, pois aviva sentimentos profundos, que talvez, esperamos, possam ser colhidos como um efeito pós-pandemia: maior conscientização e sensibilidade por parte dos governantes? A própria população passará a reivindicar seus direitos de saúde, educação e moradia? O direito a voz? Maior sensibilidade e compaixão pelo nosso semelhante? Só nos resta esperar...

Em segundo lugar, podemos nomear como uma mudança de comportamento o encontro com **o incontrolável** e **o inapreensível** que esse vírus encarna. Essa percepção atingiu principalmente as pessoas que se mantinham reclusas e se sentiam de alguma forma mais protegidas, portanto uma classe que pode se proteger. Viu-se que a mais ferrenha obediência ao isolamento recomendado não impedia o assalto desse vírus às mais diversas famílias, de formas inusitadas ou mesmo inexplicáveis. Muitos assim foram contaminados e chegou-se à conclusão óbvia que o controle do vírus é impossível e a contaminação seria inevitável, uma questão de tempo, sem a proteção da vacina, e, mais, percebeu-se também que a forma grave da doença acontecia de forma aleatória e era muito pouco o conhecimento sobre suas determinações. Muitos daqueles que se contaminaram e preenchiam os critérios de altos riscos saíram ilesos e também o contrário ocorreu, a morte daqueles que não tinham, dentro dos mesmos critérios, nenhuma previsibilidade. Também a experiência de ter muitas pessoas próximas contaminadas, sem qualquer efeito grave, foi levando a uma diminuição do medo, a uma espécie de letargia, a uma descrença e à desconfiança de tudo que se apregoava como perigo. Um relaxamento foi acontecendo a despeito de tudo e todos.

Um terceiro fator que pode ser apontado para o cansaço e uma diminuição de importância da pandemia foi o **excesso de comunicação,** principalmente a televisiva, que primou pela informação repetitiva e monocórdica das recomendações preventivas e do perigo iminente da morte, criando um estado de horror e angústia para uns, irritabilidade e descrédito para outros. Tal excesso teve um efeito reverso: ao invés de aproximar o problema, criou um estado de cansaço, distanciamento e indiferença.

A quantidade de estatísticas, depoimentos, todos os tipos de entrevistas, imagens repetidas de aglomerações em ônibus, trabalhos essenciais, diaristas, repressão policial e, ainda mais, um jornalismo que não abrangia os pontos essenciais da nossa realidade, que não privilegiava matérias mais realistas e que se abstinha de uma visão do medo sustentado por um único discurso, exauriu-se em si mesmo. Muitos são os que desligam os seus aparelhos por já saberem de cor o roteiro e o conteúdo transmitido. Além disso, essa repetição enfadonha e continuada deixava entrever um preenchimento de um espaço vazio nas programações e a informação totalmente esvaziada.

Susan Sontag, no seu livro Diante da Dor dos Outros, faz importantes considerações sobre os efeitos que o excesso de informação e imagens pode produzir naqueles que consomem uma programação continuada. Ele proporciona uma espécie de anestesia e, fato importante a ser considerado, cai numa forma de banalização e toma uma distância perigosa do telespectador, tornando-o quase indiferente. As quantidades de imagens despejadas têm o efeito de fazer as pessoas se tornarem insensíveis, apáticas, e a ter um embotamento dos sentimentos. Assim, as imagens ao longe, descoladas de nós, destroem aquilo que nos identifica com o sofrimento das pessoas, como indivíduos e seres humanos.

Contundente em sua análise, ela diz que o excesso cria aproximações imaginárias do sofrimento do outro, fazendo surgir um vínculo simplesmente falso de solidariedade, entre os sofredores distantes, vistos a todo momento em close na tevê, e um espectador privilegiado, que se sente a salvo daquilo de que também faz parte. Inclui nesse rol os "turistas" profissionais, ou seja, os transmissores das notícias. Com essa falsa conexão de solidariedade, cria-se uma ambiguidade: assistimos a dor, mas não sentimos ter responsabilidades por ela, somos testemunhas, mas não cúmplices das causas daquele sofrimento, pertencemos e até somos solidários aos viventes do mapa onde essa dor se instala, mas nossa moradia fica longe! Assim, ao criar esse falso vínculo, fica proclamada nossa inocência!

Enfim, esse amontoado de imagens e informações torna-se um fim em si mesmo, uma papa a ser digerida, muito distante de uma verdade a ser considerada, na qual, portanto, a morte da realidade fica decretada. Lacan, no seu Seminário O Eu na Teoria de Freud e na Técnica da Psicanálise, fala sobre esse "engarrafamento" da comunicação como uma tendência atual, quando a comunicação, ao se comunicar, não comunica mais nada!

O quarto aspecto que contribuiu para uma mudança de comportamento foi o que fizeram em nome **da ciência.** É claro que ela, em seus laboratórios, cumpre o seu papel inapelável: a vacina está aí, mostrando o esforço de toda a comunidade científica. Mas o uso que dela fizeram no campo ideológico e político, arvorando-se em seu nome e estabelecendo um saber rígido, fervoroso, quase um princípio de fé, não passou desapercebido pela maioria de leigos que compõem a população. Essa percepção se deu com maior clareza em relação aos tratamentos disponíveis. Os protocolos da primeira fase da pandemia, seguindo a verdade de que não havia uma droga cientificamente comprovada para o tratamento da doença, e de só tratar quando o ar faltasse, em nome da precariedade dos hospitais, determinou com certeza a morte de muitos que teriam alguma chance de sobrevivência. Mas foi-se aprendendo com o caos... e, assim, os protocolos atuais, ao contrário, passaram a tratar a doença com os medicamentos disponíveis, já muito conhecidos, como os antibióticos e a cortisona! A cortisona então se tornou o tratamento mais eficaz! Mas ela já estava aí... e muitas foram as vozes de médicos que se levantaram a favor dessa prática, seguindo um preceito simples: se a ciência não tem a resposta definitiva e certa, tentemos tratar com o que se tem, mas tentemos! É científico? Não, não é! Mas é subversivo.

Há momentos em que a ordem estabelecida tem que sofrer a contestação contra os princípios estabelecidos como normas e verdades, e a ciência não foge à regra. Ela não pode ser tomada como um princípio fechado em si mesmo, contendo TODA a verdade. Ela não é nem tem a totalidade da verdade. Em muitos momentos de flagelos, ela mostrará sua ignorância, apesar de perseguir uma verdade. Se os seus porta-vozes a tomam como um saber absoluto, ela própria se torna, nas vozes de suas organizações oficiais ou mesmo dos seus idólatras, um estado totalitário, surdo ao clamor da pólis, que grita sua impotência e sofrimento. Oportuno lembrar Antígona, cujo irmão, Polinices, assassinado pelo seu irmão Etéocles por se rebelar contra a pólis, teve negada uma sepultura. Rebelando-se contra a lei do estado, Antígona o enterra, a despeito de qualquer consequência que poderia advir e sofrer. Condenada à morte por Creonte, seu tio e senhor absoluto de Colono, ela aceita sua condição de martírio, mas não abre mão de sua "inumanidade" intratável e inflexível. É nesse inumano que Lacan constrói o fundamento da ética humana: não ceder quanto ao seu desejo, a despeito de todos. Isso é por excelência um ato político. Aqui não vimos rebeliões, contestações, mas, se quisermos, poderemos abrir os olhos e os ouvidos para ouvir esses gritos vindos do sarcasmo, do humor e da resignação e torçamos para que eles se convertam em desejos destemidos e determinados em suas realizações.

Enfim, o que ficou como impressão dessa primeira experiência vivida de uma pandemia? Posso dizer que, para além da vivência do desconhecido e do inusitado, cercada também da precariedade de nosso país, de altos riscos de contaminação com sua gravidade e das milhares de mortes já registradas, as inúmeras ambiguidades e contradições ganharam um palco, tanto ou mais destacado que a própria pandemia, e que não só comprometeu a compreensão desse momento singular, mas se tornou uma angústia à parte. A ideologização do vírus e do tratamento, os interesses políticos e econômicos, a concupiscência entre ciência e poder, tudo isso entrou no baú de desconfiança e incertezas, o que fez com que a própria pandemia caísse em certo descrédito e desconfiança. Talvez só tenhamos a clareza dessa experiência inusitada quando a distância e o tempo se impuserem aos fatos e as emoções arrefecerem, permitindo assim uma visão menos nublada desse momento, no qual cada um de nós, imersos em nossas experiências, história e singularidade, contamos aqui as muitas versões dessa pandemia.

Escrever este último texto em meio à pandemia e à expectativa do fim, remeteu-me às sensações contrastantes do meu primeiro texto, no qual as cidades imóveis, com seus silêncios, se impunham e nos calavam. Pessoas aterrorizadas pelo medo mostravam em seus comportamentos e atitudes a expectativa de algo avassalador, com a possibilidade de uma morte iminente. Agora, com tudo mais ou menos como era, ainda vivendo os mesmos perigos, o medo arrefeceu, as cidades voltaram a seus movimentos e burburinhos e tem-se, apesar de uma possível contaminação, a sensação de uma vida mais normalizada. Muitos foram os conhecimentos produzidos sobre a pandemia, mas pouco se sabe; as contradições entre informações continuam e sentimos ainda não pisar em chão firme, apesar da vacina!

A caixa de Pandora continua aberta, os males do mundo, como os roubos nas verbas para saúde, a ganância, os oportunismos, a dor e a fome, neste momento se escancaram, mas, como nos diz o mito grego, ficou na caixa da humanidade a esperança, que poderá tocar nas feridas criadas, cicatrizando-as e aliviando assim o peso das dores vividas, renovando o ânimo e possibilitando novas apostas na vida.

Pandemia: prorrogação

Maria Ida Fontenelle

Muito se tem escrito nesses tempos sobre a Pandemia, por todos os ângulos que ela pode nos fazer pensar. Tive até um pouco de dificuldade para começar este texto, mas, talvez, eu não vá mesmo levantar nada de novo. Só mais um olhar, ou uma insistência.

É muito impressionante e animadora a capacidade adaptativa e criativa do humano! A cada dia fazemos ou presenciamos soluções novas dadas para as impossibilidades impostas por um vírus tão devastador e com as quais nos deparamos o tempo todo no nosso cotidiano.

Impressionante também é – ao contrário do que o governo atual trabalha para – como a cultura tem sido possível e salvadora, questionadora e persistente. Tem sido muito bom assistir a ótimas peças, boas sátiras, bons concertos, ótimos shows, tudo *on-line*, com os artistas nos dando um show de resistência e luta, não só porque estamos impossibilitados de irmos até eles, mas porque assim estão reagindo ao descaso e à crueldade com que têm sido tratados por esse governo facistoide.

O que está acontecendo com o nosso país adoecido por um vírus e com a alma também tão doente? Fico aterrorizada em pensar que, ao lado dessa pulsão de vida que nos leva a criar, amar, gritar, reagir, a ação da pulsão de morte está se expressando na banalização de atos irresponsáveis, perigos à nossa saúde física, mental e à nossa liberdade. Assusta-me ver a aceitação (no momento) de 40% dos brasileiros a um presidente, um governo tomado, como disse o psicanalista Antonio Quinet, pelo "ignoródio", essa estimulação à violência, ao ódio e à ignorância, um ataque a todas as áreas do saber, à ciência, à educação e ao bom senso. Se, como apontei, vemos homens e mulheres tentando dar soluções criativas em suas vidas, convivemos também com as paixões da pulsão de morte: desagregação, homofobia, preconceitos de toda ordem, negacionismo. A meta se torna, então, destruir, desconstruir o que se tem – vejam o aparelhamento do estado com milhares de militares e amigos despreparados para os cargos-chaves em que foram colocados, sem nenhuma autoridade exigida nos domínios em que atuam. O desejo de saber seria o remédio contra esse imperativo da ignorância, mas estamos sem brechas para que isso possa aparecer.

Outro ponto que nos convida a uma reflexão aprofundada é a aceleração do uso de tecnologias que essa pandemia está propondo ou produzindo. É claro que, mesmo os que não queriam saber disso, já se deram conta da necessidade da convivência, do espelho do outro, da importância dele na nossa construção, no nosso prazer, nos desenhos que fazemos de nós mesmos. Precisamos falar com nossos amigos, nossas famílias, precisamos saber o que estão fazendo os humanos por esse mundo afora. Mas não se pode ter facilmente, na atualidade, nenhum limite a esse virtual, às redes sociais, mídias e ao conhecimento internetiano. Os limites – que seria bom que todos tivéssemos ante essas realmente maravilhosas tecnologias – caem por terra quando, para as crianças, adolescentes e adultos, elas se tornaram a única maneira de nos relacionar sem nos arriscarmos a um tenebroso contágio, como nessa pandemia.

As depressões não são nenhuma novidade nos tempos atuais, mas estamos acompanhando um crescimento significativo delas nesse momento. Falo da minha experiência clínica e de colegas, não de estatísticas. Principalmente os jovens não estão conseguindo se afastar do celular nem por uma hora, acentuando o sintoma atual de medo da desinformação, o medo de "ficar por fora", de perder alguma coisa. Está levando muitos a um estado depressivo como se gritassem: – desisto! Não dou conta de tanta coisa! E não digo com isto que esse ficar fora significa, necessariamente, não acompanhar tudo da pandemia, da política. Não, é ficar por fora da "tchurma", de controlar os movimentos possíveis de todos os seus pares.

A sensação de falta de futuro e de desamparo, que todos passamos em alguns momentos de nossas vidas, está maciçamente presente no convívio com a pandemia. Agora, pela promessa real de muitos riscos, estamos sem a pele, sem os cheiros, as mãos ou o olhar dos nossos amores. A falta dos reconfortantes abraços, da ternura de beijos e carinhos, deixam nossos corpos tristes, desamparados, murchos. Por outro lado, assusta-me muito o que muitos, principalmente os jovens, começaram a fazer nesse último mês: – não existe mais pandemia, vamos pra rua, vamos fazer festa, vamos fingir que nada nos afetará, vamos desconhecer que temos pais e avós que estão isolados. Olhar a praia cheia, todo mundo sem máscara é um tratado sobre o negacionismo! Bares lotados, feiras... Ué! tem pandemia? Temo muito pelo que poderá vir depois desse relaxamento e de toda essa negação. Entendo que está sendo muito difícil para todos nós tantos meses sem coisas básicas para nossa vida, mas o que acontece com essas pessoas que estão preferindo esse prazer do encontro, essa convivência com o perigo ao invés de uma maior segurança para suas próprias vidas e para os outros?

Entre muitas outras coisas, o que imperativamente temos que aprender com esse potente vírus é que estamos enjaulados porque temos sido bichos muito predadores da natureza generosa com a qual podemos trocar, mas não a podemos atacar. O custo tem sido muito alto!

De profundis

Miguel Gontijo

"(...) é do cu e não da cabeça que todas as coisas do mundo, aqui embaixo, saíram (...) o mundo foi deixado para os homens, não como uma criação, mas como uma rejeição, um infame cagalhão."
Antonin Artaud

Palavras chaves do terceiro período da pandemia: Vírus, Vacinas, Vacina, Segunda Onda, Morto, Recuperado, Roubo, Assassinato, Live, Queimadas, Gráficos, Disputa, Poder, Filhodopapai, Filhodamãe, Fé, Máscaras, Alcogel, Mão, Abre, Fecha, Eledisse, China, Oxford, Queimadas, Comunismo, Fascismo, Novonormal, Globolixo, Fake... assim caminha a humanidade........................e eu na janela, assistindo o filme passar... de repente a coisa chegou perto: – um CLOSE UP?...

Meus amigos começaram a morrer sem despedir. Um, dois....

Em meio às incertezas e inseguranças, mais um neto nasceu. Não podemos acompanhar a filha ao hospital. A entrada era proibida para maiores de 60 anos (ainda há pouco fui barrado na porta do Cine Brasil. Norma Bengell aparecia nua no filme Noite Vazia... e eu tinha 17). Talvez a bebê traga um novo sentido para nossa vida. Talvez a vida dela seja mais segura e palpável. Conjunturas! São o que me resta. Um bilhete lançado na loteria do cosmo. Nós só "somos" porque um dia não seremos mais. Recebemos de herança um mundo que se sucedeu através de vagas de animais gigantescos, cataclismos legendários, centenas de impérios, cidades glorificadas e reduzidas a pó, batalhas terríveis, pestes devastadores, humildes vidas esquecidas. E foi uma combinação aleatória de genes que me trouxe à vida, abrindo uma janela na terra, que até então passava sem mim. Fico diante de um espetáculo de dinastias de doutores e filósofos, que se sucedem à maneira das dinastias reais, tendo como única preocupação recolher heranças, buscar referências e manter sobre o trono a mesma linhagem de conceitos.

O que me aguarda?

Fui dotado de uma consciência apenas para perdê-la. Quando jovem, pensava ter vindo ao mundo para algo maior, mais sublime. Não fui preparado para dar de cara com uma peste que existia apenas nos meus livros de história. A vida não tem nenhum sentido particular. Seguimos com os olhos atentos no flautista que enfeitiça, atraindo ratos na direção do rio onde vão se afogar. A razão não rege a vida. Nesse momento, o velho debate entre essência e existência me é colocado à prova. Pelos cantos do mundo, bêbados profetas confundem a máscara com o rosto que a usa. Apareceram novas ilusões e esquecemos que teremos que continuar sendo nós mesmos.

A História nos ajuda a ver o presente e vice-versa. Por diversos momentos, observamos uma estranha necessidade de sofrer sob uma opressão injustificada. Há em nós uma necessidade de servidão, obediências imbecis, subserviência ao poder, transparentes até em pequenas palavras como: "meu presidente", "meu capitão", "fechei com ele", "pai dos pobres" etc. As fraquezas são travestidas sob a aparência de força e poder. É o povo oferecendo seu corpo para ser devorado ao homem que mama nele sua substância. A essa necessidade de se oferecer ao desprezível, há algo de animal, um instinto chamado gregário. No enterro de um dos mais ferozes assassinos da humanidade – Stalin –, o povo chorava e dizia tristemente adeus ao seu carrasco. Muito provavelmente esse povo chorava pelo seu espelho. Se na verdade nunca mudamos é porque nunca respondemos à pergunta crucial: – quem somos nós? E, por não aceitar nossa imagem sem equilíbrio, fluida e frágil, economizamos o sabão que lava o rosto do palhaço.

Vivemos momentos de emoções contraditórias, como o medo, o rancor, a vaidade contrariada, o desafio, a imitação e a resignação. E acabamos aportando numa utopia mais sedutora do que a Imortalidade: o irreal. Diante das praias e bares cheios, podemos deduzir que nem o saber nem as leis apagam a miséria do mundo, pois preferimos gritar de pavor dentro de um trem fantasma. Passamos uma temporada examinando gráficos na tela da TV. Tudo para nos fazer crer que somos criaturas complexas, instáveis e que se reduzem a um simples esboço. Separados da realidade, pela desigualdade de nossas condições, nós nos reunimos, às vezes, pelo imaginário. O imaginário nos une. Somos coerentes apenas na ilusão.

Pelo celular, vejo depoimentos de médicos. A medicina da morte precisa, urgentemente, ser curada. É verdade, também, que a medicina (cuja eficácia é certa) não satisfaz a todos. Porém, subsiste o sonho de uma medicina suave, que nos trate com sucos de plantas e sessões de meditações. Recusamos ver esse invisível monstro que permanece insensível a chás e músicas suaves. Esquecemos a verdade em meio a um frisson artificial e preferimos colocar nosso bloco na rua:

Eu, por mim, queria isso e aquilo
Um quilo mais daquilo, um grilo menos disso
É disso que eu preciso ou não é nada disso
Eu quero é todo mundo nesse carnaval

... e dançamos unindo os cotovelos com o cóccix, o maxilar com os joelhos, os dedos com as costelas...

Vivenciar esses momentos é experimentar pensamentos nômades, elaborar conceitos contaminados, não pelo vírus que nos assola, mas pelo incerto, numa vivência radical, suscitando paixões e mitos. O pensamento tornou-se uma encruzilhada, inserido no universo da contaminação. Viver tornou-se veneno que vampiriza pensamentos, inaugurando uma espécie de autofagia castradora.

Há muito a ser concluído. Muitos pensamentos para renovar. Muitos desprazeres para serem revigorados em prazeres. Há uma flor que não vi e uma estrela me passa despercebida no céu, uma história para ser contada.

O que aprendi nesse confinamento?

A primeira delas é que sou velho. Depois que, para contar histórias, escrever memórias e relatos como esse, só escancarando a minha fragilidade. Hoje sei que para pintar, escrever, falar é preciso ser frágil e mortal. A pedra não tem nada a dizer e é a prova material da eternidade.

Dizem que o mundo vai mudar após essa provação. Ainda creio que o céu terá que rasgar, deixando despencar centenas de bestas com seus cavalos de fogo, para que possamos nos redimir. Há um erro irreparável em nossa fabricação, que vem a nos provar a falência dos deuses nesse seu intento.

(no dizer da deputada assassina: deus criador e ordenador conhece o segredo de todas as coisas; então por que deveríamos nos preocupar com ele? Deixai vir a mim as criancinhas.) (isso é supérfluo)

O lobo anda lado a lado com o cordeiro.

Recolhido, tive que renovar ideias, entrando em um "vestiário do espírito". Parece que desisti de encontrar sentido para a vida. Ela não tem. Pensei nos milhares de crianças que a fome assassina, pensei no lado da escassez e no lado do excesso. Os dois são inseparáveis e matam. Então, para continuar a viver, só substituindo o "Por que viver" pelo "Como viver". Assim posso descobrir que há muito a ser feito e dito.

Aprendi que a ignorância é tranquilizadora e, quando a fé se instala, seu primeiro cuidado é minimizar o conhecimento. Hora de desligar a luz e deixar-me viver na escuridão. Vestir luto. Porém, não é necessário vestir luto no escuro. Parar e dizer: tudo que aprendi me basta! Mas o que aprendi? Aprendi ou acreditei ter aprendido? A luz só se desloca no escuro e segue em frente. Sempre em frente, por toda parte, deixando para trás a sua essência, que é a escuridão, seu componente original. A luz só habita no escuro. A ignorância tem apóstolos, o saber tem partidários. É difícil tirar do bolso do diabo os fósseis do conhecimento. Cheguei até a visualizar especialistas que sabem tudo sobre a ignorância. Começam inventando uma necessidade e terminam fabricando um deus.

Assim caminha a desumanidade. Para quem tem representante que vê Nossa Senhora sobre goiabeiras e tem como amiga uma assassina impune, por pouco quase regredimos a ponto de afirmar que a causa da doença é o pecado. Como nestes tempos quem está dando ordens despreza santos, ficou esquecido São Roque, que era o santo que distribuía as pragas, e de São Vito, que ensinava uma dancinha para nos livrar das pestes enquanto rezávamos, nos arrependíamos e jejuávamos. Porém, devemos lembrar que, para nos aliviarmos desse isolamento social, precisamos orar para São Longuinho, que mata saudades e encurta distâncias, recebendo em troca apenas três pulinhos. Devemos orar muito para Santa CoronaVac, para São SputinikV, para São Oxford, Santa Pfizer, São AstraZeneca, São Oswaldo Cruz, padroeiro das epidemias, da varíola, da febre amarela, e para São Lavoisier, que nada cura, nada perde e tudo transforma. Amém.

Assim caminha a humanidade. Houve um tempo em que o sangue dos executados curava doenças, tais como a epilepsia. Houve um tempo que o esperma ejaculado pelo enforcado refazia a virgindade de moças e senhoras. Houve um tempo que unhas e dentes dos imolados eram roubados de cadáveres, guardados como amuletos, para que a fome e a peste não importunassem. Houve um tempo em que pintavam afrescos nas paredes das igrejas e palácios, usando como *medium* para os pigmentos espermas de jovens. Houve um tempo em que se comiam santinhos de papel, como se fossem remédios, que serviam para qualquer cura. Houve um tempo em que as fisionomias, o formato da cabeça e as proporções dos traços faciais indicavam caráter e raça. Houve um tempo.

Assim Caminha a Humanidade e minhas pernas ainda têm forças para correr atrás. Recuso-me apenas a assistir esse filme. Meus pulmões ainda conseguem gritar:

- VELHO É A VÓ!

Velha é a terra plana na época em que Narciso se masturbava e seu esperma virou meta.

Velha é a terra redonda, quando Maomé foi à montanha decidir com quantos litros de silicone o desejo seria preconizado.

Velha é a terra que não disputa e tem elegância até quando vira uma filha da puta.

E eu

quero é botar meu bloco na rua
Brincar, botar pra gemer
Gingar, pra dar e vender

Esta história não termina aqui. É apenas um pedaço de uma vida inteira que terá continuação com ou sem a minha presença.

O céu estrelado sobre mim, a união entre nós

Nathan Gabriel de A. Azevedo Amaral

"Ora (direis) ouvir estrelas!" (Olavo Bilac)

Tenho de confessar que houve um tempo em que não conseguia dormir bem. Meu sono era interrompido de repente, como se meu corpo sentisse uma presença conhecida que me intimava a levantar.

Um dia, em uma daquelas semanas de insônia, despertei em plena madrugada, suando frio, ainda desnorteado, tentando me localizar no confuso limiar entre sonho e realidade, onde a existência parece carecer do concreto. E, então, sentei-me, arquejante, esperando ansiosamente que a razão me recolocasse definitivamente na realidade, bem distante daquele limiar.

Depois de um tempo, ainda era incerto, mas parecia que estava novamente sóbrio. Mas, quando me levantando, passei pela janela, o céu estrelado daquela noite parecia me chamar.

Não era um chamado qualquer: aquele céu me atraiu de tal forma e com magnetismo tamanho que me dirigi até ele e, levado por seu encanto, sentei-me diante da janela, espreitando-o, e tentei escutar o que aquelas luzes me diziam.

Naquele momento, a janela do meu quarto parecia se abrir para o infinito, como um portal que me transferia para um real inexplorado, onde podia contemplar a galáxia em toda sua extensão e, em sua presença, um brilho inigualável que era refletido dentro de minha pupila dilatada.

Será? Não podia ser possível, a insônia tinha finalmente surtido seu efeito: estava louco. Tinha certeza e lutava contra aquela imagem, sinal de minha loucura, que vinha até mim. Mas era mais uma luta vã, mais uma que travava em minha vida, pois meus olhos não conseguiam se afastar daquela visão, que me reconectava harmonicamente com um "não sei bem o quê" que, por não saber bem, é indescritível.

Atraído e distraído, finalmente minha razão me fez fugir daquela ilusão e desmaiei.

(...)

Acordando no dia seguinte, não podia dizer ao certo se tudo aquilo fora sonho ou realidade. Esse maldito limiar, onde as coisas perdem sua clareza e os limites perdem sua espessura, confundira-me mais uma vez, e, até hoje, se me perguntassem, não saberia dizer se tive um sonho dentro de um sonho ou se verdadeiramente vira o infinito e fora cegado pelo brilho das estrelas.

Porém, desde então, não tive mais nenhum desses encontros com o universo: a insônia terminou com a melatonina e minha imaginação não me permitia recriar aquele momento em toda a sua vivência sensorial.

A verdade é que cada vez que o meu pensamento recai nessa memória, como recai hoje, por mais que eu tente, ainda não sei bem definir os contornos precisos daquele ente indescritível, cuja presença sonhei ou vivi.

Apesar disso, posso dizer que poucas coisas (ou talvez nenhuma) me atraíram mais que o céu daquele dia. Mas, quanto mais penso, mais entendo que, na realidade, não fora necessariamente o céu que imprimiu aquele peso sedutor sobre mim e sim a ordem em que as estrelas se dispunham no firmamento e o sublime que aquilo despertava.

Ao contemplar o céu, contemplo minha fragilidade e encaro minha vulnerabilidade perante a vastidão do universo, mas, ao mesmo tempo, não posso deixar de me sentir parte desse todo que se comunica comigo numa estranha linguagem, como uma orquestra, na qual dezenas de instrumentos convergem seu som em um.

E agora, quando nos unimos novamente após meses enclausurados em nossos cômodos, distantes e reféns do mesmo flagelo, nada me encanta mais do que pensar que somos como as estrelas no céu daquela noite: perfeitamente dispostos e harmônicos, mesmo que não o saibamos, brilhando juntos nosso próprio brilho e cantando um refrão uníssono com nossos diferentes sons.

Pois, no final, somos juntos um só verso de uma orquestra invisível, onde cada um de nós a dança em seu próprio ritmo.

213 dias

Paulo César Bicalho

Desvio do computador e me vejo na cama assistindo a mais um capítulo de Fleabag pelo *notebook*. Desliguei-me logo no início do artigo que me encomendaram para um *site* de teatro. Estou adiando mais uma vez, digo para mim mesmo, sem nenhum arrependimento. Já são 213 dias! Por pensar nisso, preciso tomar banho. Tem mais de uma semana que converso com Matilde tendo o cuidado de prender os cotovelos na cintura. "Você está com alguma coisa de diferente...", ela falou, me olhando de lado, desconfiada. "São 211 dias.", respondi.

Mas eu mesmo, na cama. Não tem ruga. Cadê meus traços? A não ser pela camisa listrada de manga comprida e a calça de pijama preta que finge calça social, o resto lembra arte abstrata. Me esforço para trazer o eu do espelho quando faço a barba, mas se passaram três dias. Mesmo assim, consigo visualizar o nariz e as sobrancelhas que precisam de um toque escurecido, parecem anúncio luminoso piscando branco. Após várias tentativas, definitivamente não se encaixam, ficam boiando na falta de rosto ou escapolem para a camisa listrada amarrotada. Amarrotada, é... Não passamos mais roupa a ferro. Há 213 dias.

Cacete, me esqueci de mandar *e-mail* para as Casas Bahia, lembro agora, o computador desligado. O telefone, não dá. Ai!... São horas de música de elevador e "aguarde só mais um momento"! A cadeira *gamer* anunciada com encosto de 78 cm veio com 67. Anteontem Matilde conseguiu falar com Rosemary (ou Rosemay). Depois disso, silêncio. Em contraposição, quando fiz a compra, apareceu *e-mail* confirmando duas horas depois, festejando. Quando antigamente, no período a.C. (antes de Covid), reclamava na loja, ao vivo, conseguia intimidar com a sobrancelha esquerda levantada, o olho direito apertado, a boca entortada. Amanhã, preciso me lembrar. O *e-mail*. Ficar arrastando mais essa dúvida...

Me apoio no braço da cadeira *gamer* e me curvo para ficar em pé. O eu na cama faz o mesmo movimento, percebo sem olhar. O celular toca uma melodia. Interrompo. É ele, um amigo que se interessou por teatro uma época. Reluto. No ano passado ele investiu pesado para enfiar prótese no pinto. Passou a usar cueca apertada, abraçar a mãe encostando apenas o ombro, a bunda arrebitada, e urinar escondido na privada dos bares. Com exceção do bar perto da Praça Raul Soares, frequentado por *gays*. Nesse, ao contrário, ficava sacudindo vigorosamente o cujo após mijar no mictório comum, enquanto um aglomerado de pessoas não conseguia conter "geeente!" e outras exclamações. Na semana passada ele completou 150 dias de reclusão. Está beirando os setenta, além de carregar sobrepeso: teve de admitir que faz parte do grupo de alto risco. Em três semanas, desligou o telefone duas vezes na minha cara porque duvidei que a vacina vá sair logo no princípio do ano que vem e, alguns dias atrás, por um motivo que não me lembro, mas trivial. Ele avisa: "A bateria está acabando!...". Como eu não consigo pular fora de uma onda irônica, ele, valentemente, me deixa no vazio. Além disso, pegou o hábito de avisar "como você sabe, sou uma pessoa culta" no princípio de suas intermináveis reflexões, que procuram acalmar os espantos que ainda nos assaltam mesmo após 213 dias. "Não é verdade", argumentou de uma feita, "que os pobres sobrevivem em menor número à Covid-19 porque são pobres, mas porque cada indivíduo é responsável por suas escolhas e investimentos. Ser rico é indício da capacidade maior de uma pessoa e de seu esforço para ser bem-sucedida." Diante do meu argumento de que a China teria 955.000 mortos se imitasse o Brasil, proporcionalmente aos seus 1.400.000.000 de habitantes, e não apenas 4.600 como anuncia, retruca que o baixíssimo número de mortos nos países comunistas, como a China e o Vietnam, onde não há um só morto, não é resultado dos programas de saúde e educação, mas das mentiras que seus programas de inteligência militar espalham pelo mundo. Volto a olhar para o celular que insiste no toque de *jazz* obsessivamente. Alguns segundos e resolvo não atender. O outro eu deixa cair os ombros, relaxando. Coisa complicada nesses tempos, no entanto. Justificar a ausência... Até as formigas já se acostumaram com minha presença o tempo todo em casa — continuam a passear tranquilamente bem ao lado do cotovelo na janela todas as tardes quando tomo banho de sol ou ao lado do pé que descansa no tijolo de concreto, enquanto tento escrever no computador.

213 dias, porém, me dão certos direitos.

Fico em pé, o outro eu faz o mesmo sem nos olharmos. Sento na cama no mesmo lugar em que ele está fazendo o mesmo e nos integramos. Essa dissociação que ocorre nos sonhos e começa a invadir o cotidiano deve ter um significado! Anteontem sonhei que o outro eu estava com Covid-19, e fiquei olhando-me da porta do quarto. Sabia que era eu por causa da roupa. O rosto ficava lá, ausente como o de Banksy ou a cara intangível das pessoas referidas em linguagens discursivas que usamos no cotidiano. Acordei deste sonho com vontade de urinar. Um pernilongo zoava. Caminhei para o banheiro relembrando que pessoas doentes não contaminam pernilongos. Um conhecido com a doença se isolou num sítio. O que mais o desesperava eram os pernilongos. Aos montes. Abriu a camisa e torceu para eles se foderem. Mas, depois da quarentena, continuavam a existir, apesar da exposição. O ódio que tinha pelos bichinhos, que o levava a imaginar a cama coalhada por eles mortos, não alcançou final feliz. Esse foi o momento crucial de sua vida, contou ele, em que se percebeu como apenas mais um membro de uma espécie. Deito. Sua conversa me tocou desde então. Não sou um indivíduo vivendo livre como a espécie dos pernilongos. Sou uma espécie que mora no Brasil, acuada por uma pandemia e invejando o pernilongo livre que chupa quem bem entende e voa para onde o impulso sugere. Vou eu fazer isso!... O livre arbítrio foi pras picas.

Mas amanhã... Amanhã... Praga, lá vem o outro eu outra vez, se afastando para o canto da cama!

3º ato: meu bloco na rua...

Ronald Claver

Ela, a pandemia, e ele, o corona, continuam como um casal que briga, briga, briga e continua brigando até que a morte os separe.

Eu queria botar meu bloco na rua, mineiramente recuo. Cautela e caldo de galinha não fazem mal nem bem e quem espera nem sempre alcança. Água mole em pedra dura, dura, dura uma eternidade, às vezes fura, às vezes não.

> "Eu, por mim, queria isso e aquilo
> Um quilo mais daquilo, um grilo menos disso
> É disso que eu preciso ou não é nada disso".

Saudades dos abraços, dos encontros sem medos e dos beijos sem máscaras. Da mesa do bar, do abraçar e sussurros nos ouvidos. Saudade até de um busão, do mar, do rio, do avião, até de uma leve constipação.

Esperemos mais e mais e, se preciso for, esperemos que a nossa voz chegue às esquinas, aos estádios, às janelas, esperemos até pela doce e picante picada da vacina.

Estamos fechando outubro e a coisa está neutra, diminuiu na dose, mas não na intensidade. Ele, o viruschato, quer dar o bote, fica na espreita, é quase como o amor ao avesso, fica por aí vagando nas esquinas e de repente acontece de novo. Esquenta e esfria. Espera a nossa desatenção e nos abraça com unhas de pantera, beijo de tamanduá e garras de urso. É um amor sufocante, sem tréguas, contagiante.

A gente até tece uma prece, faz blague, escrevemos cartas de amor, ajoelhamos cortesmente, declamamos poemas de amor para ela, escrevemos palavras apaixonadas, tais, não consigo esquecê-la. Sonho com você, vejo-a na noite, no copo de cerveja, no espelho do coração, até no sonho, você me deixa doido, me enlouquece, atormenta até meus pesadelos. Doente de amor, de joelho, torno-me um cavaleiro errante, quero-a como amante. Grito, falo palavras ao vento, venha, não fuja de mim, doce donzela, você é a minha salvação, sem você estou perdido, falo sozinho, canto em vão no banheiro, vem, vem, vem curar este coração mendigo, oh, minha doce e querida vacina.

E como diz o ditado popular, depois de passar por toda esta angústia, só me falta dizer que a vacina será um supositório.

E o meu bloco? Vai para a rua? Sai no carnaval de coroa e balangandã?

> "Há quem diga que eu dormi de touca
> Que eu perdi a boca, que eu fugi da briga
> Que eu caí do galho e que não vi saída
> Que eu morri de medo quando o pau quebrou..."

Esta história começou com Noé, passou pela Bahia, foi ao Planalto Central, viu a peleja entre o Coronavírus versus o Vírus do Ipiranga e agora quer festejar a vida, a liberdade, botando o bloco do Sérgio Sampaio na rua.

Ele chegou de mansinho, sem alarde, mineiramente. No carnaval já saia nos blocos, nas escolas de samba, foi aos bailes. Afinal, reafirmamos, o carnaval é uma festa contagiante...

Disseram que era apenas uma gripezinha, mas essa gripezinha de nada já ceifou mais de 152 mil cidadãos até agora...

Inventaram fórmulas mágicas para combater o vírus, tentaram nos empurrar a cloroquina e assemelhados. Alguns mandantes recusaram publicamente o uso de máscaras e não evitaram aglomerações. Por isso, ainda não podemos colocar nosso bloco na rua.

Quem foi mais afetado? Logicamente, o pobre. Até lembrei-me de um texto que fiz, de nome O Homem, no Vale do Jequitinhonha, quando participei, na década de 80, de uma expedição cultural.

Lá, o contraste era a olhos vistos, a pobreza era, talvez ainda seja, uma constante. Fiz estes versos:

Que país é este?
Onde um tem demais e o outro subtrai
Onde um é político endinheirado e outro nem assalariado
Onde um tem o bolso cheio e o outro abaixo do meio
Que país é este e qual o seu preço
No mercado do engodo e do avesso.

"Eu, por mim, queria isso e aquilo
Um quilo mais daquilo, um grilo menos disso
É disso que eu preciso ou não é nada disso
Eu quero é todo mundo nesse carnaval

Eu quero é botar meu bloco na rua
Brincar, botar pra gemer
Eu quero é botar meu bloco na rua
Gingar, pra dar e vender"

Algumas lições ficaram.
Lavar as mãos sempre. Antes das refeições, ao chegar da rua, do ensaio do bloco, do supermercado.
Usar máscaras em ônibus, metrôs, *shoppings*, igrejas, *shows* e estádios.
Evitar aglomerações.
Desconfiar de informações taxativas e bombásticas.
Não deixar nada para depois, nada.
Não adiar viagens, passeios, viver intensamente o aqui e agora.
Viver o tempo *kairós*, o *carpe diem*, botar o bloco na rua e tentar ser feliz ou infeliz.

Eu Quero É Botar Meu Bloco Na Rua
Sérgio Sampaio

Há quem diga que eu dormi de touca
Que eu perdi a boca, que eu fugi da briga
Que eu caí do galho e que não vi saída
Que eu morri de medo quando o pau quebrou

Há quem diga que eu não sei de nada
Que eu não sou de nada e não peço desculpas
Que eu não tenho culpa, mas que eu dei bobeira
E que Durango Kid quase me pegou

Eu quero é botar meu bloco na rua
Brincar, botar pra gemer
Eu quero é botar meu bloco na rua
Gingar, pra dar e vender

Eu, por mim, queria isso e aquilo
Um quilo mais daquilo, um grilo menos disso
É disso que eu preciso ou não é nada disso
Eu quero é todo mundo nesse carnaval

Eu quero é botar meu bloco na rua
Brincar, botar pra gemer
Eu quero é botar meu bloco na rua
Gingar, pra dar e vender[43]

43 Composição: Sergio Moraes Sampaio. Lançada em 1973.

Epílogo

Wagner Eduardo Ferreira

Passaram-se oito meses desde o início das primeiras manifestações decorrentes dos primeiros casos, das primeiras mortes, e das consequentes tomadas de decisão por parte das autoridades, dos órgãos sanitários e da população brasileira. Como sempre, em todas as pandemias na história da humanidade, as reações mostraram-se típicas do animal racional que é o ser humano. Inicialmente, foram observados medo, pavor e desorientação da grande massa de pessoas diante do desconhecido. Com o passar do tempo, ainda nesses oito meses, fatores como as crendices, o curandeirismo, a dúvida na própria ciência, os aproveitadores desonestos tentando fazer fortunas na praga desconhecida, a politização descabida e irresponsável dos líderes políticos e a mídia, que às vezes age de maneira irresponsável e tendenciosa, pioraram toda a situação.

No evoluir das últimas semanas, no Hemisfério Sul, observaram-se quedas nas taxas de mortalidade e os novos casos diminuíram, como é de se esperar, de acordo com o que a ciência prevê. Toda a situação decorrente da pandemia atual mostrou que "ciência" e o "bom senso" são as palavras-chave para que os sentimentos de confusão e desorientação não piorem a situação. A ciência, nos últimos dias, voltou a ser valorizada e balizada nos rumos que as entidades, institutos e instituições sérias orientam. As vacinas em fase final trazem a potencial tranquilidade de que brevemente não teremos a famigerada "segunda onda", que tecnicamente não existe. O fato é que o vírus ainda não acabou. Por obra do acaso ou por conspiração do bom senso e da ciência, enxergamos que o Brasil, devido ao momento do aparecimento da pandemia, pode ter a sorte de ter o acesso precoce à vacina, não permitindo que o vírus volte com a força que veio em março de 2020 e que nos próximos 3 a 4 meses possamos ter uma queda drástica no número de casos. Isso se dá devido a um número grande de contaminados que criam certa resistência e imunidade, que irá se dar pela vacinação da população.

O ponto principal para mim é que a ciência não joga dados, parafraseando Einstein e fazendo um trocadilho entre ciência e Deus. Os dados epidemiológicos, a bioestatística, a tecnologia científica e as verdades dos laboratórios de primeira grandeza não mentem. O aprendizado com as pandemias do passado, estudadas de maneira aprofundada, mostra que todas apresentam um caminho natural, que a atual pandemia seguiu. Porém, por vários meses, na atualidade, esquecemos que a ciência moderna nos traz soluções mais rápidas e melhores. Sou profundamente otimista, uma vez que os acontecimentos dos últimos meses mostram que a ciência perseverou e venceu.

Teremos muitas pandemias ainda por vir no futuro da humanidade. Se nos basearmos nos critérios técnicos e científicos da história, elas sempre estarão aí, de períodos em períodos. Afinal de contas, na Terra, somos múltiplas espécies vivendo em um mesmo lugar. Alguns seres vieram antes e outros depois, mas a comunhão da convivência traz conflitos, e o equilíbrio nessa convivência pode ser alterado, trazendo doenças. Apesar de o ser humano tentar destruir esse equilíbrio, a natureza está vencendo e se reequilibrando, e a ciência ajudando com cada vez mais tecnologia e modernidade. Concluo dizendo que a ciência venceu, e não podemos duvidar dos ciclos da natureza. Eles são imbatíveis e perfeitos. Além disso, chego à infeliz certeza de que o mais irracional dos seres em comunhão é o chamado racional: o ser humano. Ele não evoluiu na capacidade de se reequilibrar.

Posfácio

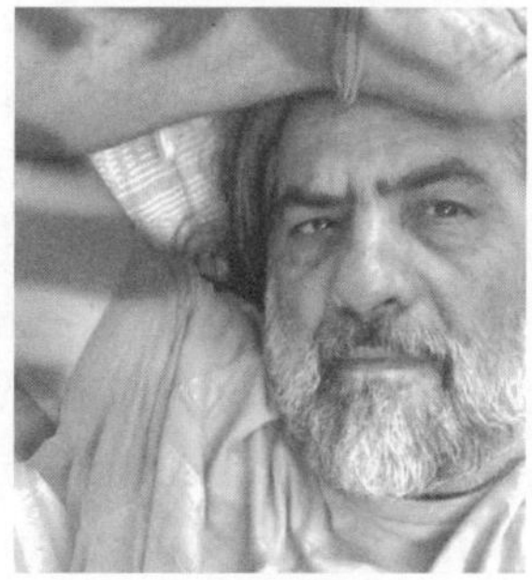

Eduardo Alves Bambirra

Médico e professor de Patologia da UFMG.

Conversa de fim de livro

O convite para estas letrinhas em formato de posfácio (com foco na obra Trilogia de uma Pandemia) chegou a mim com a seguinte perspectiva: a ideia original seria abranger três períodos do evento – início, meio e fim. Com base no conhecimento médico estabelecido, acreditava-se, na origem do projeto, que a doença teria um curso de 16 a 20 semanas. Bem, a pandemia não acabou, mas o projeto virou um livro a ser finalizado.

A percepção de hoje é a de que a pandemia se estende a novos limites, mas o projeto do livro terminou. O traçado fim (aventado para outubro de 2020) se tornou um começo! A mudança é a única constante da vida.

Tecnicamente acredito que o posfácio funcione não como um guia de leitura, mas sim como um instrumento de expansão das possibilidades para descortinar mais ainda a obra literária apresentada.

Temos 20 autores de faixas etárias variadas, de formações diversas, entre médicos, enfermeiras, psicanalistas, escritores, dentre outras.

Os escritos coletados, com experiências e olhares distintos, nos ajudam a entrar no diverso/múltiplo universo da pandemia nesta era cibernética, de forma a perceber múltiplos e variados aspectos por trás da aparente tragédia humanitária ainda no seu desenrolar.

A natural e aparente arrogância de se definir começo da Covid-19, meio e fim está baseada no conhecimento médico e biológico que se tem hoje armazenado. Desde tempos ancestrais temos registros de epidemias que afetaram e desestruturaram povos e regiões.

Pandemias geram impactos que mudam os rumos de países e do mundo. De forma peculiar, temos hoje uma incomparável e rápida capilaridade na circulação de pessoas por diferentes regiões da Terra. E, consequentemente, com elas seguem os parasitas e sua inerente capacidade de contaminação de pessoa a pessoa.

Pelo menos três ciclos podem ser claramente identificados. O primeiro foi de uma práxis chinesa, potencialmente envolvendo origem de laboratório. O segundo, o desenvolvimento do determinismo com base nas lições/experiências históricas e na evidente arrogância humana dos tempos tecnológicos, imaginando controlar plenamente forças da natureza. O terceiro reivindicou abstrações edificantes com objetivo de dar conta dos novos e potencialmente surpreendentes desdobramentos desta peculiar relação parasita *versus* hospedeiro. A vida real surpreendeu mais uma vez; coisas diversas do previsto aconteceram e vêm acontecendo.

A pandemia já deixou suas pegadas, mas permanece estimulando a adoção de novas práticas e ideias potencialmente implementáveis no convívio social.

No momento em que este livro é lançado, o "depois da pandemia" ainda é mera perspectiva à distância. A expectativa de que vamos resolver tudo no curto e médio prazo tem se mostrado claramente ingênua.

Não temos respostas cabais a muitas das perguntas já feitas. Enquanto estamos neste momento transitório, segue o conflito entre a reclusão e a exposição com segurança ou liberdade delimitada. Apegam-se a uma grande e salvadora esperança vacinal. Esquecem-se dos potenciais efeitos colaterais deste evento, a curto, médio e longo prazo.

Permanecemos ainda no terreno das incertezas, das inseguranças da aplicabilidade do conhecimento biológico que já temos adquirido. Muito se tem ainda a descortinar, mas, claramente, já temos alicerçado ressignificações do lar, do afeto, das relações afetivas, do trabalho, dentre outras.

No passar dos dias é que se passa o tempo. A pergunta fundamental é: será que este mundo ainda tem jeito?

A vida é uma doença hereditária, uma continuidade, um processo de acúmulo e adaptação. O mundo moderno superconectado, frenético e desigual em que vivemos é propicio a novas ondas epidêmicas. Acreditamos que não há problema tão grave que não caiba no dia seguinte. Somos eternamente condenados à esperança.

Voltando ao livro, uma boa e sábia forma de seguir adiante seria a de se colocar em silêncio e ler os diversos escritos deste livro/coletânea. Se observarmos bem as linhas e entrelinhas dos escritos aqui coletados, veremos reflexos desta realidade pandêmica atual, por diversas e enriquecedoras perspectivas. Vem aí um novo amanhecer.

Tomo emprestada uma frase do Jair Raso: "Contra o vírus há ainda uma esperança de uma vacina. Já para a ignorância...". Literatura é intriga. "Fique tranquilo: sempre se pode provar o contrário." – Millôr Fernandes.

Convido você, leitor, a uma instigante leitura e releitura dos textos desta enriquecedora coletânea. Que ela nos deixe mais próximos.

Belo Horizonte, 14 de dezembro de 2020.

Os autores

Organizadores

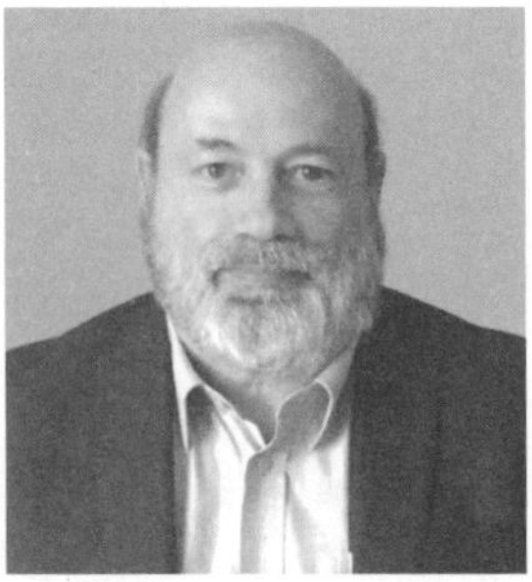

Jair Raso

Médico, escritor e bacharel em filosofia pela UFMG; membro titular da Academia Mineira de Medicina; professor e membro do comitê de ética em pesquisa da Faculdade de Ciências Médicas de Minas Gerais; membro do Conselho da Fundação Educacional Lucas Machado; membro do conselho deliberativo da Sociedade Brasileira de Neurocirurgia; membro do conselho do Instituto UnimedBH; curador do Teatro Feluma, diretor da Med&Cena Produções.

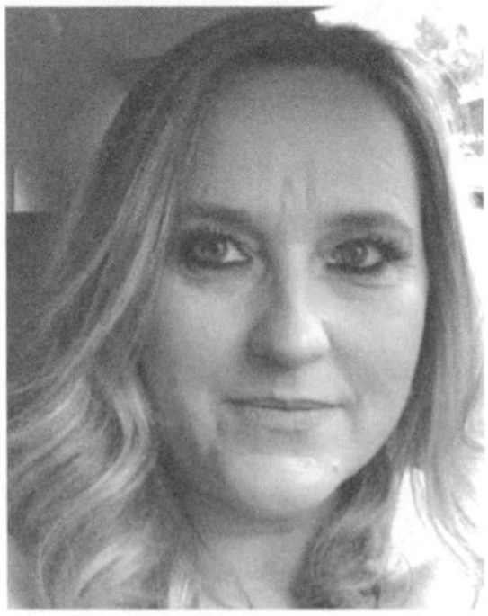

Andréa Raso

Psicóloga clínica e hospitalar, artista plástica, designer, produtora cultural da Med&Cena Produções.

Autores

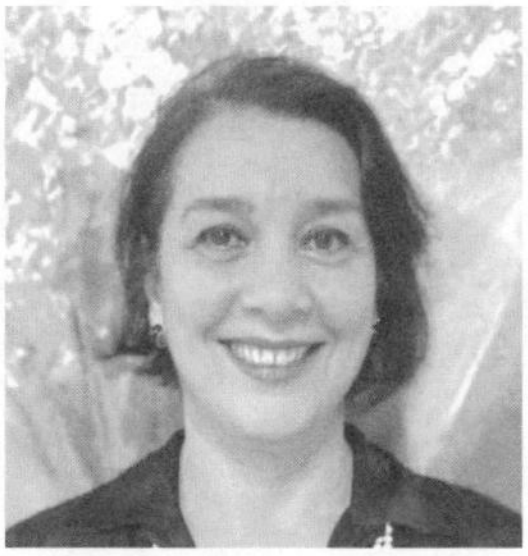

Ana Lúcia Bahia

Psicanalista, Membro da Escola Freudiana de Psicanálise/Iepsi, Especialista em Psicanálise em Hospital-Fumec.

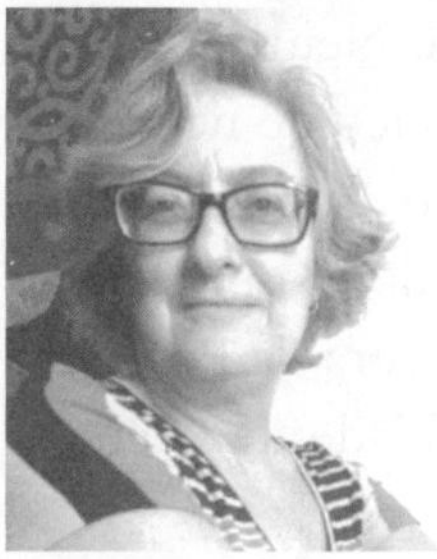

Clara Arreguy

Jornalista e escritora, autora de 26 livros e criadora da Outubro Edições.

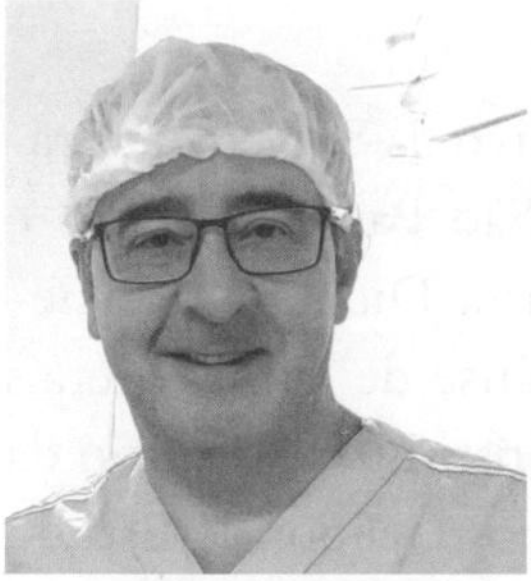

Eduardo Tomaz Froes

Médico, professor de medicina da universidade Unifenas; preceptor da residência de cirurgia geral do hospital Júlia Kubitscheck; coordenador geral do pronto-socorro do hospital Unimed BH.

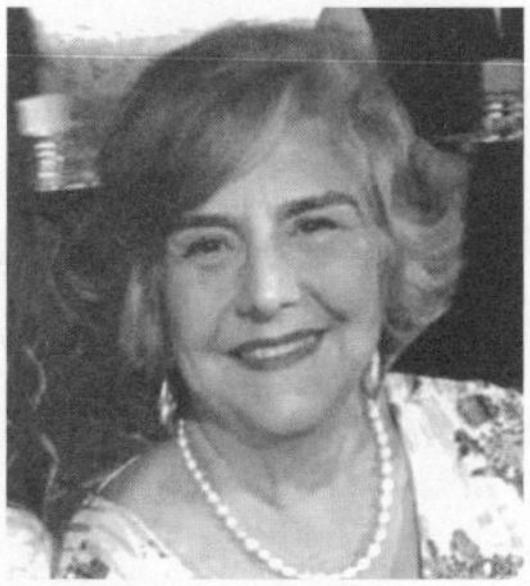

Elizabeth Costa Dias

Médica Sanitarista e do Trabalho, Professora da Faculdade de Medicina da UFMG-Departamento de Medicina Preventiva e Social, Membro Titular da Academia Mineira de Medicina.

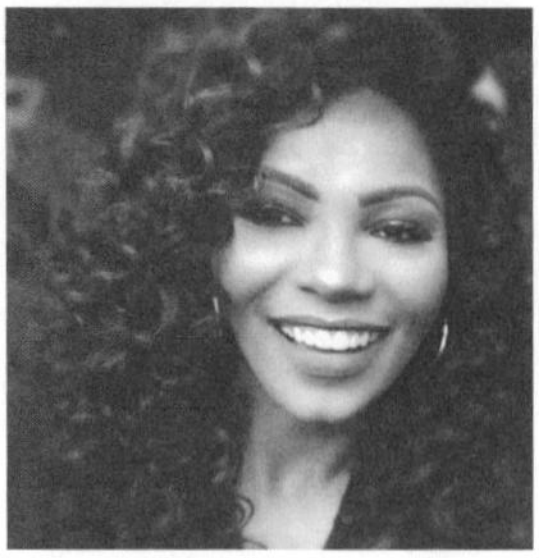

Érika de Oliveira Santos

Enfermeira do SAMU 192 de Belo Horizonte, responsável técnica de enfermagem da Maternidade Odete Valadares e Ex-Coordenadora Estadual da Urgência e Emergência da Secretaria Estadual de Saúde de Minas Gerais.

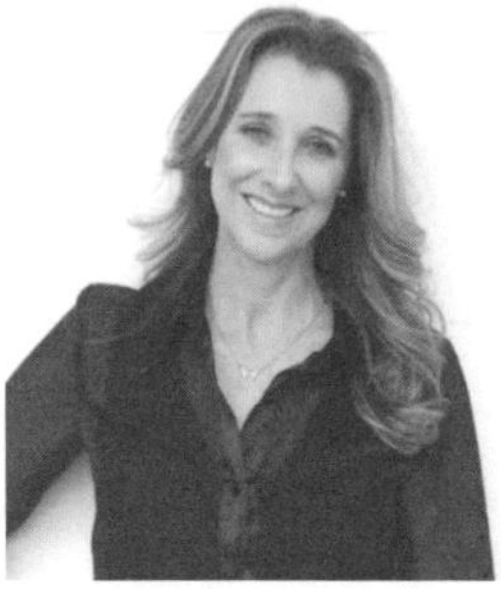

Flávia Pinheiro Machado

Gerontóloga pela PUC-MG e Neuropsicóloga pela USP-SP, membro do serviço de neuropsicologia do Hospital Biocor, do ambulatório de Epilepsia e Esclerose Múltipla do Hospital Santa Casa de Minas Gerais e Professora da Pós-Graduação em Geriatria da Faculdade de Ciências Médicas de Minas Gerais.

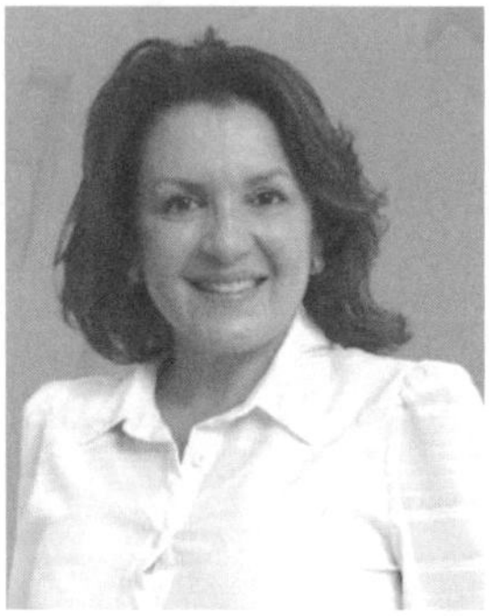

Gisèle de Mattos Brito

Psicanalista, Membro Efetivo da Sociedade Brasileira de Psicanálise de São Paulo (SBPSP) e Membro Efetivo e Analista Didata da Sociedade Brasileira de Psicanálise de Minas Gerais (SBPMG); professora no Instituto de Ensino da SBPMG; Coordenadora dos Grupos de Estudo sobre as Supervisões de W. R. Bion na SBPSP; atual Secretária Geral da Federação Brasileira de Psicanálise - FEBRAPSI.

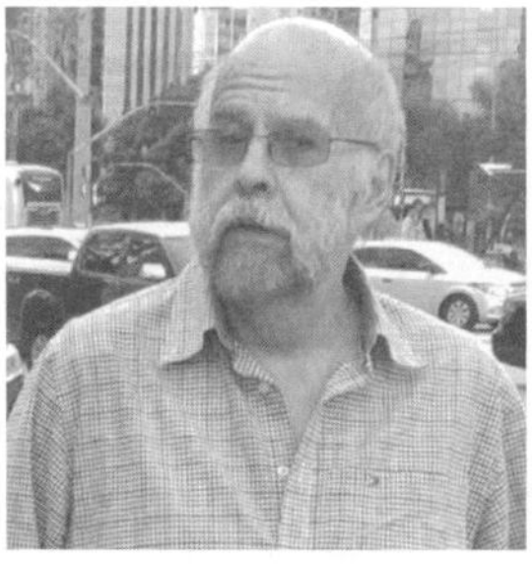

Javert Monteiro

Ator e Bacharel em Ciências Sociais e Filosofia.

José Carlos Serufo

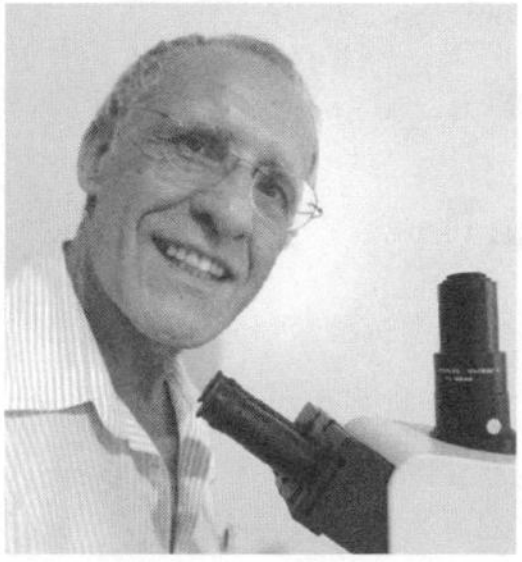

Médico, Membro Titular da Academia Mineira de Medicina; Membro Titular das Associações Mineira e Brasileira de Médicos Escritores (ABRAMES e SOBRAMES); Presidente da Arcádia de Minas Gerais; Membro Titular da Abrammil; Membro Efetivo do Instituto Histórico e Geográfico de Minas Gerais.

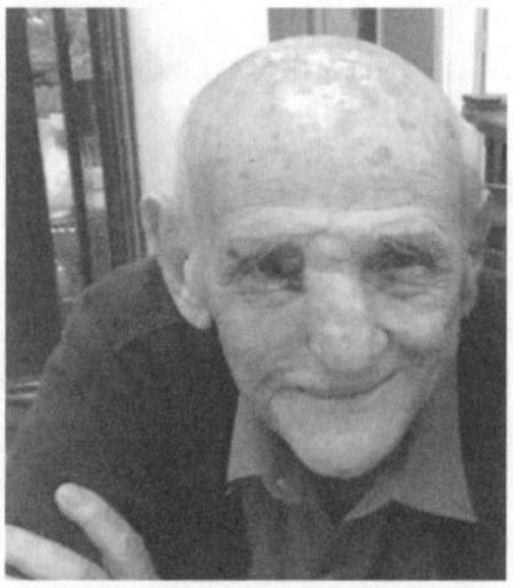

Julio Neto

Servidor Público do Estado de São Paulo, aposentado, Especialista em trânsito.

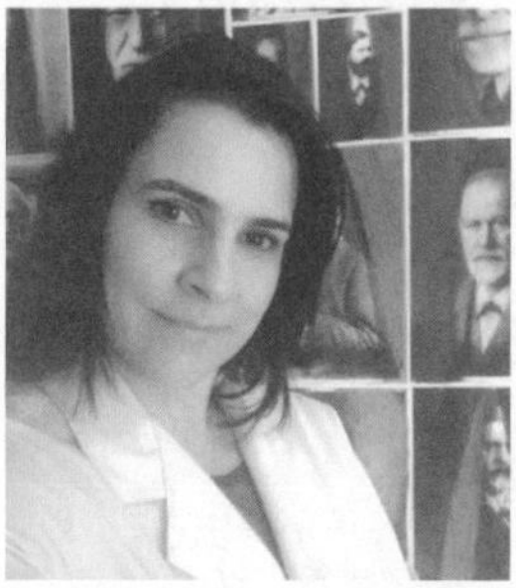

Larissa Figueiredo Gomes

Psicóloga clínica na Atenção Médica e hospitalar (ATENTIA); Responsável pelo CTI e CIHDOTT (Comissão Intra-hospitalar de Doação de Órgãos e Tecidos para Transplantes) do Hospital Felício Rocho, de Belo Horizonte.

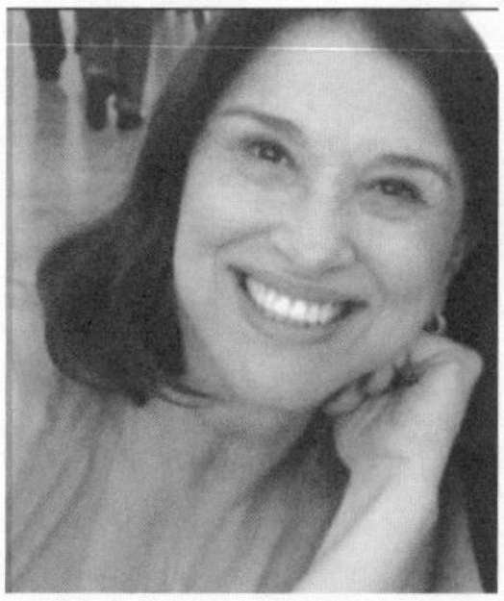

Maria Auxiliadora Bahia

Psicanalista, ex-professora da UFMG, professora da Escola Freudiana de Psicanálise-Iepsi.

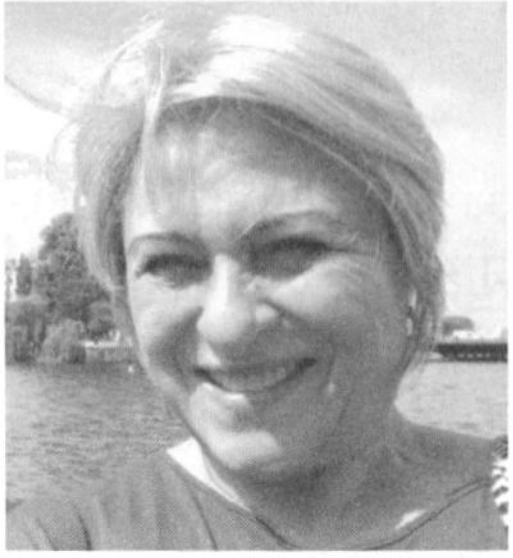

Maria Ida Fontenelle

Psicanalista e artista plástica.

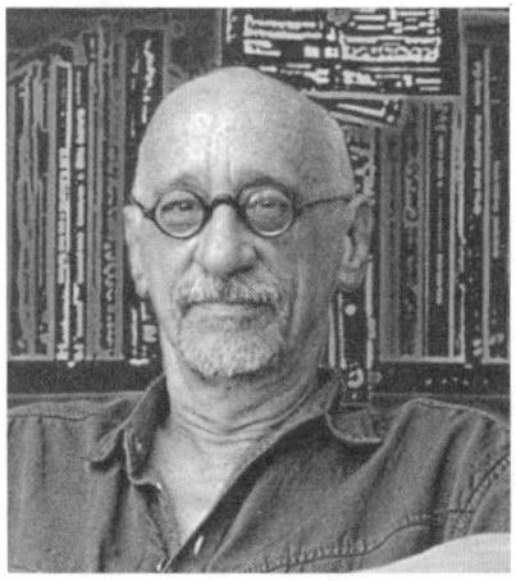

Miguel Gontijo

Artista plástico, bacharel em História e pós-graduado em Artes e Contemporaneidade.

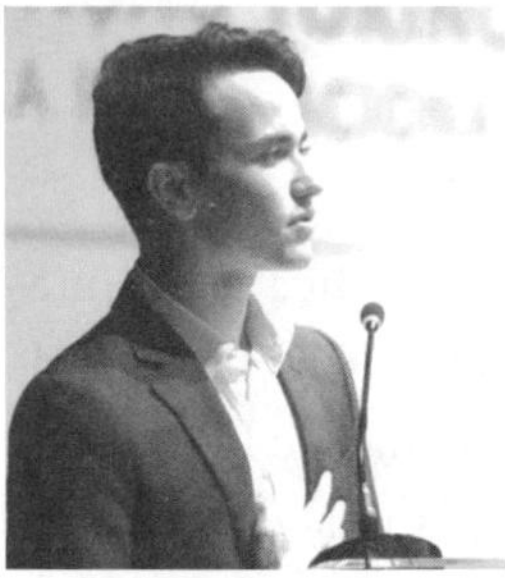

Nathan Gabriel de A. Azevedo Amaral

Bacharelando em Direito pela Universidade Federal de Minas Gerais, finalista da Olimpíada Internacional de Filosofia, monitor em Direito Penal, ex-colaborador da revista "Carpe Diem" da Fundação Torino.

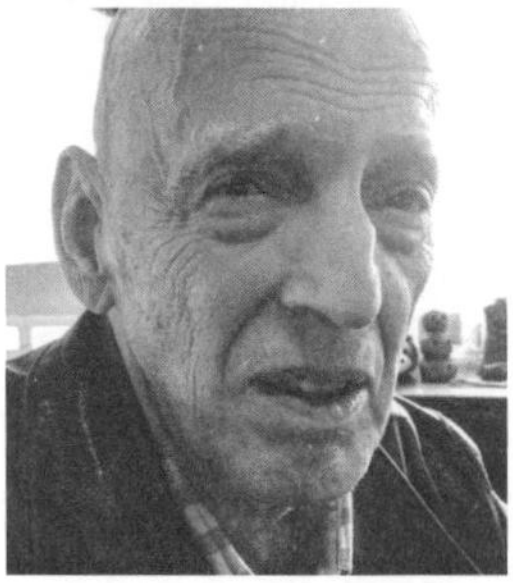

Paulo César Bicalho

Escritor e Diretor de teatro.

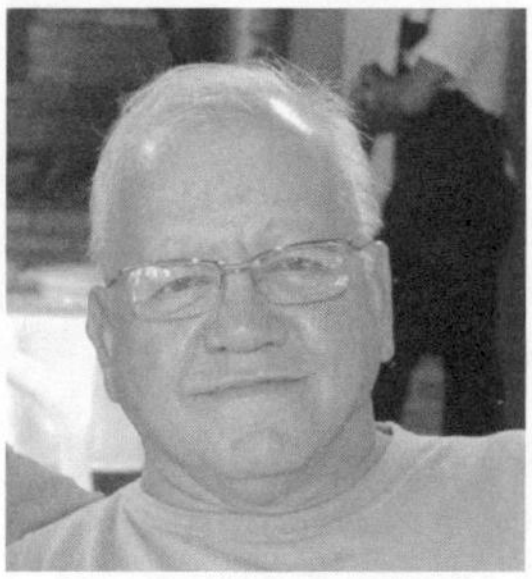

Ronald Claver

Escritor, Ex-Diretor Geral do Centro Pedagógico da UFMG; Ex-Diretor do Colégio Técnico da UFMG-Coltec; Ex-Secretário de Esporte da Prefeitura de Belo Horizonte.

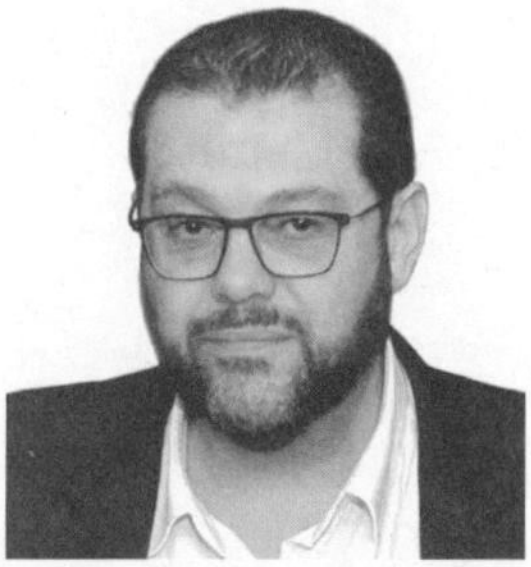

Wagner Eduardo Ferreira

Médico especialista em Clínica Médica, Ex-Secretário de Estado da Saúde de Minas Gerais, Presidente da Fundação Educacional Lucas Machado.

Construindo ideias e
conectando mentes

Este livro foi composto com tipografia Bembo
e impresso em Pólen soft 70g. na Formato Artes Gráficas em março de 2021.